ANNETTE FALKE

Lebe lieber amalgamfrei!

Annette Falke

Lebe lieber amalgamfrei!

Eine zahnärztliche Fehlbehandlung
mit dramatischen Folgen

Mit ausführlichem Infoteil rund ums Amalgam

und einem Vorwort
von Dr. med. Joachim Mutter

Bibliografische Information der Deutschen Bibliothek
Die Deutsche Bibliothek verzeichnet diese Publikation in der Deutschen Nationalbibliografie; detaillierte bibliografische Daten sind im Internet über http://dnb.ddb.de abrufbar.

Redaktionelle Bearbeitung:
Verlagsbüro Andrea Stangl, Salzkottener Str. 56, 33106 Paderborn
Telefon (0 52 51) 8 78 46 33
www.verlagsbuero-stangl.de

Einbandgestaltung:
Graphik Studio G, Mareile Gropengießer, Von-Eichendorff-Str. 67b, 33106 Paderborn
Telefon (0 52 54) 66 30 41
www.graphik-studio-g.de

Herstellung und Verlag:
Books on Demand GmbH, Gutenbergring 43, 22848 Norderstedt
Telefon (040) 534335-0
www.bod.de

ISBN 978-3-8334-9373-7

So wie die Schere und der Wasserkrug
des sorgsamen Gärtners
den Baum in die Höhe treiben,
so lassen die Schmerzen und Tränen
vom vergangenen Jahr
des Menschen Seele reifen.

(chinesisch)

Meinem Mann und meiner Tochter
mit all meiner Liebe gewidmet

sowie für
Stefan und Armin;
ihr bedeutet mir unendlich viel!

INHALTSVERZEICHNIS

Vorwort von Dr. med. Joachim Mutter 9
Vorwort der Autorin 13

TEIL I
MEINE EIGENE GESCHICHTE 17
Kapitel 1 »Deshalb bist du ja immer so krank!« Wie alles begann 19
Kapitel 2 Warum glaubt und hilft mir denn niemand? 33
Kapitel 3 Es geht mir immer schlechter 38
Kapitel 4 Ich kann nicht mehr scharf sehen und klar denken 48
Kapitel 5 Schon wieder muss ich ins Krankenhaus 53
Kapitel 6 Endlich ein Arzt, der sich auskennt 63
Kapitel 7 Reiki soll mir die Ruhe zurückbringen 74
Kapitel 8 Achtung Normalität! 79
Kapitel 9 Weit ist der Weg zum Therapeuten 85
Kapitel 10 Wenn du einmal denkst, es geht nicht mehr … 91
Kapitel 11 Jetzt hilft nur noch die Ganzheitsmedizin 101
Kapitel 12 Mutterkur und Reha 107
Kapitel 13 »Sie sind ja noch schwer vergiftet!« 116
Kapitel 14 Allein zu Hause – unterwegs im Oldtimer 127
Kapitel 15 Ich stelle Schadenersatzansprüche 132
Kapitel 16 Urlaub, Umzug, Einschulung – ich bin wieder dabei 135
Kapitel 17 Ich kann wieder reiten 139
Kapitel 18 Was soll die Zukunft bringen? Wieder auf Jobsuche 142
Kapitel 19 Eine zweite Chance, ein neues Leben 147

TEIL II
FRAGEN UND ANTWORTEN ZUM AMALGAM 153
Zur Geschichte des Amalgams und der Quecksilberverwendung 156
Häufig gestellte Fragen zum Amalgam 158
Die Vergiftung: Bin ich selbst betroffen? 169
Der Zahnarztbesuch 198
Die Entgiftung 203
Häufige Fragen zur Entgiftung 215
Die Schadenersatzansprüche 223
Amalgam und die Umwelt 226
Interessantes zum Amalgam in Kürze / Fakten 230
Der Streit ums Amalgam – Zusammenfassung 235
Anhang 243

Vorwort

von Dr. med. Joachim Mutter

Selbst gerade ein Buch geschrieben, war ich sehr erfreut, dass eine Patientin ein Buch über ihre wertvollen Erfahrungen und ihr überaus großes und selbst erarbeitetes Wissen, das weit über das von Ärzten hinausgeht, als selbst Betroffene an Sie weitergibt. Meine Hochachtung gilt ihr und vielen anderen Betroffenen, welche ihre Erfahrungen an andere Menschen weitergeben und ihnen dadurch helfen.

Sie werden sich bei der Lektüre dieses Buches sicherlich fragen, ob die dargelegten Fakten wirklich stimmen können, da sie so unglaublich erscheinen. Falls sie wahr wären, müssten sie doch so brisant und wichtig für einen großen Teil der Menschheit sein, dass andere vielfach in den Medien verbreiteten Informationen verblassen und unwichtig sind. Sie würden sich auch fragen, warum nicht schon längst Amalgam weltweit verboten wurde. Warum die Menschen, welche wohl millionenfach durch Amalgam lebenslang vergiftet und geschädigt worden sind, nicht die gleiche Zuwendung und Anerkennung von Medizinern, Krankenkassen und Rentenversicherungen erfahren wie z. B. Menschen mit Herzinfarkt, Schlaganfall, Krebs oder Aufmerksamkeitsdefizit-Syndromen?

Obwohl ich unwissentlich selbst jahrzehntelang betroffen war, konnte ich bis vor einigen Jahren eigentlich nicht glauben, dass Amalgam giftig sein könnte. Menschen, die behaupteten, durch Amalgam krank geworden zu sein, habe ich, wie alle universitären Einrichtungen, nicht wirklich geglaubt und eine psychische Ursache angenommen. Therapeuten und einzelne Wissenschaftler, welche behaupteten, Amalgam sei sogar *die Ursache* für psychische und psychiatrische Krankheiten, hielt ich für »unseriös«. Aufgrund von Krankheitsfällen in meinem Bekanntenkreis wurde ich jedoch eines Besseren belehrt. Je mehr ich die wissenschaftliche Datenlage überblickte, umso mehr musste ich erkennen, dass Amalgam ein deutlich stärkeres Gift ist, als ich jemals für möglich gehalten hatte. Irgendwann gingen wir in der Ambulanz für Umweltmedizin der Universitätsklinik Freiburg dazu über, den Ausführungen der Patienten, welche an vielfältigen und sehr facettenreichen Beschwerden litten, zu glauben. Wir beschritten neue Wege und wurden dabei durch wissenschaftliche Befunde, die damals schon reichlich existierten, unterstützt. Meinen Patienten konnte umso besser geholfen werden, je aggressiver und dauerhafter die Entgiftung bei ihnen durchgeführt wurde. Dies betraf praktisch das ganze Spektrum an Erkrankungen, die es gibt. Sogar die als unheilbar angesehenen Erkrankungen, oder bereits jahrzehntelang bestehende Beschwerden, bei denen ich anfangs selbst nicht glauben konnte, dass sie überhaupt jemals zu bessern seien.

Dieser Weg war oft nicht einfach. Nicht aufgrund der Therapie oder der Patienten, sondern aufgrund des Unverständnisses und der Ablehnung, die uns von allen Seiten, auch von denen, die diese Therapien zu finanzieren hätten, entgegengebracht wurden. Das Konzept, dass mit der Ausleitung von Giften und dem Vermeiden von schädlichen Einflüssen viele Krankheiten, an denen die »zivilisierten Menschen« heutzutage leiden, verbessert oder gar geheilt werden könnten, stand im Gegensatz zur herrschenden medizinischen Lehrmeinung.

Amalgam besteht zu mindestens aus 50 % Quecksilber. Es ist 10-mal giftiger als Blei. Im Gegensatz zu anderen Metallen, verdampft Quecksilber andauernd aus. Quecksilberdampf kann durch die Haut und Schleimhaut in den Körper gelangen. Eingeatmet in die Lunge kann es von dort durch ihre große Oberfläche von ca. 400 m^2 mühelos in den Körper aufgenommen werden. Innerhalb von 2 Minuten nach Einatmung ist es schon im Gehirn nachweisbar, wo es jahrzehntelang verweilt. Quecksilber kann alle Körperprozesse bis hin zu den feinsten Lebensfunktionen in den Zellen empfindlich schädigen, und jedes Atom Quecksilber im Körper ist giftig. Es führt dabei auch zu einer um das Vielfache erhöhten schädlichen Wirkung von anderen Giften, denen wir zunehmend tagtäglich ausgesetzt werden. Quecksilber ist dabei aber der Gordische Knoten, der bei der Ausleitung von anderen Umweltgiften Therapie entscheidend ist. Zum Glück besitzt der menschliche Organismus einige Schutzsysteme, welche ihn davor bewahren, sofort zu sterben. Einige Menschen besitzen jedoch weniger dieser Schutzfaktoren. Sie reagieren deshalb deutlich sensibler auf Amalgam und andere schädliche Umweltfaktoren. Nach Schätzungen von Experten leiden mindestens 4 – 20 % aller Amalgamträger an amalgambedingten Beschwerden oder Krankheiten, wobei die Ursache meist den Betroffenen selbst nicht und noch weniger ihren behandelnden Ärzten bekannt ist. Quecksilber aus Amalgam und die dadurch bedingten Schäden von Zellorganellen (insbesondere Mitochondrien) werden von der Mutter an die nachfolgenden Generationen vererbt. Wir leben heute etwa in der 3. bis 4. Generation nach Beginn der Massenanwendung von Amalgam an Menschen.

Da die Quecksilberwerte im Urin oder Blut bei Amalgamträgern meist weit unterhalb der »Grenzwerte« liegen, wird offiziell behauptet, dass Amalgam nicht die Ursache der Beschwerden sein kann. Amalgam sei völlig unschädlich und amalgambedingte Beschwerden seien als psychische oder psychiatrische Erkrankungen aufzufassen. Ein Zusammenhang zwischen Amalgam und Krankheiten wird vehement bestritten und man verweist darauf, dass weltweit nur vereinzelte Fälle von Nebenwirkungen (Allergie) aufgetreten wären, ebenso dass andere Zahnfüllmaterialien deutlich giftiger wären als Amalgam. Dies steht im krassen Gegensatz zu dem aktuellen Stand der Forschung, der eindeutig zeigt, dass Amalgam das weit giftigste Zahnfüllmaterial ist, mindestens 800-mal giftiger als Kunststofffüllungen. Es liegt für alle, die sich mit dem Thema Amalgam näher beschäftigen, auf der Hand, dass Amalgam nicht giftig sein darf und auch weshalb das so ist. Einen Überblick über die Gründe gibt Ihnen der zweite Teil dieses Buches. Selbst viele Wissenschaftler trauen sich bis heute nicht, Kritik an Amalgam zu üben, um die eigene Karriere nicht zu gefährden. Das Thema ist unbequem und Ärzte, auf das Thema angesprochen, schließen einen Zusammenhang von Krankheiten und Amalgam grundsätzlich aus. Studenten der Zahnmedizin wird noch heute beigebracht, dass Amalgam völlig unschädlich sei und manche sind sogar der Meinung, dass aus Amalgam kein Quecksilber frei werde. Von einigen Gerichten werden ausschließlich nur altbekannte »Experten« zum Thema Amalgam zu Rate gezogen, die auf höchst gutachterlicher Ebene dem Amalgam völlige Bedenkenlosigkeit bescheinigen.

Dagegen herrscht aber der wissenschaftliche Konsens (u. a. von der WHO 1991 und 2005), dass die Quecksilbermengen in Körperorganen, insbesondere im Gehirn, viel zu hoch sein können, und zwar auch dann oder besonders dann, wenn *gleichzeitig* nur niedrigste Quecksilbermengen im Urin oder Blut gemessen werden, die unterhalb der geltenden Grenzwerte liegen. Die WHO hat bestätigt, dass für Quecksilber keine Grenzwerte angegeben werden können, unterhalb derer Schäden ausgeschlossen werden könnten.

Ich hoffe, Ihr Interesse und Verständnis für das Thema Amalgam geweckt zu haben, und bin überzeugt, dass dieses Buch für Sie und nachfolgende Generationen sehr wichtig sein wird.

Dr. med. Joachim Mutter, Freiburg im November 2007

Wichtiger Hinweis

Bei jeder Erkrankung handelt es sich um einen individuellen Fall, wie auch in meiner Krankengeschichte, von der dieses Buch handelt. Die im zweiten Teil dargestellten Therapiemöglichkeiten sollen nur als Anregung dienen und wurden nach bestem Wissen und Gewissen dargestellt. Sie ersetzen auf keinen Fall den Rat und die Hilfe eines Arztes oder Heilpraktikers. Suchen Sie in jedem Fall einen Arzt oder Heilpraktiker auf, wenn Sie sich nicht gesund fühlen.

Der Verlag und die Autorin übernehmen keine Haftung für Personen-, Sach- oder Vermögensschäden, die sich durch unsachgemäße Anwendung der dargestellten Behandlungsmethoden ergeben, und auch keinerlei Verantwortung für medizinische Forderungen.

Vorwort der Autorin

Dies ist kein Ärztehasserbuch und auch nicht die große Abrechnung mit den Verursachern meiner Erkrankung. Sondern ein Buch, das den Ursachen nachgeht, weshalb es überhaupt in unserer heutigen »aufgeklärten« Zeit zu derartig schwerwiegenden Erkrankungen, wie ich selbst sie erlitten habe, kommen kann. Es geht um *Amalgam*, wie der Titel schon verheißt. Nichts Neues, denken Sie, wieder mal so eine trübe Leidensgeschichte, so was hören wir öfter, kann man schon nicht mehr hören, das ist doch keine geeignete Urlaubslektüre.

Doch dieses Buch ist anders. Denn es geht auch Sie selbst an – mehr, als Sie vielleicht ahnen.

Denn: Amalgam ist einer der am meisten unterschätzten *toxischen* Stoffe, mit denen wir alle tagtäglich zu tun haben. Es ist kein Stoff, der von außen auf unseren Körper einwirkt, sondern dieses Material befindet sich buchstäblich in unserer aller Munde.

Unvorstellbare 200 bis 300 Millionen Amalgamfüllungen liegen allein in den Zähnen der deutschen Bundesbürger. Jedes Jahr werden für neue Amalgamfüllungen allein in Deutschland weitere 20 Tonnen Quecksilber verbraucht, EU-weit sind es jährlich 70 Tonnen Quecksilber. In den Zähnen von EU-Bürgern befinden sich insgesamt noch etwa 2000 Tonnen (!) Quecksilber, welche zum Teil in die Umwelt gelangen werden. Dabei ist Amalgam der »Toröffner« für unzählige andere Umweltgifte und erhöht die schädigende Einwirkung von anderen Giftstoffen und den Einfluss von anderen Gefahrenquellen (z. B. Strahlungsquellen bei Handynutzung) um ein Vielfaches, z. T. sogar tausendfach.

Davon ist auch die Umwelt betroffen. Amalgamträger scheiden Teile davon jeden Tag in die Umwelt aus – weltweit! Damit machen sie laut WHO (Welt-Gesundheits-Organisation) den größten Teil der Umweltverschmutzung durch Quecksilber aus! *Quecksilber kann von der Umwelt nicht wieder abgebaut werden* und reichert sich deshalb immer mehr an!

Amalgamfüllungen setzen *ständig und andauernd* Quecksilberdampf frei. Am stärksten beim Legen und Entfernen; jedoch auch beim Kaugummikauen, beim Essen und Trinken von heißen oder sauren Speisen und Getränken, beim Zähneknirschen und beim Zähneputzen. Der Quecksilberdampf wird durch die Nasen- und Mundschleimhäute *vollständig* aufgenommen, und alleine über die Einatmung werden davon über 80 % des Quecksilberdampfes durch die Lunge dann auch direkt in unserem Körper eingelagert. Amalgamträger haben je nach Anzahl ihrer Füllungen sogar bis zu 10 Gramm reines Quecksilber im Mund, das nur über Kristallstrukturen in das Amalgam »gebunden« ist.

Dabei ist der Quecksilberdampf absolut unsichtbar, geruchs- und geschmackslos, was ihn so gefährlich macht. Als Träger bekommt man deshalb von den Vorgängen in seinem Mund absolut nichts mit.

Haben Sie gewusst, dass Amalgam chronische Schmerzen, Migräneanfälle, Kopf- und Rückenschmerzen, Nervenschädigungen und -schmerzen, Zuckungen, Depressionen, Angsterkrankungen und Panikanfälle verursachen kann? Erkrankungen der Sinnesorgane sowie das chronische Erschöpfungssyndrom (CFS) werden ebenfalls häufig durch Amalgambelastungen verursacht. Bei Neurodermitikern kommt es nach einer Entgiftung oftmals zu einer erheblichen Besserung oder gar zur völligen Genesung. Dabei verursacht Amalgam auch »banale« Symptome wie etwa Nackenverspannungen, Unwohlsein, Erschöpfung oder auch schlechte Stressbewältigung. Das Beschwerdebild ist derart vielfältig, dass es leider kein allgemeingültiges »typisches« Krankheitsbild für (chronische) Amalgamvergiftungen gibt. Das macht es für den unwissentlich Betroffenen umso schwerer und unwahrscheinlicher, einen Zusammenhang zwischen Amalgam und den gesundheitlichen Beschwerden auch nur in Erwägung zu ziehen.

Amalgam besteht zu über 50 % aus Quecksilber. Bei Quecksilber gibt es im Gegensatz zu anderen Schwermetallen keine Dosis-Wirkungs-Beziehung. *Bereits die geringsten Konzentrationen schädigen die Lebensvorgänge in allen Lebewesen!*

Quecksilber beschädigt das Nervensystem und beeinträchtigt damit das menschliche Verhalten. Es schädigt die Erbsubstanz, das Immunsystem, verursacht Autoimmunerkrankungen und Resistenzen gegenüber Antibiotika und ist Auslöser oder Mitverursacher für unzählige Beschwerden. Zahnärzte sind durch ihren tagtäglichen Umgang mit Amalgam sogar besonders betroffen.

Die Kosten für die Sanierung aller Bundesbürger schätzt man auf über 70 Milliarden Euro.

Am Beispiel meiner eigenen Krankengeschichte möchte ich zunächst über das ganze Ausmaß der möglichen gesundheitlichen Folgen berichten. Ich war jedoch nicht nur *chronisch*, sondern durch eine katastrophale Fehlbehandlung meiner Zahnärztin, wie sie wohl selten einmal vorkommt, sogar *akut vergiftet* und hatte zusätzlich sogar noch eine Amalgam-Allergie. Eine akute Vergiftung kann bis zum Tode führen. Allerdings erleidet nicht jeder Mensch eine Erkrankung durch Amalgam in einem derartigen Ausmaß.

Es geht hier jedoch nicht nur um zahnärztliche Fehlbehandlungen, wie ich sie erfahren habe. *Bereits durch das bloße Vorhandensein von Amalgamfüllungen in den Zähnen setzt sich jeder Mensch tagtäglich seiner persönlichen Dosis Vergiftung aus.* Das kann schwerwiegende gesundheitliche Folgen haben, die weltweit millionenfach bereits eingetreten sind und die alle derzeitigen Amalgamträger unbedingt kennen sollten, aber auch jeder, der sich dieses Material bereits vor Jahren hat entfernen lassen. Denn insbesondere das Quecksilber hat sich bereits jahrelang vor der Entfernung im Körper, vor allem im Gehirn, eingelagert und verbleibt ohne fachgerechte Ausleitung über Jahrzehnte dort, über den Tod hinaus.

Im zweiten Teil des Buches habe ich deshalb für Sie die wichtigsten Fragen zum Thema Amalgam zusammengefasst. Was nützt die beste, vielleicht noch ganz unterhaltsame Leidensgeschichte, wenn man nicht auch für sich selbst wichtige Erkenntnisse daraus ziehen kann? Ich will nicht nur Mut machen, sondern auch gezielt aufklären und später vielleicht sogar selbst auf die Seite der Therapeuten überwechseln, um anderen zu helfen. Denn die Unwissenheit auf allen Seiten über das Ausmaß der Folgen von Amalgam ist riesengroß. Das betrifft sowohl uns Patienten, als auch die meisten Zahnärzte und Ärzte. Weshalb das so ist, wird im zweiten Teil des Buches deutlich. Eine Aufklärung in sachlicher Art und Weise ist daher schon lange überfällig.

Vielen (Zahn-)Ärzten fehlt das toxikologische Fachwissen für derartige Erkenntnisse und erst recht für eine fachgerechte Behandlung. Die Toxizität von Amalgam wird auch unseren Ärzten nicht vermittelt, weil sie angeblich nicht dem *neuesten Stand der medizinischen Erkenntnisse* entspricht. Was umso fataler ist, als eigentlich alle Seiten dringend an einem Strang ziehen müssten.

Das Thema Amalgam ist brisant und aktuell wie nie zuvor. Noch im Jahr 2007 wird die EU-Kommission sich zusammensetzen und über den weiteren Einsatz von Amalgam als Zahnfüllstoff entscheiden.

Amalgam ist sicher nicht für alle Erkrankungen verantwortlich, aber dennoch weitaus häufiger Verursacher einer Vielzahl von unterschiedlichsten Erkrankungen, als man denkt!

Annette Falke im Oktober 2007

Teil I

Meine eigene Geschichte

Aus rechtlichen Gründen und zum Schutz ihrer Privatsphäre wurden die Namen aller beteiligten Personen von mir geändert, mit Ausnahme derer von Dr. med. Joachim Mutter und Dr. med. Karl-Heinz Braun-von Gladiß. Etwaige Ähnlichkeiten mit anderen lebenden Personen wären rein zufällig und von mir keinesfalls beabsichtigt.

Meine Geschichte spielt in einer kleinen Stadt irgendwo in Deutschland. Sie könnte sich so auf diese Art und Weise an jedem beliebigen Ort abgespielt haben. Deshalb sind Ortsangaben für den Inhalt völlig nebensächlich.

Kapitel 1

»Deshalb bist du ja immer so krank!«
Wie alles begann

Jeder Mensch kennt dieses wissenschaftlich nicht erklärbare Phänomen: Eine innere Stimme warnt Sie, Sie haben ein ungutes Gefühl im Bauch, eine dunkle Ahnung, dass Sie sich einer bestimmten Situation nicht aussetzen sollten. Der moderne Mensch hat oftmals zu seinem eigenen Schaden gelernt, solcherart auftretende Ahnungen zu verdrängen oder, wie in meinem Fall, einfach zu ignorieren. Das kann sich als folgenschweren Fehler erweisen. Denn ich wurde schwer krank und sollte eine unvorstellbar dramatische und langwierige Leidensgeschichte erfahren. Es hätte mich beinahe mein Leben gekostet, *meine* Ahnung zu ignorieren.

Dies ist meine Geschichte …

28. April 2003

Als ich an diesem Tag die Praxis meiner Zahnärztin Ulrike betrat, ahnte ich nicht, dass dieser Tag eine Fülle von Ereignissen in Gang setzen würde, die mein Leben auf Jahre hinaus verändern sollten. Seit zwei Jahren suchte ich Ulrike immer mal wieder auf, weil ich unter andauernden Zahnbeschwerden im rechten Oberkiefer litt, die mich langsam ziemlich frustrierten. Nichts hatte bislang wirklich geholfen. Nun war es mal wieder so weit. Ich wollte endlich Klarheit in die Ursache meiner Beschwerden bringen.

Mein eigentliches Problem wurde jedoch nur kurz angerissen, ich bekam ein Pflegeöl für das Zahnfleisch genannt und Ulrike gab mir spezielle Bürsten zum Reinigen der Zahnzwischenräume mit. Zum Hauptthema gemacht wurden stattdessen meine ständigen grippalen Infekte, an denen ich mehrmals im Jahr litt. Und dann kam es: Ulrike riet mir, meine Amalgamfüllungen ausbohren zu lassen: »*Deshalb bist du ja immer so krank!* Das (Amalgam) muss jetzt raus!«

Ich erholte mich gerade von einer schweren Virusgrippe, die mich vom 28. Januar 2003 bis in den März hinein niedergeworfen hatte. So schlecht hatte ich mich noch nie gefühlt. Bevor ich wieder richtig fit war, wurde mein Mann Carsten krank und steckte mich Ende März mit einem eitrigen Bronchialinfekt an, der zwei Wochen lang anhielt. Erst zwei Wochen vor dem des Zahnarzttermin hatte ich endich wieder begonnen, meinem größten Hobby, dem Reiten, nachzugehen. Zu dieser Zeit ritt ich zwei Pferde von anderen Besitzern; mein eigenes Pferd hatte ich 2002 verkauft. Die Pferde wollten versorgt werden, und endlich fühlte ich mich wieder einigermaßen gesund und fit. Meine Virusgrippe war so stark gewesen, dass ich über zweieinhalb Wochen 40 Grad Fieber gehabt hatte, und mein Gefühl riet mir dringend davon ab, mir jetzt noch zusätzliche Termine aufzuhalsen.

Also fragte ich Ulrike, ob das denn jetzt wirklich unbedingt sein müsse, ich sei doch gerade erst eine Woche wieder genesen. Sie überzeugte mich von der Wichtigkeit dieser Maßnahme: »Jetzt bist du einmal da, jetzt lasse ich dich hier nicht mehr weg, ohne dass du einen Termin vereinbarst.«

Ich vertraute Ulrike sehr. Deshalb vereinbarte ich gegen meine inneren Widerstände einen Termin am übernächsten Tag, zum Ausbohren der ersten Zahnreihe.

Bei jedem anderen Arzt hätte ich sicherlich noch einige Fragen gehabt, aber da es sich um Ulrike handelte, dachte ich mir, sie wird das schon machen, und ließ es dabei bewenden. Schließlich war ich bereits seit 1997 bei ihr in Behandlung, und das, bis auf diesen nervigen Zahn, immer ohne Probleme.

Einige Jahre zuvor hatte ich aufgrund meiner gehäuft aufgetretenen Bronchialinfekte einen Allergie-Patchtest auf dem Rücken machen lassen. Hierbei werden die zu testenden Wirkstoffe mittels Pflaster auf dem Rücken angebracht und zweiundsiebzig Stunden lang darauf belassen. Der Allergologe hatte mich auf mögliche Zusammenhänge zwischen meinen Infekten und den Amalgamfüllungen in meinen Zähnen, insgesamt immerhin elf Stück, aufmerksam gemacht, und tatsächlich, ich reagierte im Test auf Amalgam und Thiomersal allergisch. Bei Thiomersal handelt es sich um eine anorganische Quecksilberverbindung, die zum Beispiel in Augentropfen und Impfstoffen als Konservierungsmittel eingesetzt wird. Daraufhin wurde mir im September 1995 ein Allergiepass ausgestellt.

Zu dieser Zeit war ich jedoch noch ganztags berufstätig und hatte weder Zeit noch Lust, mir die Amalgamplomben ersetzen zu lassen. Außerdem nahm ich das Thema Amalgam damals nicht besonders ernst, zumal ich dachte, eine Allergie äußere sich in Hautausschlägen oder Augenjucken, und solche Symptome hatte ich ja nicht. Dass es verschiedene Möglichkeiten einer Allergie gibt, war mir damals nicht bekannt. Es ging mir auch gesundheitlich so weit ganz gut, von den paar vorübergehenden Infekten einmal abgesehen. Weshalb sollte ich dann, zusätzlich zu meinem damals enormen Arbeitspensum in der Schadenabteilung eines Versicherers, und meinem täglich zu versorgenden Pferd auch noch diverse Arzttermine wahrnehmen müssen? Da hatte ich Besseres mit meiner Zeit vor.

Bereits im August 1998 hatten Ulrike und ich uns erstmals über eine Amalgamsanierung unterhalten. Auch damals sprachen wir nur flüchtig davon, ohne dass das Thema einmal richtig durchgesprochen wurde. Klar, ich hatte eine Allergie dagegen, aber das Amalgam war doch fest in meinen Zähnen gebunden, dachte ich. Das war alles zum Thema Amalgam, was ich wusste. Da mein Mann Carsten und ich gerade im Begriff waren, eine Familie zu gründen, wollte ich zu diesem Zeitpunkt erst recht keinen Austausch der Plomben vornehmen lassen. Ulrike war zu diesem Zeitpunkt die Einzige, die wusste, dass wir eine Schwangerschaft planten. Nicht einmal unsere Eltern und Freunde haben Carsten und ich damals eingeweiht. Wir wollten keine ständigen Nachfragen heraufbeschwören, ob es wohl schon geklappt habe mit dem Schwangerwerden. Ulrike war also nicht nur meine Zahnärztin, sondern bereits seit Jahren eine gute Freundin, die ich durch das gemeinsame Hobby Reiten fast jeden Tag sah. Unsere Ehemänner tauschten PC-Spiele und Ähnliches aus und trafen sich mehrmals in der Woche. Es bestand also ein sehr großes Vertrauensverhältnis zwischen uns.

Mir war daher nicht ansatzweise bewusst, auf was ich mich einließ, als ich Ende April 2003 den Termin bei ihr wahrnahm.

30. April

Als ich die Zahnarztpraxis betrat, hatte ich zwar ein ziemlich ungutes Gefühl im Bauch, aber ich wollte endlich meine Infektanfälligkeit loswerden. Dieses Jahr hatte mir gereicht. Ich ignorierte deshalb dieses eigentlich eindeutige Warnsignal und dachte mir: Na gut, wer freut sich schon auf das Ausbohren von Zahnplomben? Jetzt hieß es Augen zu und durch. Vielleicht hatte Ulrike ja recht, und meine Infektanfälligkeit würde sich tatsächlich dadurch verbessern. Wie das genau mit Amalgam zusammenhing, wusste ich nicht, aber sie würde es schon wissen. Wahrscheinlich hängt es mit meiner Allergie zusammen, dachte ich und wollte das alles nur noch schnell hinter mich bringen.

Ulrike begrüßte mich herzlich, hatte jedoch zunächst keine Zeit, mich selbst zu behandeln. Deshalb überließ sie mich für die eigentliche Behandlung ihrer Assistenz-Zahnärztin Frau Dr. Schulte, die seit kurzem bei ihr angestellt war. Zu keiner Zeit wurde ich auch nur ansatzweise darüber aufgeklärt, dass das Ausbohren des Amalgams gesundheitlichen Folgen für mich haben könnte. Und ich fragte nicht nach, mein Vertrauen war zu groß, Ulrike würde das schon machen …

Jeder Arzt muss vor jeder medizinischen Maßnahme beim Patienten über Risiken und Nebenwirkungen aufklären. Nach einer angemessenen Bedenkzeit (bei chirurgischen Eingriffen mind. 24 Stunden) kann der Patient einwilligen oder ablehnen. Erst bei einer Einwilligung (meist schriftlich) darf der Arzt dann die medizinische Maßnahme durchführen. Dies gilt auch bei banalen Eingriffen wie Blutabnahmen oder Akupunktur. Gerade beim Entfernen (natürlich auch Legen) von Amalgamfüllungen muss der Patient besonders aufgeklärt werden, weil er mit einem der giftigsten Elemente belastet wird und ihm keine Abschätzung der gesundheitlichen Folgen möglich ist, da er nicht über medizinisches und toxikologisches Fachwissen verfügt. Auch ist ihm nicht bekannt, dass es Schutzmaßnahmen zum Vermeiden der erhöhten Quecksilberfreisetzung während des Ausbohrens der Amalgamfüllungen gibt.

Bei einer nachgewiesenen Allergie gegen Amalgambestandteile reichen geringste Mengen aus, eine allergische oder systemische Reaktion auszulösen. Für immunologische Wirkungen kann deshalb kein Grenzwert angegeben werden. [1] [1] Deshalb ist es bei der Amalgamsanierung ganz besonders wichtig, die Schutzmaßnahmen einzuhalten.

Ulrike zeigte mir ganz stolz eine neue Errungenschaft der Praxis, eine sogenannte Clean-Up-Box. Da wir im Vorfeld nicht über Einzelheiten der Behandlung gesprochen hatten, war mir die Bezeichnung damals kein Begriff. Ich sah nur ein kleines Kunststoffkästchen und hatte keine Ahnung, wozu das gut sein sollte. Wahrscheinlich soll es verhindern, dass ich nicht so viel unangenehm schmeckende Amalgampartikel verschlucken muss, dachte ich. Ulrike zeigte ihrer Assistenzärztin Frau Dr. Schulte noch schnell, wie sie die Clean-Up-Box einzusetzen hatte, und setzte sie mir beim ersten Zahn selbst ein. Sie hatte nebenan einen Patienten sitzen, der bereits im Stuhl lag und auf sie wartete.

In den nächsten anderthalb Stunden betrat Ulrike nicht mehr den Raum. Bislang hatte sie mich immer nur selbst behandelt. Frau Dr. Schulte hatte noch nie zuvor mit diesem Gerät gearbeitet, das war mir definitiv klar. Sie begann mit dem Ausbohren der Füllungen, die Zähne 48, 47 und 45, die sich unten rechts im Mundraum befinden, sollten als Erste saniert werden. Sie enthielten jeweils eine mittelgroße Füllung sowie zwei kleinere an den Seitenrändern, insgesamt also fünf Füllungen.

Ich erinnere mich noch sehr gut daran, dass die Zahnärztin sehr sorgfältig immer und immer wieder mit einem hochtourigen Bohrer auf meinen Zahnfüllungen herumbohrte. Der Bohrer erzeugt je nach Geschwindigkeit ein anderes Geräusch. Während die langsam drehenden dunkel und dumpf dröhnen, hat der hochtourige dieses hohe Geräusch, außerdem ist die Hitze, die dabei entsteht, größer und deshalb vom Patienten auch zu bemerken. Hätte ich mich besser

---

[1] *Die in eckige Klammern gesetzten Ziffern verweisen auf die Quellenangaben im Anhang.*

ausgekannt, wäre ich stutzig geworden, doch ich hatte eben keine Ahnung. Während der Behandlung musste ich mehrmals grauen Schleifstaub ausspucken, der mit feinsten Amalgampartikeln durchsetzt war. Frau Dr. Schulte war gerade dabei, meine Füllungen fein säuberlich kleinzuschleifen und geradezu herauszupolieren.

Es ist eine ganz schlechte Kombination, wenn weder der Zahnarzt noch der Patient irgendeine Ahnung davon hat, wie man Amalgamfüllungen entfernt … Dreifachschutz, Kühlung, Atemschutz, davon hatte ich noch nie etwas gehört, Frau Schulte offenbar auch nicht. Der Einsatz von Ulrikes Clean-Up-Box nützte bei mir überhaupt nichts. Die Box soll – eine ordnungsgemäße Handhabung vorausgesetzt – den Amalgamstaub und die Quecksilberdämpfe einschließen und sie auf direktem Wege über eine Kanüle abführen. Dabei ist auf einen festen Sitz zu achten, damit sich das Mundstück nicht während der Behandlung löst. Offenbar ist dieses Gerät bei mir nicht korrekt angewendet worden; die Hersteller gehen ganz sicher von einer anderen Art und Weise aus, wie die Füllungen entfernt werden sollen. Nicht nur, dass sich meine behandelnde Zahnärztin mit diesem im Normalfall äußerst hilfreichen Gerät zur Minimierung der Quecksilberdampf-Einwirkung überhaupt nicht auskannte, sie hat offenbar auch nicht gewusst, dass man Amalgamfüllungen zunächst mit einem grobtourigen Bohrer an den Rändern behutsam löst und dann die Füllungen teilt und vorsichtig heraushebelt. Bei einem derartigen Kleinschleifen der Amalgampartikel, wenn also das Material geradezu zu Staub zermahlen wird, entstehen dagegen im Mundraum Dämpfe. Das Material wird geradezu atomisiert, und die Dämpfe enthalten einen hohen Quecksilberanteil, der bei großer Hitze (hochtouriger Bohrer) bestens eingeatmet werden kann. Sicher eine gute Sache, wenn man sich damit umbringen will, doch mir wurde diese Behandlung ja gerade ans Herz gelegt, um mich gesünder zu machen.

Amalgam besteht zu über 50 % aus reinem Quecksilber, das bei 37 Grad Körpertemperatur bereits verdampft. Quecksilber hat, wenn man die Dämpfe einatmet, die Eigenschaft, sich ins Gehirn und in das Gewebe einzulagern. Zum einen werden die Partikel von der Mundschleimhaut optimal aufgenommen und gelangen so in unser Nervensystem. Zum anderen gelangen die Dämpfe beim Inhalieren über die Lunge ins Blut und vom Blut direkt in die Nieren, sammeln sich dort an und verteilen sich im ganzen Körper. Quecksilber kann sich praktisch in jedem Ort des Körpers einlagern und führt dort zu den unterschiedlichsten Erkrankungen und Symptomen. Dabei gibt es keine echte Halbwertzeit für dieses Material im Körper. Es verbleibt dort, bis es irgendwann ausgeleitet wird, andernfalls lebenslang und darüber hinaus. Dabei gibt es bei Quecksilber, wie es dagegen bei anderen Schwermetallen der Fall ist, keine echte Dosis-

Wirkungsbeziehung. Das heißt, selbst die geringste Menge kann einen Organismus schwer schädigen. Quecksilber als Dampf ist geschmacklos, geruchlos und unsichtbar, was ihn umso gefährlicher macht. Dadurch läuft dieser Prozess für den Amalgamplombenträger unbemerkt ab.

Meine Behandlung dauerte annähernd anderthalb Stunden, bis ich kaum noch in der Lage war, den Mund offen zu halten. Immer noch wurde gebohrt und gebohrt, immer wieder musste ich den Mund ausspülen und spuckte Feinstaub aus. Diese Zahnarztbehandlung schien kein Ende zu nehmen. Zu Beginn und am Ende hatte ich auf die Uhr gesehen. Ich musste ja wissen, wie viel Zeit mir noch blieb, meine Tochter aus dem Kindergarten abzuholen, daher wusste ich ganz sicher, dass die Prozedur auch tatsächlich so viel Zeit in Anspruch genommen hatte. Manchmal kommt einem in solchen Situationen die Zeit ja viel länger vor, aber die Uhr sprach eine eindeutige Sprache. Mir brach zwischendurch bereits der Schweiß aus, dabei hatte ich schon öfter Stunden auf diesem Zahnarztstuhl verbracht, als Ulrike mir Kronen anpasste, ohne derartige Beschwerden. Ich fühlte mich zunehmend irgendwie ganz merkwürdig zittrig und erschöpft, führte das aber auf die Betäubungsspritzen zurück. Aufgrund der langen Behandlungsdauer hatte die Zahnärztin noch eine Spritze nachsetzen müssen, da die Betäubung an einer Stelle bereits nachließ.

Als Frau Dr. Schulte fast fertig war, kam Ulrike aus dem nebenan liegenden Behandlungszimmer herein. Mit den Worten: »Seid ihr (Zahnärztin und Assistentin) immer noch nicht fertig? Jetzt lasst mich mal ran, ich mache das zu Ende«, übernahm sie die weitere Behandlung. Jetzt wurde ich auch noch ein Demonstrationsobjekt für die Auszubildende. Der Lehrkraft wurde – gründlich und entsprechend langwierig – gezeigt, wie das Zahnmaterial zu Ende ausgeschliffen werden musste und wie dann die Füllungen gelegt wurden. Ulrike kannte meine Gutmütigkeit und Geduld (die mich fast mein Leben gekostet hätten, jeder andere wäre schon lange rebellisch geworden), wir waren befreundet, da bot es sich für sie offenbar geradezu an, bei mir in aller Ruhe zu demonstrieren, wie welche Füllung gelegt werden musste und wie der aushärtende Laser und der Absauger von der Assistentin zu halten waren. Ich war zwischenzeitlich am Rande meiner Kräfte, ließ es mir aber nicht anmerken. Es war mir peinlich, hier in der Praxis meine Schwäche einzugestehen. Ulrike sagte immer über mich, ich hätte zwar nicht die besten Zähne, sei dafür aber ziemlich hart im Nehmen. Und dann, endlich, war es vorbei.

Abschließend bekam ich homöopathische Mittel zur allgemeinen Entgiftung aufgeschrieben. Keinesfalls sind derartige Mittel, so sehr ich sie persönlich sonst auch schätze, in der Lage, Schwermetalle aus dem Körper zu binden. Im Gegenteil, das noch im Bindegewebe befindliche Quecksilber wird dadurch in die Zelle oder im ungünstigsten Fall sogar ins Zentralnervensystem verschoben. Zusätzlich sollte ich Zink und Selen einnehmen. Wir vereinbarten noch einen neuen Termin in etwa drei Wochen, bei dem eine weitere Zahnreihe saniert werden sollte. Diesen Termin konnte ich aber zu meinem Glück nicht wahrnehmen, da es mir gesundheitlich dann schon nicht mehr gut ging.

Heute bin ich mir ganz sicher: Wenn ich auch diesen Termin wahrgenommen hätte, wäre ich jetzt nicht mehr am Leben. Nach über zwei Stunden Behandlung verließ ich damals ziemlich wackelig und irgendwie völlig neben mir stehend die Praxis. Ich wunderte mich zwar über meinen Zustand, dachte aber aufgrund der langen Behandlungszeit und der Spritzen zunächst, es sei wohl einfach eine Spritze zu viel für meinen Körper gewesen. Bis zum Abend würde ich mich wieder erholt haben. Ich wusste damals nicht, dass

- man Amalgamfüllungen auf keinen Fall stundenlang herauspolieren darf,
- Amalgamfüllungen beim Ausbohren eine Menge Quecksilberdampf abgeben,
- bei Vorliegen einer Allergie die Folgen umso verheerender sein können,
- ich gerade genug Quecksilberdampf für eine akute Vergiftung eingeatmet hatte.

Ich fuhr direkt von der Praxis aus zu einem Geschäft, um noch etwas zu besorgen. Beim Einparken knallte ich dann mit dem Reifen voll gegen die Bordsteinkante. Derartiges war mir noch nie zuvor passiert, denn ich bin eine absolut routinierte Autofahrerin. Ich fühlte mich gar nicht richtig anwesend, mir war schwindelig und elend, trotzdem wollte ich kurz in das Geschäft hinein. Wie Ulrike schon ganz richtig gesagt hatte: Ich bin wirklich hart im Nehmen. Durch Zufall traf ich in dem Geschäft meine Freundin Katharina. Sie stutzte und fragte: »Was hast du denn gemacht? Du siehst ja fürchterlich und total mitgenommen aus!« Daraufhin erzählte ich Katharina, ich käme gerade vom Zahnarzt. Sie war entsetzt, wollte wissen, was ich denn da mitgemacht hätte. Ich erklärte ihr, bei mir seien fünf Amalgamplomben ausgebohrt worden und ich hätte dabei zwei Stunden den Mund geöffnet lassen müssen …

Nachdem ich meine Tochter vom Kindergarten abgeholt hatte, musste ich mich zu Hause erst einmal aufs Sofa legen. Ich fühlte mich so erschöpft und merkwürdig, dass ich es kaum beschreiben kann. Innerlich so, als hätte ich zehn Tassen starken Kaffee getrunken und dennoch so erschöpft, als hätte mir jemand regelrecht »den Stecker herausgezogen«. Eigentlich hatte ich ja eine zunehmende Besserung erwartet, statt dessen verschlimmerte sich mein Zustand von Stunde zu Stunde. Meine Zunge war weißlich belegt, ich hatte das Gefühl, es sei irgendeine Substanz darauf, die da nicht hingehörte, so pelzig und irgendwie ganz merkwürdig taub fühlte sie sich an. Mein Geschmackssinn war komplett weg und ich hatte einen extrem trockenen Hals, war sogar ein bisschen heiser. Ständig, wirklich andauernd, hatte ich das Gefühl, dringend etwas trinken zu müssen. Der Rachen fühlte sich merkwürdig an. Den restlichen Tag und auch die nächsten beiden Tage verbrachte ich auf dem Sofa. Ich konnte vor Erschöpfung kaum noch aufstehen – und konnte mir die Ursache meines Zustandes überhaupt nicht erklären.

Bis zum 9. Mai

Die nächsten Tage schleppte ich mich so einigermaßen durch den Tag, doch allmählich machte ich mir ernsthafte Gedanken. Denn es ging mir jeden Tag eher schlechter als besser. Ich war bleiern erschöpft und kaputt und hatte das Gefühl, irgendetwas steckte mir in den Knochen. Sooft ich irgendeine Tätigkeit im Haushalt verrichtete, ging es mir hinterher noch schlechter. Meine Hände und Füße waren eiskalt, dabei war mir gleichzeitig eher zu heiß. Es war irgendwie so, als würde bei mir eine Grippe ausbrechen, aber da war dieses innerliche Zittern, das ich nicht kannte, und ich hatte kein Fieber dabei.

Durch Zufall traf ich Ulrike. Wir lebten damals zur Miete auf einem alten Gutshof, den unser Vermieter zu einer Reitanlage umgebaut hatte. Dort waren ausschließlich private Reitpferde eingestellt, und hier hatte auch Ulrike ihr Pferd untergebracht. Wir kannten uns zu diesem Zeitpunkt annähernd zehn Jahre lang. Als ich an diesem Tag zufällig gerade in der Haustür stand und Ulrike vorbeifuhr, hielt ich sie kurz an. Ich erklärte ihr, dass ich jetzt seit drei oder vier Tagen keinen Geschmackssinn mehr hätte, die Zunge sei seit dem Tag der Ausbohrung weißlich belegt, und ich würde mich ziemlich erschöpft fühlen. Mein ganzer Rachen sei entzündet und in meinem Mundraum würden sich immer mehr Entzündungen bilden. Ulrike meinte, ich solle mir Lutschtabletten mit Panthenol besorgen, ansonsten sollten wir noch etwas abwarten. Falls sich der Zustand dann nicht bessere, sollte ich sie noch einmal ansprechen. Das tat ich dann auch, als ich sie wieder auf dem Hof erblickte, und sie erklärte sich noch an Ort und Stelle bereit, mir einen schnellen Termin einzuräumen. Dazu verschob sie sogar einen anderen Patiententermin. Was wirklich mit mir los war, erkannte sie jedoch leider nicht …

9. Mai

Ich traf erneut in der Praxis ein. Ulrike vermutete als Ursache meiner Beschwerden eine Allergie oder Unverträglichkeit gegen den neu eingebauten Kunststoff in den Füllungen. Da sie sich seinerzeit im Bereich der Alternativmedizin ziemlich weitergebildet hatte, testete sie über die Pulsmessmethode die in Frage kommenden Kunststoffe aus. Bei dieser Methode wird der zu testende Stoff vom Patienten in der Hand gehalten, während der Arzt prüft, ob sich dabei der Puls beschleunigt und im Körper damit eine Art Stressreaktion auf diesen Stoff anzeigt. Das Ergebnis war, dass ich den eingebauten Kunststoff offenbar nicht gut vertrug. Alle gängigen und in der Praxis verfügbaren Kunststoffe wurden mit dieser Methode bei mir ausgetestet. Ulrike schrieb mir sogar noch einen Zettel, den ich im Portemonee immer bei mir tragen sollte. Auf diesem vermerkte sie, welche Kunststoffe ich vertrug und welche bei mir nicht in Frage kämen. Zu dieser Zeit war ich sehr erleichtert, die Ursache für meinen Zustand herausgefunden zu haben. Die Füllungen wurden, diesmal innerhalb von zwanzig Minuten und von Ulrike selbst, abermals ausgebohrt und die Löcher mit anderem, verträglicherem Kunststoff gefüllt. Ulrike war entschieden schneller bei ihrer Arbeit, deshalb habe ich auch nie verstanden, weshalb sie mir nicht selbst die Amalgamfüllungen herausgenommen hat. Wahrscheinlich wusste sie, dass Frau Dr. Schulte nicht die Schnellste war und ich eine extrem geduldige Patientin. Was für Auswirkungen das für mich haben würde, hat sie sicher auch nicht geahnt. Ich war froh, dass Ulrike mir so schnell einen Termin eingeräumt hatte. Es war Freitag und ich wollte bis zum Wochenende wieder fit für das Reiten sein.

Doch es sollte alles ganz anders kommen …

Am selben Tag kehrte zumindest mein Geschmackssinn wieder. Allerdings setzten, unmittelbar nachdem ich die Praxis verlassen hatte, bereits auf dem Weg zum Auto ein starker Fließschnupfen und Hustenreiz ein. Der Schnupfen war allergieartig und hörte bis zum Abend überhaupt nicht mehr auf. Da ich keine anderen Allergien hatte und immer noch nicht habe, bis auf die gegen Amalgamverbindungen, Thiomersal und bestimmte Duftstoffe, nahm ich an, es sei wohl der ausgebohrte Kunststoff, den ich nicht vertragen hatte. Bis zum Abend war die Zunge nur noch rechtsseitig weißlich belegt. Dies war ja die Seite, an der sich die erneuerten Zahnfüllungen befanden. Allerdings hatte ich immer noch das Gefühl dieser Pelzigkeit auf der Zunge, als ob die Betäubung seit dem 30. April noch immer nicht ganz nachgelassen hätte.

Bis zum 16. Mai

In den nächsten Tagen verstärkte sich meine Erschöpfung ständig. Darüber hinaus traten bei mir jetzt auch noch Schwindelanfälle und permanente Kopfschmerzen auf. Auch mein Nacken tat mir weh und der Brustkorb schmerzte bei jedem Atemzug. Ich gehöre zu den wenigen glücklichen Menschen, die mit Kopfschmerzen niemals irgendwelche Probleme hatten, sodass ich erneut ziemlich ratlos war. Ich begab mich erneut zur Praxis von Ulrike – und bekam nun eine Bissschiene angepasst, die mir helfen sollte, meine Zahnstellung zu korrigieren, die leider nicht die beste ist. Verwundert war ich darüber nur insofern, als ich bislang nie unter Kopfschmerzen gelitten hatte. Jetzt nach den Behandlungen bekam ich offenbar Beißprobleme. Wie war denn das möglich? Aber der Glaube versetzt ja bekanntlich Berge und ich war zu diesem Zeitpunkt bereit, alles zu tun, um nur endlich meinen alten Gesundheitszustand wieder herzustellen. Meine Familie begann sich bereits ernsthaft Sorgen um mich zu machen, und ich hatte nur den einen Wunsch: schnellstmöglich wieder die Familie und die mir anvertrauten Pferde versorgen zu können. Ständig musste ich den beiden Besitzerinnen sagen, dass es mir immer noch nicht wieder gut ging, es aber nächste Woche bestimmt wieder klappen würde …

17. und 18. Mai

Mein Vater feierte seinen 65. Geburtstag. Aus diesem Grund fuhren wir für zwei Tage zu meiner Schwester Tina. Meine Eltern waren mit dem Zug angereist, um dort eine Woche Urlaub zu verbringen. Auch mein Bruder Martin mit Frau und Sohn waren gekommen. Alle zusammen verbrachten wir zwei Tage bei schönstem Wetter im Garten; mehr Zeit hatten wir leider nicht, da Carsten keinen Urlaub hatte. Mein Schwager sprach mich beim Grillen an: Ich sähe irgendwie nicht gut aus. Ich lachte und meinte, alles sei in Ordnung. »Im Ernst, Nette, ich mache mir wirklich Sorgen um dich, du siehst gar nicht gut aus.« Das war merkwürdig, denn sonst waren für ihn Krankheiten kein Thema, so etwas hatte man einfach nicht. Ich fühlte mich tatsächlich alles andere als gut – irgendwie ständig erschöpft, schlapp und krank, wollte es aber nicht zugeben, da ich dieses Jahr bereits zweimal krank gewesen war.

20. Mai

Nachdem wir erst am späten Abend nach Hause zurückgekehrt waren, hatte ich am nächsten Tag eine Elternaufsicht im Kindergarten zu leisten. Sarahs Kindergarten war kein regulärer Kindergarten, sondern eine Elterninitiative, bei der man selbst Aufsichten und andere Arbeiten zu leisten hatte. Irgendetwas stimmte aber ganz und gar nicht mehr mit mir, das zeigte sich jetzt überdeutlich. Hatte es mir zuvor immer großen Spaß gemacht, einen Tag im Kindergarten mitzuhelfen, kam es mir jetzt vor wie eine übergroße Anstrengung vor, die ich kaum noch bewältigen konnte. Die Arme waren schwer wie Blei, als ich nach dem Frühstück der Kinder aufräumte und saubermachte. Mir brach der Schweiß aus und mein Herz raste. Ich war froh, als es endlich Mittagszeit war und ich mit Sarah nach Hause fahren konnte, um mich hinzulegen.

Ulrike behandelte mich nun insgesamt sechsmal mit Akupunkturnadeln. Die Sitzungen musste ich zwar selbst bezahlen, aber das nahm ich gern in Kauf, denn ich wollte alles Menschenmögliche für eine schnelle Genesung tun. Dabei wusste ich noch nicht einmal genau, weshalb ich eigentlich solche gesundheitlichen Probleme hatte. Ulrike hatte sich im zweiten Stock des Hauses eine kleine Privatpraxis eingerichtet, in der sie die Akupunktursitzungen durchführte. Sie hatte in den letzten Monaten eine Vielzahl von Weiterbildungen wahrgenommen, unter anderem für Akupunktur. Während wir beim ersten Mal die verschiedenen Zahnmaterialien getestet hatten, wollte sie nun, wo wir schon einmal beim Austesten waren, diverse Lebensmittel- und andere Unverträglichkeiten bei mir herausfinden. Wenn sie doch damals auf das Nächstliegende gekommen wäre – wie viel wäre mir dadurch erspart geblieben!

Ulrike erklärte mir, dass oftmals ein Zusammenhang zwischen Lebensmittelunverträglichkeiten und derartigen Zuständen, wie ich sie gerade hätte, bestehe. Das könne manchmal zu Müdigkeit und Kopfschmerzen führen, aber auch extremere Formen annehmen. Eine Freundin von Ulrike fiel zum Beispiel regelmäßig um, sobald sie Schokolade gegessen hatte. Einfach durch den Kadmiumgehalt in der Schokolade. Wahnsinn, was es nicht alles gibt, dachte ich. Mit allen sorgfältig notierten Unverträglichkeiten, dazu gehörten Milch, Schokolade, Apfel, Banane, Paprika, Hering, Kabeljau, Zitrusfrüchte und anderes mehr, ging ich dann nach Hause. Carsten war äußerst erstaunt. Wo sollten denn jetzt plötzlich die ganzen Unverträglichkeiten herkommen? Es war eine ganze Menge herausgefunden und notiert worden, sodass nicht mehr sehr viel übrig blieb, was ich offenbar noch vertrug. Zwar war ich skeptisch, hielt ich mich aber trotzdem eisern daran, die für mich »unverträglichen« Lebensmittel wegzulassen. Leider ohne jeden Erfolg.

Im Laufe der folgenden Akupunkturbehandlungen fiel Ulrike auf, wie schlank ich in der letzten Zeit geworden war. Dagegen plagten mich noch ganz andere Probleme. Mittlerweile kam ich kaum noch in den zweiten Stock der Praxis hinauf. Selbst um in weitaus höhere Stockwerke zu gelangen, hatte ich niemals den Fahrstuhl benutzt. Doch nun musste ich auf dem Weg nach oben mehrmals stehen bleiben, um wieder zu Atem zu kommen. Das Atmen fiel mir überhaupt zunehmend schwerer. Bei der geringsten Anstrengung fing ich an zu keuchen, so kurzatmig war ich, und mein Herz begann zu rasen. Dabei war ich total schlapp und kraftlos und extrem blass im Gesicht. Für jemanden, der zuvor noch zwei Pferde hintereinander geritten hatte, ein etwas ungewöhnlicher Umstand, der mich deshalb zunehmend beunruhigte. Ich war immer ein sportlich aktiver Mensch und bin viel an der frischen Luft. Normalerweise bin ich richtig braun im Gesicht, da ich als dunkelhaariger Mensch mit Naturkrause eben solche Gene habe. Mir fiel auf, dass der innerlich zittrige Zustand sich nun auch äußerlich bemerkbar machte. Meine Finger begannen zunehmend zu zittern, das konnte jeder deutlich sehen. Es gelang mir nicht mehr, meine Hände ruhig zu halten.

»Was kann das denn nun wieder sein?«, fragte ich Carsten und streckte meine Hände lang vor ihm aus. Die Finger zitterten dermaßen stark, wie ich es mir bei Entzugserscheinungen oder einer viel zu starken Dosis Aufputschmittel vorstelle. So etwas hatte Carsten in den fünfzehn Jahren, die wir uns zu dem Zeitpunkt bereits kannten, auch noch nie bei mir gesehen. Ich versuchte dann die eine Hand mit der anderen festzuhalten, aber es ging beim besten Willen nicht, das Zittern hörte einfach nicht auf. Es war deutlich zu fühlen und ich sprach auch mit meinem Bruder Armin, der in der Nachbarwohnung lebte, darüber. Auch er nahm meine Hände in seine und fühlte, wie stark ausgeprägt das Zittern war. Und er war genauso ratlos wie Carsten und ich.

Ständig hatte ich in den nächsten Tagen plötzlich unter Hitzewallungen zu leiden. So stellte ich mir die Wechseljahrsbeschwerden vor, aber sollten die schon mit 34 Jahren einsetzen und dann derart plötzlich und so dermaßen stark? Das konnte ich nicht glauben. Ich hatte auch noch nie gehört, dass jemand dadurch dermaßen zittrig geworden wäre. Zusehends wurde ich auch immer schwächer. Ich schleppte mich erschöpft durch den Tag und war immer weniger in der Lage, meine Familie und den Haushalt zu versorgen. Meine Muskeln waren einfach zu schlapp, jede kleinste Anstrengung war mir zu viel. Mein Mann wurde immer besorgter. In den letzten Jahren hatte ich zwar des Öfteren mit Bronchitis und eitrigen Infekten zu kämpfen gehabt, war aber immer relativ schnell wieder genesen. Jetzt wurde ich aber täglich immer erschöpfter, anstatt mich wieder zu erholen. Meine Finger zitterten bald derart stark, dass ich kaum noch einen Gegenstand festhalten konnte. Am Anfang unmerklich, nun aber immer deutlicher, begann ich zudem an Gewicht zu verlieren. Normalerweise wiege ich mich nicht jeden Tag, denn als sportlicher Mensch sind mir panische Blicke auf die Waage und Diäten fremd. Jede Nacht schwitzte ich nun meine Nachthemden und die Bettwäsche durch. Mein Körper versuchte offenbar irgendetwas loszuwerden. Tagsüber lag ich dann häufig im Garten auf einer Liege und ruhte mich aus, es war ja schönstes Wetter draußen. Immer wieder hatte ich plötzlich das deutliche Gefühl von Ameisenbissen an meinen Beinen und fuhr jedes Mal regelrecht hoch, weil die »Bisse« so stark waren. Ich schlug nach den vermeintlichen Ameisen, von denen sich ja tatsächlich viele in unserem Garten befanden. Sooft ich jedoch die lange Jeans hochkrempelte, konnte ich zu meinem Erstaunen nie eine Ameise und auch keine Bissstelle an meinem Bein finden. Sonst waren solche Stellen bei mir immer sofort rot geworden und es war eine Quaddel entstanden. Was diese Biss-Empfindungen aber sonst ausgelöst haben könnte, war mir unerklärlich. Später wurde mir klar, dass zu dieser Zeit offenbar bereits die ersten Nervenreizleitungen in Mitleidenschaft gezogen waren. Das Gift begann nun zu wirken und damit zu zerstören.

Wenn Quecksilber in den Nerv eindringt, zerstört es die Schlauchfunktion des Nervs und der Nerv kann daran sterben. Er kann sich dann nicht mehr richtig ernähren, und durch diese Schläuche kommen, wenn sie erst beschädigt sind, keine – wenn man so will – Exkremente mehr hindurch, welche die Zelle selbst herstellt und loswerden muss. Die Nervenzelle vergiftet sich an ihren eigenen Stoffen, die sie nicht mehr wegschaffen kann, während sie sich umgekehrt nicht mehr ernähren kann. Darüber hinaus hat dies leider noch den Zusatzeffekt, dass alle anderen Gifte, die in die Zelle hineingeraten, nicht mehr hinauskönnen. Dies gilt zum Beispiel für Dioxin, Formaldehyd, die ganzen Pflanzenschutzmittel und so weiter.

Quecksilber ist also eine Substanz, die alle anderen Giftstoffe im Körper festhält und nicht wieder hinauslässt.

Ein Abend ist mir besonders in Erinnerung geblieben. Ich lag mit meiner damals dreijährigen Tochter Sarah im Bett, um ihr etwas vorzulesen. Dies gehörte zu unseren allabendlichen Ritualen. Auch das Vorlesen fiel mir mittlerweile immer schwerer, denn ich hatte im Laufe der letzten Zeit einen derart trockenen Hals bekommen, dass mir das Sprechen zunehmend schwerfiel. Meine Stimme hörte sich wie belegt an. Dabei passte ich meine Stimme gerne den verschiedenen Figuren im Buch an und sprach diese jeweils mit veränderter Tonlage; das machte das Vorlesen für uns beide zu einem großen gemeinsamen Vergnügen.

An diesem Abend jedoch sagte meine Tochter, die in meinem Arm an mich gekuschelt lag, zu mir: »Mama, du stinkst.« Ich war verwundert und erklärte ihr, ich hätte gerade ein Käsebrot gegessen und dass es wahrscheinlich daran liege. Sie meinte aber, ich würde irgendwie anders riechen, nicht nach Käse. Sonst hatte sie so etwas noch nie zu mir gesagt.

Am Abend kam Carsten nach Hause und mein Bruder Armin kam von nebenan herüber, um sich zu erkundigen, wie es mir ging. Mittlerweile waren alle ziemlich besorgt um mich. Ich schleppte mich aus dem ersten Stock die Treppe zum Erdgeschoss hinunter. Meine Beine waren geradezu bleischwer geworden, und mein Bruder sprach mich mindestens drei Meter, bevor ich ihn erreichte, bereits an: »Wie riechst du denn? Du stinkst ja wie nach altem Metall? Was hast du denn gemacht? Das erinnert mich irgendwie an alte Batterien.«

Ich war mir nicht bewusst, wo dieser Geruch herkommen konnte. Aber mein Mann nahm den durchdringenden, unangenehmen Geruch deutlich wahr.

Daraufhin ging ich unter die Dusche, aber selbst dadurch ließ sich der Geruch nicht entfernen, es nahm ihm überhaupt nichts von seiner Intensität. Ich bin es nicht gewohnt, dass die Menschen vor meinem Geruch bereits aus meterweiter Entfernung zurückweichen. Selbst hatte ich auch nichts wahrgenommen (ich konnte bereits kaum noch riechen, hatte das aber noch nicht so registriert). Was konnte das denn jetzt schon wieder sein?

Zu dieser Zeit verstand ich die Welt nicht mehr. Ich hatte große Angst und war sehr traurig. Selbst Geschichten vorzulesen strengte mich jetzt an, dazu kamen kamen die Zittrigkeit, die Gewichtsabnahme, die Schwindelanfälle und die permanenten starken Kopfschmerzen. Das alles ließ trotz der Akupunkturbehandlungen nicht nach. 34 Jahre lang war ich ohne Kopfschmerzen ausgekommen, jetzt waren es gleich Dauerschmerzen.

Wir zogen meine Hausärztin zu Rate. Doch die wusste auch keine Lösung. Sie vermutete, dass ich einfach in letzter Zeit zu viel Stress gehabt hatte. Was für ein Stress das sein sollte, konnte sie mir allerdings auch nicht beantworten. Das half mir natürlich nicht im Geringsten weiter.

Kapitel 2

Warum glaubt und hilft mir denn niemand?

Es kam der Tag, an dem ich mir eingestehen musste, dass es so nicht mehr weitergehen konnte. Mein Bruder Armin fuhr mich in die Notaufnahme eines nahegelegenen Krankenhauses. Es war leider Wochenende, kein Arzt hatte Sprechstunde, und mein Befinden hatte sich unzumutbar verschlechtert. Der behandelnde Arzt konnte sich meinen Zustand nicht erklären und führte ihn überwiegend auf eine allergische Reaktion zurück, die vielleicht auf das Ausbohren der Plomben entstanden war. Ich hatte ihm von meiner Allergie auf Amalgam erzählt. Er bot mir an, eine Kortisonspritze zu injizieren, es könne auf gar keinen Fall schaden. Die Spritze lehnte ich ab, da ich nicht das Gefühl hatte, sie würde mir helfen. Erstmals fragte ich mich zu diesem Zeitpunkt, ob es nicht einen Zusammenhang zwischen der zahnärztlichen Behandlung Ende April und meinen Symptomen geben könnte. Der Arzt fragte mich ebenfalls, ob ich nicht in letzter Zeit einfach nur ein bisschen viel Stress gehabt hätte. Fiel denn niemandem etwas Besseres ein? Es sollten leider noch viele solcher Arztbesuche folgen.

Dieser Arzt war noch einer von der freundlichen, aber etwas ratlosen Sorte. Ich verließ das Krankenhaus noch am gleichen Tag mit dem Ratschlag, alles ein bisschen ruhiger angehen zu lassen. Tatsächlich versuchte ich seinen Rat zu befolgen. Ich wollte auf gar keinen Fall noch irgendetwas falsch machen – auch wenn ich ohnehin fast den ganzen Tag auf dem Sofa liegend verbrachte. *Was* hätte ich da eigentlich *noch* ruhiger angehen lassen können? Das war mir ein bisschen unklar.

31. Mai

Mein Zustand verschlechterte sich unterdessen weiter, sodass mein Bruder Armin mich erneut ins Krankenhaus brachte. Ich war bereits so zittrig und verstört, wie man es sich nicht vorstellen kann. Später erzählte mir Armin, als ich ihn beim Schreiben dieses Buches auf diesen Tag ansprach, dass er damals panische Angst gehabt habe, ich könnte ihm unterwegs im Auto wegsterben, jede Minute einfach zusammensacken, und er würde dann nur noch mit meiner Leiche im Krankenhaus ankommen. Ich erzähle Ihnen dies, damit Sie sich eine ungefähre Vorstellung von der Stärke meiner Beschwerden machen können. Auch ich hatte mittlerweile panische Angst und fragte mich, wie ich jemals wieder zu Kräften kommen sollte. Immer noch konnte ich mir nicht erklären, was nun genau mit mir los war. Über die Ursache meiner Beschwerden hatten wir uns nachmittags eingehend unterhalten, denn es fiel mir nicht schwer, mich zu erinnern, wann und wobei die ersten Symptome begonnen hatten: mit dem Ausbohren des Amalgams. Die ersten Beschwerden waren ja bereits während der Behandlung selbst aufgetreten und hatten sich auf dem Weg von der Zahnarztpraxis zum Auto noch verstärkt. Vor dem 30. April 2003 war ich bereits wieder gesund gewesen. Da wir uns nicht mehr anders zu helfen wussten, schalteten wir unseren Computer ein und suchten im Internet unter dem Stichwort »Amalgam« nach Informationsmaterial. Dass wir so lange brauchten, um überhaupt auf diese Idee zu kommen, zeigt, wie ahnungslos wir alle im Umgang mit dem Amalgam waren. Eine bloße Allergie konnte dies auf gar keinen Fall sein, dazu verschlechterte sich mein Zustand zu sehr, obwohl doch der allergieverdächtige Kunststoff bereits seit Langem wieder ausgebohrt worden war. Letztlich brachte uns der durchdringende Metallgeruch, den meine Tochter, mein Mann und mein Bruder an mir wahrgenommen hatten, auf den Gedanken, es könnte mit dem ausgebohrten Stoff zusammenhängen. Was anderes sollte denn nach Metall riechen, wenn nicht ein Metall selbst?

Was wir dann im Internet fanden, war ein Schock für mich, allerdings auch eine große Erleichterung, da ich nun wenigstens einen Anhaltspunkt hatte. Die dargestellten Symptome spiegelten genau meinen Zustand wider. Jetzt, auf dem Weg ins Krankenhaus, hatten wir die Ausdrucke aus dem Internet dabei.

Dann lag ich auf einer Liege in einem Raum der Notaufnahme und wartete, bis ich an der Reihe war. In der Wartezeit traf Christiane, die Freundin von Armin, noch bei uns ein. Armin hatte sie angerufen und sie war schnellstmöglich ins Krankenhaus gekommen, weil sie sich ebenfalls große Sorgen um mich machte. Gerade sechs Wochen zuvor hatte ich begonnen, zweimal in der Woche ihr Pferd zu reiten, und daher konnte sie sich ein gutes Bild von meinem allgemeinen Gesundheitszustand vor der Ausbohrung meiner Füllungen machen, zumal sie mich zu diesem Zeitpunkt bereits über zehn Jahre lang als Reiterkameradin kannte.

Als ich dort auf der Liege lag, blickte ich in die Gesichter der beiden. Zum ersten Mal sah ich die Angst in den Augen meines Bruders, auch wenn er versuchte, sie sich nicht anmerken zu lassen, um mich nicht noch zusätzlich zu ängstigen. Auch Christiane war ganz offensichtlich sehr betroffen.

Der behandelnde Arzt in der Notaufnahme kam nach einer ganzen Weile regelrecht hereingerauscht und verkündete erst einmal großspurig: »Alles, was hier nichts zu suchen hat, geht jetzt raus.« Das war ja schon einmal ein toller Anfang, wenn es einem so schlecht ging. Ich fühlte mich so hilflos und ausgeliefert. Christiane verließ das Zimmer, aber Armin erklärte mit Nachdruck, er werde sich jetzt keinesfalls hinauswerfen lassen, da ich seine Hilfe bräuchte und er zudem mein Bruder sei. Armin ist 1,97 Meter groß und weiß sich sehr wohl auszudrücken; deshalb durfte er dann doch bleiben. Ich berichtete dem Arzt, so kurz ich konnte, über die letzten Wochen und fragte dann vorsichtig an, ob nicht ein Zusammenhang zwischen der Amalgamausbohrung und meinem derzeitigen gesundheitlichen Zustand bestehen könnte. Dabei war ich bewusst vorsichtig mit meinen Formulierungen, denn kein Arzt möchte im Voraus eine Selbstdiagnose des Patienten hören. Das ist auch verständlich, aber bei mir lag der Fall eben anders. Armin und ich verwiesen auf unsere eigenen Internetnachforschungen und zeigten dem Arzt unsere Computerausdrucke. Wir sahen keine andere Möglichkeit, mir zu helfen.

Leider stießen wir auf völliges Unverständnis. Der Arzt untersuchte mich und stellte eine Menge Fragen, unter anderem nach meinen familiären Verhältnissen. Dabei erfuhr er, dass ich eine dreijährige Tochter hatte. »Verdacht auf psychovegetatives Erschöpfungssyndrom« stand später in seinem Bericht. »So ein Kind macht ja auch eine Menge Arbeit, da kann es schon einmal vorkommen, dass man sich ein bisschen übernimmt«.

Armin ließ sich aber nicht einfach so abwimmeln, dazu machte er sich zu große Sorgen um mich. Er erklärte dem Arzt, dass es mir aber vor dem Tag der Ausbohrung gut gegangen sei, erst unmittelbar danach die ersten Symptome eingesetzt hätten und dass ich stark nach altem Metall gerochen hätte. Daraufhin wurden doch noch ein paar nähere Nachforschungen angestellt. Meine Erklärung, vielleicht sei beim Ausbohren der Plomben nicht ganz korrekt gearbeitet worden, konnte er nicht nachvollziehen. Von *Kofferdam*, einem Gummischutz, der während des Ausbohrens von Amalgam den Mundraum abdeckt, hatte er zwar schon etwas gehört, erklärte mir aber: »So etwas benutzt doch in Wirklichkeit kein Mensch.« Zumindest war der Arzt nach langem Hin und Her bereit, sich bei der Giftnotrufzentrale über die toxischen Wirkungen von Amalgam zu erkundigen. Leider war jedoch zu dieser späten Zeit dort niemand mehr erreichbar.

Mitten in der Nacht wurde ich schließlich in ein Stationszimmer verlegt und an einen Infusionsschlauch angeschlossen, der eigentlich nur fünfprozentige Kochsalzlösung und Magnesium enthielt. Das sollte sicher ein bisschen »psychologische Kriegsführung« sein: Der Patient hat dann das Gefühl, dass ihm mit dieser Maßnahme schon geholfen wird. Das muss ja etwas bringen, es ist ja schließlich eine Infusion. Mit der Plastiknadel im Arm konnte ich jedoch erst recht nicht schlafen, und natürlich hat es auch überhaupt nicht geholfen.

Am nächsten Morgen war Visite. Die Giftnotrufzentrale hatte den Arzt inzwischen darüber informiert, dass Amalgam bzw. Quecksilber nach sechs Wochen im Körper nicht mehr nachweisbar seien, weder im Blut noch im Urin. Höchstens eine Woche nach der Behandlung hätte man noch mit Ergebnissen rechnen können, jetzt sei es zu spät.

Heute weiß ich, dass das Quecksilber aus den Füllungen ins Blut über den Magen in die Darmschleimhaut kommt, von dort in verschiedene Körperareale verschoben wird und deswegen natürlich nicht mehr im Blut nachweisbar ist. Damals hätte sicherlich eine Untersuchung meines Urins oder Stuhlgangs auf Quecksilber noch hohe Werte zutage gefördert, doch das war der Klinik und offenbar auch unbegreiflicher Weise der Giftnotrufzentrale nicht bekannt. Immerhin hatte die Klinik sich bemüht nachzufragen.

Es folgten eine Blutabnahme, eine Schilddrüsenuntersuchung – wegen der Gewichtsabnahme vermutete man eine Überfunktion –, diverse Ultraschalluntersuchungen und ein EKG. In der Galle konnte eine kleine Zyste festgestellt werden, auch zwei Laborwerte waren etwas niedrig, ansonsten jedoch war alles in Ordnung, also ohne Befund. Nach vier Tagen wurde ich entlassen mit der Maßgabe, mich etwas mehr auszuruhen …

Carsten rief seine Mutter an und bat sie, zu uns zu kommen, um uns zu helfen. Jetzt erwies sich unser gutes Einvernehmen als wichtig; ich bin für sie wie ein zweites Kind. Auch meine Schwiegermutter machte sich große Sorgen um mich. Mit Sack und Pack kam sie her und quartierte sich bei uns ein. Sie war in dieser Zeit unsere einzige Hilfe; ohne sie hätte Carsten sich bereits Urlaub nehmen müssen.

In dieser Zeit versuchte ich wenigstens einmal, von Carsten und unserem besten Freund Stefan überredet, draußen spazieren zu gehen. Vielleicht würden mir die Bewegung und die frische Luft guttun. Stefan war mit dem Fahrrad zu uns gekommen. Wir gingen einmal rund um das Feld vor unserer Haustür, eine Strecke von vielleicht zweieinhalb Kilometern, also wirklich nicht weit für einen sportlichen Menschen. Immer wieder musste ich unterwegs stehen bleiben. Mir ging es gar nicht gut. Ich musste geradezu nach Luft ringen und wurde immer zittriger. Kreidebleich geworden, versuchte ich die rasch zunehmende Unruhe in meinem Körper zu ignorieren. Das musste doch gehen, das war doch lächerlich, das würde ich jetzt mit meinem Willen alles wieder überwinden. Ich war 34 Jahre alt. Das gab es doch gar nicht, dass ich so schlapp machte …

Nach der Hälfte der Runde hatte ich bereits bereut, überhaupt losgegangen zu sein. Ich hatte einfach keine Kraft mehr, und Carsten musste mich stützen. Zu Hause angekommen legte ich mich auf mein Bett. Alles in mir war in Unruhe und irgendwie durcheinandergewirbelt, ich lag japsend auf meinem Bett und krümmte mich zusammen. Vor Schwäche und innerer Zittrigkeit fing ich an zu weinen. Bleib ruhig, bleib ruhig, redete ich mir selbst gut zu. Du mußt endlich herausfinden, wo das alles herkommt.

Carsten rief in dieser Zeit in einer renommierten Zahnklinik an. Die Adresse hatten wir von einem Freund bekommen, der selbst in diesem Ort wohnte. Eine Rückfrage mit dem Klinik leitenden Professor ergab, dass all meine Probleme tatsächlich mit der Amalgamausbohrung zusammenhängen könnten. Allerdings kannte auch er niemanden, der mich bei uns in der Gegend ambulant behandeln könnte. Es blieb also bei einem telefonischen Ratschlag, entsprechende Ärzte zur Behandlung zu suchen. Das war nicht viel – aber wir hatten wenigstens einen ersten Anhaltspunkt, dass wir recht hatten mit unserer Vermutung.

Kapitel 3

Es geht mir immer schlechter

Bis 12. Juni 2003

In den nächsten Tagen begann ich weiter an Gewicht zu verlieren und wurde zunehmend schwächer. Auch die Halstrockenheit nahm weiter zu und meine Zunge war halbseitig immer noch belegt. Auch das Zittern verstärkte sich immer mehr. Meine damalige langjährige Hausärztin schickte mich deshalb noch einmal zum Schilddrüsenarzt. Darüber hinaus ließen wir den Stuhlgang auf Pilze, Viren, Würmer, Salmonellen, Yersinien und alles Mögliche untersuchen, und das Blut wurde auf Borreliose, Rheumafaktoren, Vitaminmängel und Ähnliches getestet. Am 12. Juni brachte ich meine Blutproben gegen Mittag eigenhändig in das Speziallabor, denn der laboreigene Fahrer war bereits wieder weg, und wenn mein Blut heute noch untersucht werden sollte, musste es noch rasch nachgereicht werden. Die Zeit drängte, denn jeden Tag ging es mit mir weiter und weiter bergab.

Diese Fahrt wurde für über ein Jahr lang meine letzte eigenständige Autofahrt.

Wie gut, dass man nicht in die Zukunft schauen kann und ich nicht wusste, was noch alles folgen würde. Nun begann nämlich erst die schlimmste Phase meiner Erkrankung. Das Zittern verstärkte sich in einem Maße, dass es sich mit den schwersten Entzugserscheinungen vergleichen lässt, die man sich überhaupt nur vorstellen kann. Ich schlotterte buchstäblich am ganzen Körper, alles an mir wackelte, meine Arme, Hände, Beine und Füße, der ganze Körper wurde von Zuckungen nur so durchgeschüttelt. Unter der Bettdecke sah es aus, als würde ich mit epileptischen Anfällen kämpfen. Mein Herz raste wie bei starker körperlicher Anstrengung; ich konnte bei aller Willensanstrengung nicht mehr aufhören zu zittern, und ich keuchte wie ein Marathonläufer, kurz bevor er aufgibt. Überhaupt war ich jetzt bei der geringsten Anstrengung immer total kurzatmig.

Tagelang änderte sich an diesem Zustand nichts. Dadurch verlor ich jeden Tag mindestens fünfhundert Gramm an Gewicht, obwohl ich mit Essen nur so vollgestopft wurde, auch wenn ich nicht den geringsten Appetit hatte. Ich aß eine ganze Pizza, danach brachte mein Bruder Armin mir Risotto; schon morgens würgte ich einen Topf Haferflocken und reichlich Butter hinunter, bis mir schlecht wurde. Doch alles vergeblich – am nächsten Morgen zeigte die Waage wieder fünfhundert Gramm Gewicht weniger an. Mittlerweile hatte ich über elf Kilogramm abgenommen, vier Kilogramm davon allein in der letzten Woche.

Ich begann mich zu fragen, wie viele Tage ich noch so weitermachen konnte. Was würde geschehen, wenn ich überhaupt nichts mehr abnehmen konnte? Würde ich dann regelrecht verhungern? Würde ich, klapperdürr geworden, einfach tot umfallen? Wie sollte ich jemals wieder gesund werden? Was passierte da bloß mit mir, und wie hatte dies alles überhaupt geschehen können? Fragen über Fragen, auf die ich keine Antworten fand, während ich zitternd und zuckend auf dem Bett lag und mir verzweifelt einen Abstellknopf herbeiwünschte.

Irgendwann rief mein Mann unsere Heilpraktikerin Frau Meyer an. Sie hatte uns alle schon vor der Erkrankung ab und zu behandelt und wir setzten großes Vertrauen in ihre Fähigkeiten. Da sie mit einem Schulmediziner verheiratet ist, kennt sie sehr genau die Grenzen zwischen den Möglichkeiten der Schulmedizin und den »alternativen« Heilpraktiken. Vor einigen Jahren hatte ich einen Unfall, bei dem mein linker Fuß ziemlich beschädigt wurde. Wochenlang war ich damals bei ihrem Mann in Behandlung und auch daher kannten wir uns bereits gut. Frau Meyer wusste daher auch, was für eine Kämpfernatur ich bin. Sie kam sofort, und da unter anderem meine Schilddrüse sehr schmerzte, machte sie mir einen Wickel um den Hals, um sie beruhigen. Sie gab mir noch eine Spritze, ich weiß nicht mehr, was sie enthalten hat. Leider kannte sie sich nicht gut genug mit der Amalgamproblematik aus, um mir mehr zu bieten als eine erste Hilfestellung. Allerdings tat sie dabei alles in ihrer Macht Stehende, um uns zu helfen, recherchierte sogar selbst im Internet und kam auch am Wochenende, wann immer wir sie brauchten. Wie hilflos muss sie sich bei meinem Anblick gefühlt haben.

Weder die Krankenhausärzte noch die Hausärztin glaubten uns den Zusammenhang meiner Beschwerden mit der Zahnarztbehandlung. In seiner Not rief Carsten bei Ulrike an und erklärte ihr, in welchem schrecklichen Zustand ich mich befände. Sie erwiderte, es gehe ihr selbst sehr schlecht, wegen ihrer Scheidung, die derzeit lief. Sie gab uns aber noch die Adresse einer Privatärztin, Frau Dr. Neubauer, die sich mit der Amalgamproblematik auskenne. Mein Mann rief am gleichen Tag noch dort an, und die Ärztin erklärte sich bereit, mich zum nächstmöglichen Termin zu behandeln. Leider hatte ihre Mutter gerade starke gesundheitliche Probleme und es war Frau Dr. Neubauer beim besten Willen nicht möglich, uns vor dem 17. Juni einen Termin zu geben.

Man kann sich nicht vorstellen, wie schrecklich es für mich war zu wissen, dass ich noch so lange bis zum Untersuchungstag durchhalten musste. Würde ich es noch schaffen, die Diagnose zu erleben und dann auch noch die Behandlung durchzustehen? Ich wusste es zu diesem Zeitpunkt nicht mehr.

14. Juni

Die ganze Nacht hindurch lag ich wach, weil ich durch das enorm starke Zittern nicht mehr einschlafen konnte. Wennn ich dann doch in einen flachen Schlaf gefallen war, schreckte ich völlig verdreht hoch, weil ich im Schlaf offenbar aufgehört hatte zu atmen. Ich erwachte dann immer halb erstickt, rang keuchend nach Luft und lag dann schwer atmend und mit rasendem Herzen wieder wach. Auch im Wachzustand musste ich mich richtig zwingen, einfach normal zu atmen. Im Normalfall atmet der Mensch ja unwillkürlich, er tut es, ohne darüber nachdenken zu müssen, aber bei mir war das plötzlich nicht mehr der Fall. Irgendwie musste ich immer öfter willkürlich atmen, geradezu darüber nachdenken, das ich endlich mal weiteratmen musste. Es kam so weit, dass ich Halluzinationen bekam. Von der Decke sah ich beim Hochschrecken hellblaue Luftschlangen baumeln, und wie in einer Art Fotonegativ, weiß auf der dunklen Wand, breiteten sich große Spinnennetze aus. Ich wusste, dass ich mir das alles nur einbildete, und hatte das Gefühl, diese Nacht nicht mehr lebend zu überstehen. Später erzählte mir mein Bruder Armin, dass die Chinesen schon seit tausenden von Jahren von dem Lebensfaden berichten, den sie von der Decke herabhängen sehen, bevor sie sterben. In dieser Nacht war ich ganz sicher kurz davor zu sterben!

Die Minuten und Stunden zogen sich endlos dahin und waren die reinste Qual. Mein Mann rief in seiner Verzweiflung nachts noch in einem Krankenhaus an. Man erklärte ihm, dass sich kein Arzt dort mit Amalgam und mit Giftstoffen allgemein auskenne, denn die toxikologische Abteilung gebe es schon seit Langem nicht mehr. Carsten sprach eindringlich mit einem diensthabenden Arzt und erklärte, dass er große Angst um mich habe. Ich würde die Nacht vielleicht nicht überleben. Daraufhin meinte der Arzt, ich könne natürlich gerne herkommen, aber es gebe absolut nichts, was man dort für mich tun könne. Was sollten wir also ein weiteres Mal ins Krankenhaus fahren? In solch eine Situation hineinzugeraten, und das mitten in Deutschland, ist unvorstellbar, aber nur zu wahr!

Umso mehr hofften wir, dass ich den Termin bei Frau Dr. Neubauer noch erleben würde. Ich weiß nicht, wie ich die Zeit bis zum 17. Juni überstanden habe, aber ich glaube, es war einzig und allein der pure Überlebenswille – auf gar keinen Fall sollte meine Tochter Sarah mutterlos aufwachsen. Unser Freund Stefan rief mich in dieser Zeit mehrfach täglich an, und obwohl ich in dieser Zeit kaum noch in der Lage war, den Telefonhörer festzuhalten – zum Telefonieren legte ich mich immer auf die Seite und drapierte mir den Hörer so, dass er auf meinem Kopf lag –, tat mir sein Zuspruch ungeheuer gut. Immer wieder sagte Stefan eindringlich, ich dürfe jetzt auf gar keinen Fall aufgeben: »Denk an deine Tochter, du kämpfst jetzt und gibst nicht auf, auf gar keinen Fall.«

16. JUNI

Langsam wusste meine Hausärztin nicht mehr weiter. Sie glaubte von unserer Vermutung, es gebe einen Zusammenhang zwischen Amalgam und meiner Erkrankung, kein Wort. Da war sie in bester Gesellschaft. Sie schickte mich zu einem Internisten (der gleichzeitig Gastroenterologe ist), Dr. Zenger. Dieser stellte per Ultraschall fest, dass meine Milz deutlich vergrößert war. Bei der Ultraschalluntersuchung glaubte er plötzlich, anormale Herztöne wahrzunehmen, und vermutete einen leichten Erguss in der Herzklappe. Meine totale Schwäche und Blässe gaben ihm einen Hinweis, dort näher nachzuforschen. Der Verdacht erschien ihm so deutlich, dass er sofort persönlich beim Kardiologen angerufen hat und mir danach mitteilte, ich solle gleich im Anschluss an seine Untersuchung seinen Kollegen aufsuchen. Ich dachte, ich würde endgültig zusammenbrechen. Wie hatte das bloß alles passieren können? In der Praxis des Kardiologen war ich wirklich kurz davor, zum ersten Mal in meinem Leben, beim Arzt die Nerven zu verlieren. Was würde geschehen, wenn sich die Verdachtsdiagnose bestätigte? Als ich nach zwei Stunden Wartezeit aufgerufen wurde, konnten bei der Echokardiographie (farblich dargestellte Ultraschalluntersuchung des Herzens) kein Erguss der Herzklappe oder andere Probleme des Herzens festgestellt werden. Mir fiel ein Stein vom Herzen. Sicher noch kein Grund zur Freude, denn irgendetwas stimmte ja nicht – nur, *was*?

Carsten fuhr mich nunmehr täglich zu den verschiedensten Ärzten. Viele davon sind uns gar nicht mehr in Erinnerung geblieben. Er forschte im Internet nach Möglichkeiten, die mir weiterhelfen könnten. Viele Hinweise sind im Sande verlaufen, halfen uns nicht weiter oder führten in eine Sackgasse. Ich konnte jedoch langsam aber sicher immer deutlicher feststellen, dass »normale« Ärzte sich mit der Amalgamproblematik nicht auskannten. Darüber hinaus machte ich auch bald die Erfahrung, dass man geradezu diffamiert wird, wenn man das Thema Amalgam auch nur anspricht. Was ich noch nicht wusste, war, dass sogar Ärzte, die sich mit dieser Problematik ernsthaft und fundiert auseinandersetzen, von ihren Kollegen bestenfalls belächelt, oft sogar als Spinner abgetan werden. Zu diesem Zeitpunkt wurde mir aber schon in aller Deutlichkeit bewusst, dass ein Mensch in Deutschland durchaus sterben kann, ohne dass ein Arzt in der Lage gewesen wäre, zu erkennen, um welche Art von Erkrankung es sich gehandelt hat, oder – noch schlimmer – weil die Existenz einer Erkrankungsursache schlichtweg geleugnet wird. Bei Amalgamschäden liegt es zum einen daran, dass die meisten Ärzte toxikologisch nicht ausgebildet sind, zum anderen daran, dass die toxische Wirkung von Amalgam *offiziell* immer noch nicht *dem neuesten medizinischen Kenntnisstand* entspricht. Bis dahin war ich immer vertrauensvoll zum Arzt gegangen, mit dem guten Gefühl, dass mir geglaubt werden würde, wenn ich Beschwerden vortrug, und man versuchen würde, mir zu helfen. Dass es nicht immer möglich ist zu heilen, war mir schon bewusst. Ich wusste allderdings nicht, dass eine derartige Unwissenheit und Ignoranz in einem hoch entwickelten Land überhaupt möglich ist. Später wurde mir von verschiedenen Seiten die Tragweite dieser Erkenntnis noch deutlicher vermittelt.

17. JUNI

In dieser Nacht schrieb ich meiner kleinen Tochter Sarah einen Abschiedsbrief. Jedes Mal, wenn sie morgens von ihrem Papa in den Kindergarten gebracht wurde, wusste ich nicht, ob ich sie noch einmal wiedersehen würde. Schon des Öfteren hatte ich ihr beim Wegfahren traurig nachgeblickt. Ich konnte mich kaum noch um sie kümmern, und die Angst, mein Leben zu verlieren, hatte mich in den letzten Wochen immer mehr begleitet. Würde ich für jeden Tag in meinem Leben, an dem ich nicht das Gefühl hatte, jemals wieder gesund zu werden, auch nur 100 Euro bekommen, ich wäre heute reich. So bin ich nur reich an Erfahrung – die ich auf diesem Wege wenigstens mit Ihnen teile.

An diesem Tag fuhren Carsten und ich nun endlich, endlich zu Frau Dr. Neubauer. Mittlerweile war ich nicht mehr in der Lage, ein Auto zu steuern, und konnte auch nicht mehr alleine gehen. Carsten musste mich selbst auf den nur einhundert Metern vom Auto bis zur Ärztin stützen. Wir setzten die größten Hoffnungen in diesen Termin, da uns erklärt worden war, dass sich die Ärztin der Amalgamproblematik bewusst sei und sie mich auch behandeln könne. Auf ihrer Homepage wirbt sie auch mit ihrer Kenntnis über Amalgamausleitungen. Schon im Wartezimmer begriff ich zum ersten Mal den Unterschied zwischen einer reinen Privatpraxis und der eines Kassenarztes. Hier gab es Musik, Tee und nur fünf Minuten Wartezeit. Ich betete, dass mir hier geholfen werden könnte. Im Wartezimmer der Praxis lag ein Buch aus: *Amalgam – Risiko für die Menschheit* von Dr. med. Joachim Mutter. Wir schrieben uns den Buchtitel und die ISB-Nummer auf. Es war das erste Mal, dass wir ein Buch über dieses Thema in den Händen hielten, und uns wurde plötzlich bewusst, dass es sehr wohl Ärzte gab, die dieses Thema ernst nahmen.

Dann wurden wir aufgerufen. Die Ärztin war nicht nur Allgemeinmedizinerin, sondern auch Chiropraktikerin. Sie stellte zunächst fest, dass meine Muskeln nicht mehr in der Lage waren, sich abzuschalten. Es war eine Art Daueranspannung und Dauerzittern entstanden, meine Muskeln waren völlig verkrampft. Im Normalfall ist der Mensch in der Lage, seine Muskeln willentlich anzuspannen und dann auch wieder zu lockern. Das Lockern war bei mir aber nicht mehr möglich. Durch verschiedene Griffe an bestimmten Punkten beseitigte Frau Neubauer zunächst das starke Muskelzittern. Welch eine Erleichterung! Es war einfach unbeschreiblich: Ich konnte einfach auf dieser Liege liegen, ohne zwanghaft zittern zu müssen. Zum ersten Mal seit Mai zitterte zumindest äußerlich nichts mehr bei mir. Ich fühlte mich an der richtigen Adresse.

Wir testeten dann kineosiologisch die Ursachen der Beschwerden aus. Kineosiologie ist eine über 200 Jahre alte Technik: Über bestimmte Muskelgruppen, zumeist die der Arme, kann festgestellt werden, was den Körper schwächt und was ihn stärkt. Zuvor wird ein Vortest gemacht, bei dem man den Arm ausgestreckt gegen den Druck des Testers hält. Nimmt man nun eine Substanz in die Hand, die den Körper schwächt, so ist man nicht mehr in der Lage, beim Tester auch nur den leisesten Gegendruck zu halten. Der Arm, den man vorher problemlos auch beim stärksten Druck gegenhalten konnte, kann nun dem leisesten Druck des Testers nicht mehr standhalten und geht einfach herunter; der getestete Muskel wird schwach, wenn man so will. Man kann einfach nichts dagegen tun. Stärkt die Substanz oder ist verträglich, so hält man dem Armdruck des Therapeuten mit Leichtigkeit stand. Die Ärztin stellte auf diesem Wege fest, dass beim mir tatsächlich eine Amalgamvergiftung oder auch Schwermetallbelastung, wie man es nennen will, vorlag. Danach wurden die Medikamente ausgetestet, die mir helfen sollten, diesen Zustand zu beseitigen. Zunächst wurde ein Algenpräparat bei mir ausgetestet.

Fast alle Algen (in diesem Fall Chlorella pyrenoidosa) haben die Fähigkeit, Umweltgifte und Schwermetalle an sich zu binden. Über 90 % des in den Körper gelangten Quecksilbers werden so über den Darm ausgeschieden. Algen können auch ins Blut übertreten, das im Gewebe abgelagerte Quecksilber an sich binden und aus dem Gewebe abtransportieren. Es gibt jedoch Einnahmebeschränkungen für stark mit Schwermetall belastete Personen. Hierbei gilt: Je vergifteter ein Körper ist, desto weniger Algentabletten verträgt er zunächst.

Bei mir wurde lediglich eine einzige Alge täglich als höchste verträgliche Dosis ausgetestet. Das war wirklich sehr schlecht, zeigte es doch an, dass ich ziemlich stark vergiftet war. Ich bekam dann noch ein Mittel zur Erhöhung der Harnmenge und Giftausscheidung über die Nieren mit, außerdem Zink und Magnesium. Zu Hause war ich überglücklich, mein Zittern los zu sein. Ich umarmte meinen Mann fest und war mir sicher, jetzt würde ich es schaffen. Das

Schlimmste hatte ich überstanden; war die letzte Zeit auch sehr schwierig und schlimm gewesen, von nun an würde es nur noch bergauf gehen. Ich weinte vor Glück.

Wie sehr ich mich täuschen sollte! Frau Dr. Neubauer hatte tatsächlich Ahnung von Amalgamausleitungen und führte geradezu das klassische Entgiftungsprogramm durch. Doch ich war zu dieser Zeit so akut und schwer vergiftet, dass sie am Ende passen musste. Trotzdem war es ein wichtiger Schritt in die richtige Richtung, zumal wir uns nun sofort das Buch von Dr. Mutter besorgten. Ab jetzt verlor ich zumindest nicht weiter an Gewicht. Das war schon einmal überaus beruhigend für mich. Das feine, innerliche Zittern im Körper war jedoch nicht beseitigt worden.

19. Juni

Ich besorgte mir die verordneten Medikamente und nahm zum ersten Mal eine Algentablette ein. Daraufhin bekam ich in der Nacht, ohne jede Vorwarnung, die extremsten Zitteranfälle, Schweißausbrüche und Muskelzuckungen am ganzen Körper. Dreimal schwitzte ich in dieser Nacht meine Nachthemden und das Bettzeug völlig durch. Ich kann mit Worten kaum beschreiben, wie beängstigend auch diese Nacht für mich war. Wieder hatte ich das Gefühl zu sterben. »Jetzt ist es so weit, diesen Morgen erlebst du nicht mehr«, dachte ich. »Bitte, lieber Gott, ich darf meine Tochter nicht alleine lassen! Warum hilft mir denn niemand, warum kennt sich niemand mit solchen Giftstoffen richtig aus?«

Als endlich der Morgen graute, war ich am Ende meiner Kräfte. Carsten rief am nächsten Morgen sofort bei Frau Dr. Neubauer an. Sie teilte uns telefonisch mit, ich hätte einen sogenannten Ausleitungsschub erlitten. Die Algen sollte ich sofort absetzen. Selbst die eine Alge sei offenbar noch zu viel für meinen Körper gewesen. Der Ausleitungsschub erklärte sich so, dass mehr Quecksilberbestandteile im Körper mobilisiert und gelöst worden waren, als von der Alge aufgenommen werden konnten. Bei mir wurde offenbar eine Menge mobilisiert, und die Symptome kehrten entsprechend verschlimmert zurück. Dr. Neubauer riet mir zunächst, vorsichtshalber noch einmal den Internisten aufzusuchen, um definitiv andere Ursachen ausschließen zu können. Noch einige Male sind wir zu ihr gefahren. Diese Besuche waren leider nicht erfolgreich. Allein deshalb, weil wir alle viel zu wenig ahnten, wie stark meine Vergiftung tatsächlich war. Mit Mitteln zur Nierenstärkung und einer einzigen Alge ist es da beim besten Willen nicht getan. Zu dieser Zeit wäre es besser gewesen, ich hätte gewusst, dass es auch chemische Mittel gibt, die Quecksilber aus dem Körper ausleiten können. Bei einer schweren, akuten Vergiftung kommt man mit Algen allein nicht weiter.

20. JUNI

Meine Tochter wurde an diesem Tag vier Jahre alt und wollte natürlich ihren Geburtstag auch feiern. Wir hatten wochenlang gehofft, dass es mir bis dahin schon wieder besser gehen würde. Statt dessen waren Carsten und ich abermals unterwegs. Es gab keine Ausnahmen mehr, auch nicht an solchen besonderen Tagen. Meine Gesundheit wiederherzustellen war jetzt das Allerdringlichste. Katharina und eine andere Kindergartenmutter hatten eine von mir vor längerer Zeit vorbereitete Schatzsuche veranstaltet und dazu eigenhändig Kuchen und Essen für die vier feiernden Kinder mitgebracht. Ich selbst war dazu nicht mehr in der Lage und habe Sarah an diesem Tag kaum einen Moment lang gesehen. Das war für mich doppelt bitter, denn ich hatte Angst, einen weiteren Geburtstag von ihr gar nicht mehr erleben zu können. Das hört sich jetzt vielleicht so locker dahingeschrieben an, aber mein Zustand war wirklich Besorgnis erregend!

23. JUNI

Also suchte ich nochmals Dr. Zenger, den Internisten auf, ohne zuvor einen Termin abzusprechen. Die Wartezeit nahm ich gern in Kauf. Unmittelbar nachdem er das Behandlungszimmer betreten hatte, schrie er mich an, ich hätte einen bei ihm vereinbarten Termin verpasst, seine Mitarbeiter hätten deshalb extra länger arbeiten müssen und er müsse nun die Kosten tragen. Alles sei nur passiert, weil ich meinen Termin nicht abgesagt hätte. Bei aller Vorstellungskraft, aber die Praxis war ständig überaus gut besucht und es hätte auch ohne mich keinen Leerlauf bei den Patienten gegeben. Ich war mir deshalb keiner Schuld bewusst. Zuletzt wurde ich lautstark »gebeten«, mich gefälligst in den Ultraschallraum zu begeben. Dann knallte er die Tür hinter mir zu, dass die Wände wackelten und die Tür noch richtig nachzitterte.

Daraufhin brach ich das erste und einzige Mal in einer Arztpraxis in Tränen aus. Ich versuchte weinend aufzustehen, um in den Ultraschallraum zu kommen. Aber die Knie versagten mir, es war einfach alles zu viel. Viel zu viel. Ich stürzte vor den Augen meines Mannes plötzlich auf den Boden. Niemand rührte in der Praxis auch nur einen Finger, obwohl die Schwestern alles mit angehört hatten. Carsten brüllte eine Arzthelferin herbei: »Hoffentlich hilft mir hier bald mal jemand!« Eilig kam nun eine Arzthelferin angelaufen und gemeinsam stützten sie mich auf dem Weg in den Ultraschallraum, jeder an einer Seite. Niemals in meinem ganzen Leben bin ich in Ohnmacht gefallen oder so gestürzt, weder vorher noch danach.

Als ich im Ultraschallraum lag und Dr. Zenger hineinkam, entschuldigte er sich nicht. Jeder verliert einmal die Nerven. Warum dies so war, ist mir bis heute ein Rätsel geblieben. Er besprach nur die allernötigsten medizinischen Anweisungen mit mir. Aufgrund meiner starken Gewichtsabnahme riet er mir dringend an, eine Darmspiegelung durchführen zu lassen. Mein Vortrag, es sei jetzt doch ein Zusammenhang zwischen der Plombenentfernung und meinen Beschwerden festgestellt worden, und mein Hinweis, ich würde mich körperlich einfach nicht in der Lage fühlen, jetzt auch noch eine Darmspiegelung durchzustehen, wurde schweigend zur Kenntnis genommen. Bis zu diesem Tag hatte ich ein absolut vertrautes Verhältnis zu diesem Arzt gehabt, ich mochte ihn richtig gern und habe ihn gern weiterempfohlen. Jetzt verstand ich die Welt nicht mehr. Später wurde meiner Hausärztin ein entsprechend abgefasster Bericht zugeschickt. Dr. Zenger sprach mir jeglichen Zusammenhang zwischen Amalgam und meinen Gesundheitsstörungen ab. Auch wurde nicht vergessen, meine Hausärztin darauf hinzuweisen, dass ich mich »trotz eindringlichem Hinweis auf die gegebene Notwendigkeit« geweigert hatte, eine Darmspiegelung vornehmen zu lassen. Wer redet denn hier von Patientenautonomie?

»Selbstbestimmung? Bitte sehr, aber ich habe Sie gewarnt, dann tue ich nichts mehr für Sie ...«

Meine Schwester besuchte uns mit ihrer Tochter Lisanne anläßlich von Sarahs viertem Geburtstag. Lisanne ist nur 30 Tage älter als Sarah, und die beiden verstehen sich prima. Während unseres Besuches an der See im Mai hatte Lisanne ihren vierten Geburtstag bereits gefeiert. Es war wunderschönes Wetter, alle liefen in kurzer Hose und T-Shirt herum. Ich lag derweil in dicken schwarzen Jeans und Strickjacke in der Sonne und fror vor mich hin. Dass alle anderen so kurzärmelig herumlaufen konnten, war mir völlig unverständlich, es war doch gar nicht so warm. Doch das Thermometer zeigte über zwanzig Grad Celsius im Schatten. Offenbar hatte auch mein Wärmeempfinden mittlerweile gelitten.

Gemeinsam unternahmen wir einen kurzen Autoausflug. Es war das einzige Mal in diesen Wochen, dass ich im Auto mitfuhr, ohne auf dem Weg zu einem Arzt zu sein. Wir fuhren an einer Schweinezucht vorbei. Während alle anderen Autoinsassen sich die Nase zuhielten, roch ich überhaupt nichts. Also war auch mein Geruchssinn in Mitleidenschaft gezogen. Es sollten Jahre vergehen, bis er sich wieder erholt hatte. Aber das würde noch meine geringste Sorge sein. Denn jetzt begann eine weitere Phase.

24. Juni

Meine Hausärztin vermutete immer noch einen Zusammenhang meiner Beschwerden mit der Schilddrüse. Es war eigentlich der einzige Anhaltspunkt, den sie hatte und der ihr eine »normale« Erklärung für meinen Zustand gegeben hätte. Also suchte ich wieder einmal einen Schilddrüsenfacharzt auf. Versprochen hatte ich mir von dieser Untersuchung rein gar nichts. Wenn man dreimal nichts findet, ist da auch beim vierten Mal nichts zu finden. Ich habe auch nicht geahnt, dass sie wahrscheinlich noch weitere negative Folgen für mich haben würde.

Es sollte jetzt noch eine Szintigraphie (farbliche Darstellung) der Schilddrüse angefertigt werden. Seit vierzehn Jahren litt ich an einer leichten Schilddrüsenunterfunktion, die »zufällig« ein halbes Jahr nach dem Legen meiner elf Amalgamfüllungen entstanden ist und die bislang mit Medikamenten hervorragend eingestellt worden war, sodass ich keinerlei Probleme damit hatte. Aufgrund der hohen Gewichtsabnahme lag der Verdacht nahe, dass die Unterfunktion jetzt in eine Überfunktion umgeschlagen sei, zumal ich ja starke Schmerzen in der Schilddrüse hatte. Für die Szintigraphie ist die Gabe einer Spritze mit einer radioaktiven Substanz notwendig, um die kalten, inaktiven und die warmen, aktiven Zonen der Schilddrüse besser darstellen zu können. Nachdem ich die Spritze bekommen hatte, überkam mich urplötzlich und ohne Vorwarnung das Gefühl, ich müsste umfallen. Alles drehte sich und ich konnte nur mit Mühe Carsten in der großen mehrräumigen Praxis wiederfinden, der im Wartezimmer auf mich wartete. Anschließend stand ich die im Sitzen stattfindende Untersuchung mit stark nach hinten abgewinkeltem Kopf, nur mit Mühe und Not durch. Ich wollte ja alles tun, um andere Ursachen definitiv ausschließen zu können.

Schilddrüsenfunktionen werden häufig von Schwermetallen beeinträchtigt. Oftmals entstehen durch die jahrelange Einwirkung von Amalgam auf den Körper Schilddrüsenunter- oder Überfunktionen. Auch die sogenannte Hashimoto Thyreoditis, eine Schilddrüsenentzündung, ist im Zusammenhang mit Amalgam möglich.

Kapitel 4

Ich kann nicht mehr scharf sehen und klar denken

An diesem Nachmittag sahen wir uns noch Filmaufnahmen von meiner Tochter Sarah und ihrer Cousine Lisanne im Fernsehen an. Carsten hatte die beiden beim Schaukeln gefilmt. Ich bemerkte plötzlich, dass ich den schnellen Bildern auf dem Fernseher nicht mehr richtig folgen konnte. Das Bild verschwamm vor meinen Augen und die Schaukelbewegungen auf dem Bildschirm waren für mich nur noch schwer erkennbar. Ich hatte zunehmend das Gefühl, mit den Augen keinen feststehenden Punkt mehr fixieren zu können. Als ich meine Probleme bemerkte, versuchte ich andere Gegenstände im Wohnzimmer zu fixieren, doch meine Augen schafften es nicht mehr, sich auf einem bestimmten Punkt zu halten, jedes Mal wanderte der Blick ohne mein Zutun wieder weg. In den nächsten Monaten konnte ich weder fernsehen noch Bücher lesen. Auch ein Autofahren war völlig außerhalb meiner Möglichkeiten. Dabei wurde ich dermaßen lichtempfindlich, dass ich draußen immer die Augen zukneifen musste. Ich konnte es nicht ertragen, wenn das Licht auch nur von der Seite kam. Dann konnte ich die sich bewegenden Bilder am Rande meiner geradeaus gerichteten Augen nur extrem wackelig wahrnehmen, und mein Gesichtsfeld war irgendwie eingeschränkt. Ich schüttelte immer wieder den Kopf, in der Hoffnung, die leichte Benommenheit, die sich jetzt zusätzlich einstellte, dadurch loszuwerden, aber der Zustand hielt unverändert an. Eine neue Phase des Leidens begann. Wie sollte ich wissen, ob sich dieser Schaden jemals wieder reparieren lassen würde? Meine bisherigen Erfahrungen hatten mich etwas anderes gelehrt.

Bis heute ist meine Sehfähigkeit noch nicht vollständig wieder hergestellt!

Quecksilber lagert sich unter anderem auch im Gehirn an, aus dem es ohne geeignete Ausleitungsmittel so gut wie gar nicht mehr entfernt werden kann, bis ans Lebensende des Menschen. Was es umso gefährlicher macht.

Meine Hausärztin schickte mich daraufhin zu einem Neurologen. Dort wurde ein EEG angefertigt, der Arzt machte einen Augenbildtest und testete die Reflexe. Die Halsschlagader wurde per Ultraschall untersucht. Alles ohne Befund. Ich konnte also richtig sehen, wusste es aber selbst nicht mehr, oder wie? Der Neurologe konnte überhaupt nicht nachvollziehen, weshalb ich plötzlich nicht mehr in der Lage sein sollte, Gegenstände zu fixieren. Es kam die Diagnose, Sie ahnen es sicher schon: »Psychovegetatives Erschöpfungssyndrom«. Er riet mir dringend an, mir eine nervenberuhigende Spritze geben zu lassen, dann würde ich schon zur Ruhe kommen. Es handelte sich dabei um eine Stimmung aufhellende Beruhigungsspritze mit Depotwirkung. Wider besseres Wissen ließ ich mir die Spritze geben. Ich wollte mir schließlich helfen lassen und nicht den Eindruck erwecken, auf der Amalgamthese herumzureiten. Vielleicht würde es ja wirklich etwas helfen, die Nervenreizleitungen, die bei mir ganz offensichtlich nicht mehr in Ordnung waren, zu beruhigen.

Das war leider nicht der Fall.

Stattdessen kam ein neues Problem hinzu: Ich bemerkte, wie es mir plötzlich nicht mehr gelang, den einfachsten Gesprächen zu folgen. Meine Ohren hörten die Worte, aber ich konnte mich irgendwie nicht mehr gut genug konzentrieren, um auch den Inhalt richtig zu erfassen, das Gehörte drang nicht bis zu meinem Bewusstsein durch. Zunächst dachte ich, es hinge vielleicht damit zusammen, dass ich ständig völlig erschöpft war und auch mittlerweile unter starkem Schlafmangel litt. Das sollte sich jedoch als Irrtum herausstellen.

Auch als ich bereits wieder mehr schlafen konnte, als mir lieb war, verschwand das Symptom nicht. Im Gegenteil. Das Quecksilber befand sich in meinem Gehirn und begann dort meine kognitiven Fähigkeiten in Mitleidenschaft zu ziehen. Ich weiß nicht genau, ob die radioaktive Spritze oder die Beruhigungsspritze meinen Zustand noch verschlechtert hatten. Ein Drittel des Gehirns ist allein für das Sehen zuständig. Wenn dort langsam aber sicher die Zellen zerstört oder vergiftet wurden, so erklärt sich mir auch, weshalb die Beeinträchtigung der Sehfähigkeit nicht sofort aufgetreten ist, sondern noch fast zwei Monate gebraucht hat. Die toxische Substanz in meinem Gehirn brauchte eine Weile, um die Zellen anzugreifen und in ihrer Funktion zu behindern.

In dieser Zeit lag ich viel auf der Liege im Garten. Neben mir lag fast ständig unser DECT-Schnurlostelefon. Meiner Schwiegermutter fiel damals bereits auf, dass ich während der Telefonate fortlaufend den Kopf geschüttelt habe und mir an die Stirn zu schlagen begann. Ich wollte unbedingt etwas von mir abschütteln, wusste nur nicht, was das sein könnte. Ich war bis zum Äußersten verzweifelt und hatte manchmal das Gefühl, ich würde verrückt. Verrückt bedeutet ja nichts anderes als *ver-rückt*, nämlich aus seiner Mitte, also von sich selbst weggerückt. So kam ich mir auch vor.

Können Sie sich ungefähr vorstellen, was für eine Angst einen überkommt, wenn man feststellt, dass man nicht mehr klar sehen und nicht mehr klar denken kann und diese Vorgänge einem dabei voll bewusst sind?

Quecksilber löst alzheimerähnliche Beschwerden aus und steht in dringendem Verdacht, auch Alzheimer selbst zu verursachen. Entsprechende Studien werden inzwischen sogar mit öffentlichen Geldern finanziert.

27. Juni

Frau Dr. Neubauer riet mir bei einem erneuten Besuch, denn wo sollten wir sonst hin, zunächst mit einer allgemeinen Entgiftung meine Nieren, die Leber und den Magen-Darm-Trakt und somit den ganzen Körper auf die Algeneinnahme vorzubereiten. Sie erklärte mir, auch auf diesem Wege werde der Körper bereits viele Giftstoffe ausscheiden. Zusätzlich sollte ich nur noch Zinkkapseln einnehmen, das Magnesium dafür weglassen.

28. Juni

Mein Mann und meine Tochter besuchten ein Sommerfest im Kindergarten. Es wurde eine Freiluft-Zirkusvorstellung gegeben. Derweil lag ich zu Hause einsam und allein in meinem Bett. Schon lange konnte ich am normalen Leben meiner Familie nicht mehr teilnehmen. Selbst mich einfach nur dazuzusetzen war schier unmöglich. Zu dieser Zeit versuchte mein Mann, wenigstens Sarah noch ein halbwegs normales Leben zu ermöglichen. Sie sollte meinen Zustand nicht ständig mit ansehen müssen. Später war dies leider nicht mehr möglich.

Bis Anfang Juli

In der nächsten Zeit konnte ich nachts kaum noch schlafen. Hatte ich in den letzten Wochen kaum noch Schlaf gefunden, weil ich so gezittert habe, so schreckte ich nun ungefähr alle zwanzig Minuten aus dem Schlaf hoch. Fünf lange, lange Wochen hindurch konnte ich nun fast gar nicht mehr schlafen. Am liebsten hätte ich mir von jemandem mit einem Gummihammer auf den Kopf schlagen lassen, wenn ich nur danach für ein paar Stunden eingeschlafen wäre. In dieser Zeit versuchte meine Heilpraktikerin, Frau Meyer weiterhin alles, um mir zu helfen. Wir probierten verschiedene Medikamente aus, sie setzte mir Dauerakupunkturnadeln in den Ohren ein. Ich tat einfach alles, nur um endlich einmal, nur ein einziges Mal wieder schlafen zu können. Ich war so müde, so wahnsinnig müde.

Die extreme Erschöpfung verursachte schließlich bei mir regelrechte Weinkrämpfe. Ich lag manchmal stundenlang zusammengekrümmt im Bett und weinte und weinte. Das Gefühl, Watte im Kopf zu haben, nahm immer mehr zu. Während einfachster Gespräche schaltete sich mein Kopf einfach ab. Zusätzlich schwollen mir jetzt die Lymphknoten in den Leisten beidseitig stark an. Nun konnte ich auch nicht mehr schmerzfrei gehen, bei jedem Schritt schmerzten mir die Leisten, und ich konnte kaum noch meine Beine anwinkeln.

Sobald ich lag, besserten sich zumindest die körperlichen Symptome einigermaßen, obwohl ich mich innerlich wie schwer vergiftet fühlte, bis auf die totale Schwäche und ein leichtes Zittern der Finger, das hartnäckig zurückblieb, sowie der Verlust an Sehkraft und Denkfähigkeit. Ich konnte es inzwischen auch nicht mehr ertragen, wenn Carsten mich in den Arm nehmen wollte. Die kleinste streichelnde Berührung war für den völlig überdrehten Zustand meiner Nervenleitbahnen wohl zu viel. Es war ein Gefühl, als ob Stromschläge mich peitschten, wenn er mir nur zum Trost über den Arm streichen wollte.

Von Ulrike kam kein einziges Wort. Gab es sie überhaupt noch? Natürlich, sie fuhr gesund und munter zu dieser Zeit weiterhin jeden Tag direkt an meiner Haustür vorbei. Eine Anfrage nach meinem Gesundheitszustand wäre ja vielleicht einem Schuldeingeständnis gleichgekommen. Vielleicht hatte ihr auch ihre Haftpflichtversicherung dazu geraten, sich still zu verhalten, ich weiß es nicht. Sobald sie meinen Bruder Armin auch nur von weitem erblickte, senkte sie schnell den Blick. Normalerweise war ihre temperamentvolle Art im Stall kaum übersehbar.

An das Reiten war für mich natürlich überhaupt nicht mehr zu denken. Das war umso schmerzlicher, als ich ja inmitten eines Reithofes mit über fünfzig eingestellten Pferden wohnte und aus dem Küchenfenster beobachten konnte, wie die Pferde auf dem Waschplatz mit Wasser abgespritzt wurden, und aus dem Wohnzimmerfenster sah ich sie im Paddock herumlaufen. Unser Schlafzimmer lag zudem direkt über dem Torbogen, der die Hofeinfahrt war. Wenn die Reiter mit ihren Pferden in das umliegende Gelände wollten, um auszureiten, mussten sie zwangsläufig diese Durchfahrt passieren. Genau darüber lag ich krank und geschwächt und hörte umso deutlicher das fröhliche Klappern der Hufeisen. Das war bitter.

In den letzten Wochen hatten wir einen Fahrdienst für das Hin- und Zurückbringen von Sarah in den Kindergarten organisiert. Das ließ sich jetzt nicht mehr aufrecht erhalten. Es kam, wie anfangs schon erwähnt, erschwerend hinzu, dass Sarahs Kindergarten eine Elterninitiative war. Die damit verbundenen Dienste konnten wir jetzt und auf lange Sicht hinaus aber nicht mehr leisten. Da wir mittlerweile ständig bei Ärzten waren, blieb uns nichts anderes übrig, als Sarah dorthin mitzunehmen, zumal wir immer häufiger über die reguläre Kindergartenzeit hinaus unterwegs waren. Bei wem hätte Sarah sonst bleiben können? Meine Eltern lebten zu diesem Zeitpunkt etliche hundert Kilometer entfernt. Carstens Mutter war selbst gesundheitlich angeschlagen und zu eigenen Arztbesuchen gezwungen, zudem lebt auch sie nahezu neunzig Kilometer von uns entfernt. Bis zu viermal in der Woche saß Sarah nun mit uns stundenlang in irgendwelchen Wartezimmern und spielte geduldig und friedlich mit ihrem mitgenommenen Spielzeug.

Kapitel 5

Schon wieder muss ich ins Krankenhaus

JULI 2003

Nachdem alle Untersuchungen keinen Befund erbracht hatten, traf meine Hausärztin, die mich seit fünfzehn Jahren betreut hatte, die Entscheidung, mich in ein weiteres Krankenhaus zu schicken. Die Geduld mit mir ging ihr aus. Ihr fehlte *vollständig* der Glaube, dass Amalgam die Ursache meiner Beschwerden sein sollte. Sie sagte mir wörtlich, sie wolle sich nicht mehr länger lächerlich mit mir machen: »Du gehst da jetzt rein und kommst nicht eher wieder heraus, bis die Ärzte irgendetwas bei dir gefunden haben. Ich mache mich doch hier nicht zum Affen …« So kannte ich sie bislang überhaupt nicht. Sie betreute die ganze Familie Falke einschließlich meiner Schwiegereltern und kannte uns alle sehr gut. Ich konnte nicht verstehen, weshalb sie ernstlich annahm, ich wollte mir so eine Erkrankung selbst einreden. Es war damals mein letzter Besuch bei ihr. Genau so stelle ich mir ein Arzt-Patienten-Verhältnis eben *nicht* vor. Wenn du nicht tust, was ich dir sage, dann behandele ich dich nicht mehr.

Also ein weiterer Krankenhausaufenthalt in einem anderen Krankenhaus. Was blieb mir anderes übrig? Ich hatte keine Wahl. Wer sonst hätte mir helfen können? Alle Nachforschungen in dieser Hinsicht waren bisher erfolglos geblieben. Wenn überhaupt, dann gab es niemanden in unserer Nähe. Das Internet brachte uns hier auch nicht weiter. Vielleicht kannten wir uns auch noch nicht gut genug mit diesem Medium aus. Wer suchet, der findet; man muss aber auch wissen, *wo* man zu suchen hat. Es musste schnell eine Lösung für die Betreuung von Sarah für diese Zeit gefunden werden. Carsten musste arbeiten. Wer konnte während der Dauer meines Krankenhausaufenthaltes Sarah versorgen? Ich besprach mich mit meiner Schwester Tina. Sie erklärte sich spontan bereit, Sarah abzuholen.

6. JULI

Sarah wurde von Tina abgeholt. Lisanne und Sarah verstehen sich gut, und so erschien es uns als die beste Lösung. Mit buchstäblich allerletzter Kraft hatte ich Sarahs Sachen eingepackt. Am Nachmittag stieg sie ins Auto meiner Schwester.

Das Auto rollte vom Hof und wurde immer kleiner, bis es abbog und verschwand. Ich winkte lachend hinterher, solange ich sie sehen konnte, um Sarah das Gefühl zu geben, alles sei in bester Ordnung. Als ich da so auf der Straße stand, schwor ich mir, alles zu tun, was in meiner Macht stand, um wieder gesund zu werden. Ich hatte trotzdem eine wahnsinnige Angst, mein Kind vielleicht nie wiederzusehen.

Nach der Abfahrt ging ich wieder hinein und wurde seltsam ruhig. Wenn ich es schaffen wollte, zu überleben, musste ich jeglichen Abschiedsschmerz vergessen und einfach nur noch daran denken, wie ich wieder gesund werden konnte. Keine einzige Träne habe ich damals vergossen. Ich wollte meine Kraft nicht opfern, um zu trauern, und war überzeugt, dass wenigstens Sarah jetzt eine schöne Zeit verleben würde. Die Leistung meiner Tochter war gewaltig. Mit vier Jahren fuhr sie ohne Mama und Papa und ohne die Möglichkeit, es sich noch einmal anders zu überlegen, davon. Sie wusste zu diesem Zeitpunkt nicht einmal, wann wir uns wiedersehen würden. So oft war sie nun auch noch nicht bei meiner Schwester gewesen. Wir hätten Sarah nicht zurückholen können, egal was passiert wäre. Außer im äußersten Krankheitsfall bei ihr. Es war eine gewaltige Aufgabe, auch für meine Schwester Tina. Wie sollte sie Sarahs Fragen beantworten? Lisanne war unsere große Rettung. Sie trug zum großen Teil dazu bei, dass Sarah kein Heimweh bekam.

Ich packte meine Tasche, um mich am nächsten Morgen wieder einmal in ein anderes Krankenhaus zu begeben. Die letzten Reaktionen der Ärzte hatten mich vorsichtig gemacht, jedem gleich meine Vermutung, es sei ein durch Amalgam verursachtes Problem, darzulegen. Mittlerweile hatte ich Angst, diese Dinge auch nur zu erwähnen. Ich wollte ernst genommen werden – vielleicht käme etwas dabei heraus, was mir tatsächlich helfen würde. Oder die Ärzte hätten bessere Möglichkeiten als diejenigen, die mich bisher untersucht hatten. Irgendetwas sagte mir allerdings das dies nicht der Fall sein würde. Aber ich versuchte nur von hier bis zum nächsten Tag zu denken.

7. bis 15. Juli

Bei der Aufnahmeuntersuchung versuchte ich zu schildern, wann die Beschwerden begonnen hatten, ohne gleich meine eigene Diagnose mit abzugeben. Wer wusste schon, was diese Ärzte von Amalgam hielten. Es musste sich doch irgendwie körperlich zeigen, wo die Ursache meiner Beschwerden lag. Irgendein Wert oder eine Untersuchung musste doch einmal auffällig sein. Wieder wurde mir Blut abgenommen und eine Ultraschalluntersuchung gemacht. Es zeigte sich, dass meine Milz wieder ihre normale Größe angenommen hatte. Dabei fragte ich den Arzt so nebenbei, ob es nicht sein könnte, dass die Symptome vielleicht durch Amalgam verursacht worden seien, und schilderte kurz das Ausbohren des Amalgams und dass ich die ersten Beschwerden unmittelbar nach der zahnärztlichen Behandlung gehabt hätte. Es erschien mir ein günstiger Moment zu sein, denn bis dahin war es ein nettes Gespräch und er war mir sehr sympathisch.

Sein Gesichtsausdruck änderte sich schlagartig. Seines Wissens würden keine gesundheitlichen Probleme durch Amalgam entstehen, erklärte er schroff, dies sei wieder so eine neumodische Krankheit, die um sich greifen würde, wenn man nicht aufpasste. Die Untersuchung wurde dann schnell beendet. Ich habe danach den Mut verloren, andere Ärzte im Krankenhaus auf diese Problematik anzusprechen. Jedes Mal, wenn ich das Wort *Amalgam* in den Mund genommen hatte, war ich bislang nur verspottet, angeschrien oder ausgelacht worden, außer von Frau Dr. Neubauer und Frau Meyer.

In meinem Stationszimmer war ich zusammen mit zwei geistig jung gebliebenen älteren Damen untergebracht. Sie machten mir Mut und wir kamen prima miteinander aus. Die beiden halfen mir sehr, diese Zeit durchzustehen.

Nach ein paar Tagen wurde ich der Klinikpsychologin zu einem Gespräch vorgestellt. Offenbar konnte bislang keine körperliche Erkrankung bei mir festgestellt werden. Über eine Stunde lang sprach die Psychologin mit mir. Dabei musste ich mich mehrfach zusammenreißen, um dem Gespräch überhaupt noch folgen zu können. Ob nicht alles einfach ein bisschen viel gewesen sei in letzter Zeit, wollte sie wissen. Meine Kopfproblematik und die verminderte Sehfähigkeit konnte sie sich auch nicht erklären. So erging es mir bei fast jedem Arzt während dieses Klinikaufenthaltes. Am nächsten Tag wurde ich mit dem klinikeigenen Bus zur Schilddrüsenuntersuchung in die nahe gelegene »Schwesterklinik«, in der sich die radiologische Abteilung befand, gefahren. Ich versprach mir gar nichts von dieser Untersuchung. Meine Schilddrüse war nun oft genug untersucht worden. Aber die Hauptsymptome – Gewichtsabnahme und Zittrigkeit, Schlaflosigkeit und Sehstörungen – deuteten die Ärzte auch hier in erster Linie als eine Schilddrüsenüberfunktion.

Jeder Patient hatte zur Einsicht für den untersuchenden Arzt seinen Patientenordner mitbekommen, in dem sämtliche Untersuchungsergebnisse eingeheftet waren. Ich nutzte die Fahrt, um schnell einmal, so gut es meine eingeschränkte Sehfähigkeit zuließ, die Untersuchungsergebnisse durchzusehen. Dabei stieß ich auf den Bericht der Psychologin: »Freundlich zugewandte junge Frau, nicht akut suizidgefährdet, kein Anhalt für schizophrene Neigungen«, war dort zu lesen.

In der Augenabteilung des Neu Bethesda fand noch eine umfangreiche Prüfung der Augen und des Augenhintergrundes statt. Die Ärzte untersuchten, inwiefern bei mir vielleicht eine Gesichtsfeldeinschränkung vorliegen könnte. Bei keiner dieser Untersuchungen zeigten sich jedoch die geringsten Einschränkungen. Trotzdem konnte ich nicht scharf sehen. An den Augen selbst schien es jedoch nicht zu liegen. Das gab natürlich Rätsel auf – und sicher auch Zweifel an meinen Beschwerden.

Jeden Tag nach der Arbeit besuchte Carsten mich. Nun konnte er sich mehr um mich kümmern, da Sarah ja gut untergebracht war. Auch Armin und Stefan kamen sehr oft und riefen mich jeden Tag an. Alle anderen Besuche waren mir zu anstrengend, da ich mich ohnehin nicht lange konzentrieren konnte. Immer wieder stellte ich ihnen dieselbe Frage: ob sie meinten, ich würde jemals wieder gesund werden. »Stefan, erzähl mir was Lustiges, was dir als Kind mal passiert ist, irgendetwas, worüber ich lachen kann.«

In dieser Zeit half es mir auch sehr, dass ein Freund von uns mir Hörbücher ausgeliehen hatte. Wenn man weder lesen noch fernsehen kann, kommt einem die Möglichkeit, Bücher hören zu können, wie die Rettung vor, zumal wenn man, wie ich, eine leidenschaftliche Leseratte ist. Markus hat nie verstanden, wieso ich mich so oft bei ihm bedankt habe.

Doch selbst das Zuhören fiel mir schwer, wegen der Konzentrationsprobleme. So manches Mal ließ ich mich auch einfach nur von der Stimme berieseln, Hauptsache, ich konnte mich irgendwie ablenken. Auch Markus versuchte mich aufzumuntern und hörte sich am Telefon an, was mir widerfahren war: »Das ist ja genial, jeden Tag fünfhundert Gramm abnehmen, ohne Diät zu machen? Können wir das nicht zusammen vermarkten, wenn du wieder gesund bist?«

Sarah hat mich in dieser Zeit nicht einmal angerufen. Es war einfach ein Selbstschutz. Instinktiv wusste sie genau, dass ihr hier irgendetwas verschwiegen wurde. Meine Schwester berichtete mir, wie es Sarah ging, und sie hat sicher die traurigsten Dinge weggelassen. Manchmal hörte ich Sarah im Hintergrund herumtoben. Sie und Lisanne kicherten und rannten herum. Nach solchen Gesprächen musste ich erst einmal tief Luft holen und jeglichen Gedanken an mein Kind verbannen. Durchhalten, nur durchhalten. Du schaffst das, reiß dich zusammen. Bloß nicht weinen.

Nach neun Tagen Krankenhausaufenthalt wurde ich entlassen mit der Diagnose: *Hashimoto Thyreoditis* – eine Entzündung der Schilddrüse, die als Ursache für all meine Probleme angenommen wurde. Irgendeine Diagnose musste man mir ja bieten. Rauf und runter war ich untersucht worden. Der leitende Professor der Abteilung erklärte mir bei meiner Entlassung allerdings wortwörtlich: »Ich weiß zwar nicht, was mit Ihnen los ist, aber Sie sind eine ganz normale junge Frau! Lassen Sie sich hier nur keine Psychomacke einreden. Wenn man nur lange genug sucht, findet man bei jedem Menschen etwas. Irgendein Wert ist dann immer nicht in Ordnung.«

Um Haaresbreite entkommen …

Meine Eltern hatten sich zunehmend Sorgen um mich gemacht. Da sich sämtliche in unserer Nähe befindlichen Ärzte offenbar mit der Amalgamthematik nicht auskannten oder deren Existenz sogar bestritten, hatte meine Mutter, die zu dieser Zeit bei einem Neurologen und Psychologen arbeitete, mit ihrem Chef gesprochen. Es stellte sich heraus, dass dieser sich des Problems sehr wohl bewusst war. An ihrem Wohnort gab es einen Arzt, Dr. Krüger, der mit der zahnärztlichen Gemeinschaftspraxis Dr. Neumann und Dr. Henze zusammenarbeitete. Während der Arzt die Amalgamentgiftungen durchführt, erledigt die Zahnarztpraxis die korrekte Entfernung aller Amalgamfüllungen. Das wäre *die* Lösung für mich.

Meine Mutter suchte Dr. Krüger daraufhin persönlich auf. Er hörte sich meinen Fall an und meinte, es spreche sehr wohl einiges dafür, die Ursache beim Amalgam zu suchen. Ich sollte zunächst eine Art Krankenbericht für ihn abfassen und dabei meine derzeitigen Symptome genauestens schildern. Anfang August 2003 wollte er mich dann behandeln, sobald er aus dem Urlaub zurück sei. Wir hatten dafür vollstes Verständnis, allerdings gehörten die Worte »Urlaub« und »Wochenende« in Bezug auf verschobene oder unmögliche Arzttermine bei uns inzwischen zum absoluten Horror. Ich brauchte die Hilfe *sofort*!

14. Juli

Endlich konnte Carsten seinen Jahresurlaub antreten. Wir hatten in diesem Jahr für den gesamten Sommer unseren Wohnwagen auf einem Campingplatz direkt an der Ostsee stehen. Bereits Anfang des Jahres hatten wir geplant, die gesamten vier Wochen Urlaub von Carsten an der See zu verbringen, also einmal so richtig lange Urlaub zu machen.

Nun war alles anders gekommen. Ich wollte mich an der See ein wenig erholen, aber ein richtiger Urlaub würde es für mich in keinem Fall werden. Meine Schwester stand mit ihrem Wohnwagen auf demselben Campingplatz, nur zwanzig Meter von unserem entfernt. Zwei Tage zuvor war sie bereits mit Sarah und Lisanne vorgefahren.

Jeden Tag fragte Sarah nun doch, wann wir endlich kämen. »Wie lange packen Mama und Papa denn ihre Sachen noch?« Tina hatte ihr erklärt, wir würden nur so lange wegbleiben, weil wir alle unsere Urlaubssachen noch pakken mussten. Was sollte sie ihr auch sonst sagen? Die Wahrheit? Dass ich derzeit wieder im Krankenhaus lag und gar nicht wusste, wann ich entlassen werden würde? So manches Mal wird Tina innerlich der Schweiß ausgebrochen sein.

17. Juli

Einen Tag vor Ferienantritt starteten wir noch einen letzten Versuch bei einem Endokrinologen. Vielleicht konnte ja doch eine Stoffwechselstörung oder Ähnliches festgestellt werden. Wieder wurde mir Blut abgenommen und alle möglichen Körperflüssigkeiten getestet. Jeder Arzt hatte eine eigene Vermutung, die natürlich seinem jeweiligen Fachgebiet entsprach. Diesmal wurde eine Nebennierenrindenstörung bei mir vermutet. Auch dies stellte sich als nicht zutreffend heraus. Aber wir hatten jetzt wenigstens alle Fachärzte aufgesucht, die uns und unserer Hausärztin überhaupt noch einfielen.

Mittlerweile hatte mein Mann Probleme, seine eigenen Termine überhaupt noch wahrzunehmen. Er musste ständig irgendwo absagen und machte nach einer Weile für sich selbst gar keine Termine mehr aus. Es gab für ihn auch keinen Sport mehr und keine Möglichkeit, sich von diesem Dauerstress und seinen eigenen Ängsten um mich zu erholen.

18. Juli

Wir fuhren in Richtung See los. Endlich würde ich Sarah wiedersehen. Die Fahrt bis dahin kam mir unendlich lange vor. Ich konnte es kaum noch abwarten, Sarah zu sehen; dabei ging es mir leider kein bisschen besser als bei ihrer Abfahrt. Wir hatten einen riesigen Schwung Medikamente und Unterlagen dabei, Frau Meyer hatte uns geraten, wenigstens im Urlaub mit der Algeneinnahme wieder zu beginnen. Als wir auf dem Campingplatz eintrafen, kam mir meine kleine Tochter entgegen. Sie sah mich, stutzte einen Moment, denn niemand hatte ihr gesagt, dass wir heute kämen, und sprang mir in die Arme. Sie fragte sogleich: »Mama, bist du jetzt endlich wieder gesund?« Ich erklärte ihr, es gehe mir schon viel besser, aber noch nicht so ganz gut. Bald sei ich aber wieder topfit, ganz sicher. Ich hätte sie am liebsten nie mehr losgelassen. Wir standen lange so da, eng umschlungen, und hatten uns endlich wieder. Braun war sie geworden, die Haare waren durch die Sonne aufhellt. Sie sah richtig zum Anbeißen süß aus.

Die folgenden zwei Wochen verbrachten wir nun an der See. Mir tat es gut, die Sorge los zu sein, wer sich um Sarah kümmern konnte. Ich lag im Schatten auf einer Liege und hörte meine Hörbücher. Carsten mit Sarah, und Tina mit Lisanne tobten im Wasser herum, bestiegen einen Leuchtturm und machten kleinere Radtouren. Mein Schwager musste arbeiten und hatte sich, da er selbständig ist, selbst leider keinen Urlaub nehmen können. Er kam an den Wochenenden dazu. Wenigstens am Strand lag ich manchmal mit herum. Mein einziger Versuch, ins Wasser zu gehen, endete kläglich: Es dauerte bei mindestens 28 Grad Celsius Wassertemperatur mindestens eine Viertelstunde, bis ich mich nach vorsichtigem Abkühlen einmal ganz ins Wasser zu legen traute. Der Schock traf mich trotzdem mit voller Wucht. Ich ging sofort wieder hinaus und brauchte am Ufer über eine halbe Stunde, um mein Zittern wieder unter Kontrolle zu bekommen. Die Nervenleitungen konnten offenbar diese Temperatur nicht vertragen. Die meiste Zeit verbrachte ich dann wieder auf meiner Liege im Schatten unseres Vorzeltes. Manchmal kam Sarah hinzu, um kurz mit mir zu schmusen.

Nachdem ich wochenlang, auch während meines Krankenhausaufenthaltes, die Nieren-, Magen- und Leberentgiftungsmittel eingenommen hatte, traute ich mich erstmals wieder die erste Alge einzunehmen. Diesmal erlitt ich keinen Ausleitungsschub und steigerte die Dosis ganz vorsichtig, wie wir es mit Frau Meyer zu Hause abgesprochen hatten: Donnerstag 1 x 1 Tablette, Freitag und Samstag 2 x 1, dann hatte ich mich bis zum 30. Juli bereits auf 3 x 3 Algen gesteigert. Ich war zwar froh, jetzt schon etwas mehr Algen zu vertragen – die gesundheitlichen Probleme besserten sich dadurch aber nicht. Außerdem hatten wir im Buch von Dr. Mutter gelesen, dass erst der gesamte Körper vom Amalgam befreit werden musste, bevor an den Kopf herangegangen werden konnte. Davon war ich noch meilenweit entfernt, so viel stand fest.

Meine Schwester tobte derweil mit Sarah herum, wie ich es vor meiner Erkrankung immer getan hatte. Dieser Anblick tat mir so ungeheuer weh, wie ich es kaum beschreiben kann. Ich fühlte mich oft allein gelassen und hätte so wahnsinnig gerne mitgemacht wie jedes Jahr. Es war ja nicht der erste Sommer, den wir zusammen an der See verbracht hatten. Es würde Gott sei dank auch nicht der letzte sein – aber das wusste ich da noch nicht.

Es war ein herrlicher Sommer, das Wetter war die ganze Zeit über wie aus dem Bilderbuch, und es hätte der Urlaub unseres Lebens sein können. In der Stadt gingen alle vor Hitze kaputt, wie uns Telefonate mit Armin und Stefan bestätigten, aber wir hatten Urlaub, Wasser und vier Wochen Sonne – was braucht ein Mensch mehr? Nach Ansicht der Ärzte hätten meine Depressionen jetzt schlagartig verschwinden müssen. Aber das war leider nicht der Fall.

Wir hatten das Buch von Dr. Joachim Mutter mit in den Urlaub genommen. Carsten hatte sich mittlerweile sehr in das Buch eingelesen und ich war der völligen Verzweiflung nahe. Das war kein guter Dauerzustand. Er entschloss sich, wenigstens einen Versuch zu starten, mit Dr. Mutter telefonisch Kontakt aufzunehmen. Wir brauchten dringend irgendjemanden, der mir glauben würde und der mir helfen konnte. Im hinteren Teil des Buches konnte man einen Selbsttest machen. Ich kreuzte von 176 möglichen körperlichen Beschwerden, die im Zusammenhang mit Belastungen durch Amalgam stehen können, ganze

92 an. So falsch konnte ich dann mit meiner Vermutung – denn bislang hatten wir ja noch keinerlei Beweise durch Laborwerte –, doch gar nicht liegen. Das zeigt nur, wie wenig Ahnung man als Laie von solchen Dingen hat. Deutlicher konnten sich Symptome einer akuten Vergiftung doch wohl nicht zeigen!

Noch heute sehe ich Carsten in den Dünen stehen. Es war sehr schwer, einen Empfang für das Handy zu bekommen und den auch noch zu halten. Zunächst hatte er die Sekretärin von Dr. Mutter am Telefon und bat sie dringend um einen telefonischen Termin. Sie teilte ihm mit, dass Dr. Mutter leider erst im November wieder einen telefonischen Termin frei hätte. Mein Mann erwiderte: »Bis dahin ist meine Frau tot.« So sah die Situation aus, bis wir zum ersten Mal Dr. Mutter selbst an den Apparat bekamen.

Carsten wurde jetzt umgehend mit Dr. Mutter verbunden, wir hatten einmal ein Quentchen Glück. Der Hilferuf war wohl zu eindringlich. Carsten hatte das gesamte Buch von Dr. Mutter (*Amalgam – Risiko für die Menschheit*) durchgelesen und doch noch so viele Fragen. Es sollte sich zeigen, dass Dr. Mutter zu unserem stärksten Verbündeten werden würde. Immer wieder hat er uns im Laufe der folgenden Jahre per E-Mail und auch telefonisch Mut gemacht. Es gelang ihm dabei, auch außerhalb seines eigenen Spezialgebietes, der Umweltmedizin, immer wieder, noch eine Idee zu haben, wie man mir helfen könnte. Wo andere mich als psychisch labil abtaten, hat er mir nicht nur geglaubt, sondern mir auch konkrete Hilfsmöglichkeiten aufgezeigt. Wäre er nicht gewesen, ich hätte den Mut und den Glauben an mich selbst verloren. Ich bin davon überzeugt, dass ich es nicht geschafft hätte, wenn er mir nicht im richtigen Augenblick immer wieder versichert hätte: »Das sind immer noch alles die Folgen der Amalgambelastung, halten Sie durch, Sie schaffen das, das wird schon wieder.« Auch als mir Depressionen angedichtet wurden, sprach er mir Mut zu. Ich wäre heute ohne ihn nicht mehr am Leben!

Dr. Mutter teilte meinem Mann mit, ich solle einmal wirklich einen ganzen Schwung Algen auf einmal nehmen. Diese geringen Algenmengen würden mehr Schwermetalle aufwühlen, als dann auch abbinden. Ich nahm also an einem Tag gleich 60 Stück von den Algentabletten. Wir besprachen auch die weitere Ausleitung des Quecksilbers mittels DMPS-Kapseln, von deren Existenz ich bislang noch gar nichts gewusst hatte. Es gab also sogar ein Mittel auf dem Arzneimittelmarkt, das Quecksilber ausleiten konnte! Diese Kapseln sind allerdings verschreibungspflichtig.

Wenn ich einmal von Quecksilber und dann wieder von Amalgam spreche, so darf Sie das nicht verwundern. Quecksilber ist zwar der gefährlichste Inhaltsstoff des Amalgams, aber die weitere Zusammensetzung des Amalgams, insbesondere der Bestandteil Zinn, der ebenfalls hochgiftig ist, aber auch die weite-

ren Inhaltsstoffe potenzieren die Giftigkeit des Quecksilbers im Körper regelrecht auf. Die Zahnfüllungen bestehen zu über 50 % aus Quecksilber und aus mehreren anderen Materialien. Dazu mehr im zweiten Teil des Buches. Die Giftigkeit des Quecksilbers wird massiv erhöht bei zusätzlicher Gabe eines anderen Schwermetalls. Es ist also für mich schwer abzugrenzen, welchen Anteil das Amalgam als solches und welchen das Quecksilber, das definitiv der Hauptverursacher meiner Beschwerden war, an dem gesamten Krankheitsbild bei mir hatte.

Wir fragten Dr. Mutter, ob er einen Arzt wisse, der uns noch helfen könne. Er selbst hatte leider keine Belegbetten in der Uniklinik Freiburg. Wir hätten uns in einer Pension selbst versorgen müssen und jeden Tag weite Wege zur Klinik in Kauf nehmen müssen, von den Terminschwierigkeiten ganz zu schweigen. Er riet uns zu einer Behandlung bei einer Ärztin, die überaus kompetent bei Amalgamausleitungen sein sollte und mit der er noch in gutem Kontakt stand. Leider fuhr sie derzeit gerade in den Urlaub. Es lebe die Urlaubszeit, nicht schon wieder … Wir erzählten ihm dann von Dr. Krüger und Dr. Neumann und er meinte, es sei auf jeden Fall gut, eine richtige Ausleitung mit einem Arzt vor Ort vorzunehmen.

Mein Vertrauen in die langjährige Hausärztin war unwiderruflich dahin. Carsten suchte verzweifelt nach Ärzten, die vor Ort bereit waren, mich zu behandeln, oder mir zumindest erst einmal die ganze Geschichte glauben würden. Dabei stieß er auf Dr. Schmidt. Die beiden führten ein langes Telefonat. Dr. Schmidt glaubte an die Möglichkeit einer solchen Erkrankung. Es war zwar alles für ihn ziemlich unfassbar, aber Carsten klang so eindringlich, seine Überredungskünste waren, aus Angst um mich, so groß. Dr. Schmidt verschrieb mir daraufhin die DMPS-Kapseln.

*DMPS (**Dim**ercapto**p**ropan**s**ulfonsäure) ist ein verschreibungspflichtiges Medikament, das Schwermetalle, unter anderem auch Quecksilber, aus dem Körper herausbringen kann, indem die Bestandteile des Medikamentes an die Schwermetalle andocken und sogenannte Chelate bilden, die mit dem Urin ausgeschieden werden können. Das Mittel hat eine starke Anziehungskraft auf Schwermetalle und nimmt sie regelrecht in die »Zange«. Wenn es als Kapsel oder mittels Infusion in den Körper eingebracht wird, kann es also Schwermetalle, die sich außerhalb der Zellen aufhalten, binden und ausscheidungsfähig machen. Entwickelt wurde dieses Medikament 1950 – 51 in der Ukraine, weil die dortigen Grubenarbeiter im Erzabbau aufgrund von Vergiftungen durch Schwermetalle nur ein Durchschnittsalter von 30 Jahren erreichten. Die Behandlung mit*

DMPS verlängerte ihre Lebenserwartung um zwanzig Jahre. Auf die weitere Wirkungsweise komme ich im zweiten Teil noch zu sprechen.

Es gab also doch solche Möglichkeiten, nur hatte sie niemand bislang gekannt. Ich traute mich dann irgendwie nicht, diese Kapseln alleine zu Hause zu nehmen, und wir warteten lieber die nächste Woche bei Dr. Krüger ab, während ich die Algentabletten weiternahm.

Dann erstellte ich meinen ersten Krankenbericht für Dr. Krüger, und Carsten faxte ihn an meine Eltern. Sicherlich erhob dieser erste Bericht keinen Anspruch auf Vollständigkeit, er war nur für den Arzt bestimmt. Meine Mutter wollte den Bericht vor unserem Eintreffen direkt in der Praxis von Dr. Krüger abgeben. Seine Praxis war eigentlich zur Zeit immer noch wegen seines Urlaubs geschlossen, aber da er selbst wieder vor Ort war, erklärte er sich bereit, mich zu behandeln. So war ich über eine Woche lang seine einzige Patientin. Was für ein Luxus.

Kapitel 6

Endlich ein Arzt, der sich auskennt

5. AUGUST 2003

Bei brütender Hitze fuhren wir stundenlang durch die Nacht. Es gab kaum eine Abkühlung, auch nachts nicht. Unser Auto war bis unter das Dach vollgestopft mit Klamotten, denn wir wussten nicht, wie lange wir wegbleiben würden. Über sieben Stunden fuhren wir in der Hitze dieses Sommers ohne Klimaanlage mit Vollgas über die Autobahn. Das Ganze war kein Spaß, aber irgendwann geht auch die längste Nacht zu Ende. Ich überstand diese Fahrt, weil der Wille und die Hoffnung, endlich jemanden gefunden zu haben, der mir geglaubt hatte und mich auch behandeln konnte und wollte, mir wieder Mut gemacht hatten. Meine Eltern hatten uns angeboten, so lange wir wollten bei ihnen zu wohnen.

6. AUGUST

Gleich am frühen Morgen begaben wir uns zu Dr. Krüger und führten ein langes Gespräch über die Möglichkeiten seiner Behandlung. Nochmals wurde mir Blut abgenommen und verschickt. Dr. Krüger hatte sich durch meinen Krankenbericht bereits ein Bild von der vorliegenden Situation machen können. Wir besprachen den Behandlungsplan für die nächsten Wochen.

Zunächst wurde mir eine Infusion angelegt, dann nahm ich noch an diesem Tag die ersten drei DMPS-Kapseln ein. Ich sollte meinen Urin ungefähr drei bis vier Stunden lang sammeln und dann am Nachmittag in der Praxis abgeben. Der Urin würde dann zum Labor geschickt werden, um die Menge an ausgeschiedenem Quecksilber bestimmen zu können. Zusätzlich bekam ich jeweils abwechselnd am nächsten Tag über einen Tropf hochdosierte B-Vitamine und Vitamin C per Infusion, um die Nervenschäden zu beheben.

Am Nachmittag war ich wieder bei meinen Eltern und lag überwiegend dort im Schlafzimmer herum. Es war entsetzlich heiß und stickig in diesem Sommer. Die Straßen waren so gut wie leer, niemand wollte sich draußen länger als notwendig aufhalten. Auch in der Wohnung hatten wir mit Sicherheit noch über 38 Grad Celsius. Mir fiel mit einem Mal auf, dass ich als Einzige überhaupt nicht schwitzte, während meinem Vater, meiner Mutter und Carsten der Schweiß nur so herunterlief. Meine ganze Haut war völlig trocken. Hatte ich vorher zu viel geschwitzt, so schwitzte ich jetzt in den nächsten Wochen überhaupt nicht mehr. Bei einer derartigen Hitze wie in diesem Sommer war das ein nicht zu unterschätzendes Problem. Schwitzen ist ja der natürliche Vorgang des Körpers, mit dem er sich selbst abkühlt und ihn so vor Hitzestauungen bewahrt. Mir war dadurch glühend heiß und ich versuchte mich so oft es ging vor den einzigen Ventilator zu stellen, der im Wohnzimmer aufgestellt war. Alle Ventilatoren waren seit Wochen ausverkauft und die Geschäfte beklagten, dass sie auch für die nächsten Wochen nicht mehr zu beschaffen wären. Auf eine derartige Hitzewelle war Deutschland im Sommer 2003 nicht eingestellt.

11. August

Das Ergebnis der Laboruntersuchung war dann so hoch, dass ein weiterer Irrtum ausgeschlossen war. Dr. Krüger teilte mir das Ergebnis vorab per Telefon mit. Der Quecksilberwert nach Einnahme des DMPS war um ein Zigfaches höher als der Wert, den die Weltgesundheitsorganisation (WHO) als maximalen Grenzwert ansieht.

In den nächsten Wochen bekam ich jeden Tag Infusionen, nur am Wochenende hatte ich Pause. Jeden Tag verbrachte ich bis zum frühen Nachmittag in der Praxis. Anfangs nahm ich alle zwei Tage lang drei Kapseln DMPS ein, insgesamt fünfmal bis zum Ende der Behandlung im August. Dr. Krüger bemühte sich nach Kräften, mich auch seelisch ein bisschen aufzubauen. Dafür bin ich ihm immer noch dankbar. Ich werde nie vergessen, wie er sich gegen Mittag häufig an das Klavier setzte, das in einem Vorraum seiner Praxis stand, und mir Stücke aus dem Musical *König der Löwen* vorspielte. Und er spielte sehr gut. Auch diese Kleinigkeiten haben mir meinen Mut zurückgegeben.

Um zu Dr. Krüger zu gelangen, mussten wir von einem entfernt gelegenen Parkplatz noch ein ganzes Stück zu Fuß gehen. Seine Praxis liegt dann auch noch im ersten Stock. Ich habe es nie geschafft, die Praxis zu erreichen, ohne den Fahrstuhl nehmen zu müssen. Mit 34 Jahren fühlte ich mich annähernd sechzig Jahre älter. Mein Mann stützte mich den halben Weg lang, und ich war jedes Mal fix und fertig wenn wir endlich in der Praxis angelangt waren. Carsten lieferte mich oft nur dort ab und versuchte ein bisschen was mit Sarah zu unternehmen. Sehr oft waren die beiden allerdings auch bei mir. Mittags ging er jeden Tag mit ihr ins Schwimmbad oder in den Wald und sie kühlten sich an einem klaren Bach ab. Anders war die Hitze nicht erträglich. Die Luft kam in diesem Sommer geradezu zum Stehen. Es regte sich kein noch so winziger Luftzug mehr und die Atmosphäre war mehr als schwül. Meine Eltern haben sich während der ganzen Zeit so gut sie konnten damit arrangiert, dass noch drei weitere Personen ihre Wohnung behausten.

13. AUGUST

Wegen der anhaltenden Kopfproblematik hatte Dr. Krüger mir zur Durchführung einer Computertomographie (CT) geraten. Er wollte trotz des eindeutigen Laborbefundes andere Ursachen unbedingt noch ausschließen und auf gar keinen Fall etwas übersehen. Zu diesem Zweck fuhren wir abends um 18.45 Uhr in ein kleines Kreiskrankenhaus, das etwa 30 Kilometer entfernt lag. Wir hatten um 19.30 Uhr einen Termin zum CT vereinbart. Die Hitze an diesem Abend war so stark wie immer in den letzten Wochen. Wir hatten tagsüber das Armaturenbrett unseres Autos schon immer mit Handtüchern abgedeckt. Trotz dieser Maßnahmen schmolzen in diesem Sommer Teile der Armatur und der Sonnenblenden für immer dahin. Carsten hatte diesmal sogar so gut es ging das gesamte Auto abgedeckt. An einen schattigen Parkplatz war nicht im Traum zu denken. Um diese Uhrzeit hatten wir draußen noch annähernd 40 Grad Celsius im Schatten. Kein Mensch war auf der Straße zu sehen.

Mit einer Straßenkarte ausgestattet fuhren wir los. Wo wir hin mussten, das wussten wir. Den Ort kannten wir gut, also mussten wir nur noch die Klinik finden. Im Auto waren es bei Fahrtbeginn noch 75 Grad Celsius, daran änderte sich auch während der Fahrt nicht wirklich etwas, und ich konnte nicht das kleinste bisschen schwitzen. Ich hielt einmal probehalber beim Fahren die Hand heraus, in der Hoffnung auf ein bisschen Abkühlung, wurde aber schnell eines Besseren belehrt. Die Hitze brannte mir derart auf den Fingern, dass ich die Hand ganz schnell wieder zurückzog. Dadurch sank leider auch nicht gerade die Innentemperatur unseres Fahrzeuges. Es wurde die bislang schlimmste Autofahrt meines Lebens! Gott sei Dank war Sarah bei meinen Eltern geblieben.

Die Computertomographie verlief dann problemlos. Zu meiner großen Erleichterung erklärte mir die überaus freundliche Ärztin direkt im Anschluss an die Untersuchung am Bildschirm das Ergebnis. Es waren keine annormalen Befunde im Gehirn feststellbar. Weder ein Anhalt für Multiple Sklerose, Tumore noch andere Veränderungen im Gehirnbereich waren auf den Bildern zu sehen. Davon durfte ich mich selbst überzeugen. Jetzt fiel mir ein weiterer Stein vom Herzen. Niemand wird bestreiten, dass man vor den Ergebnissen solcher Untersuchungen bangt, egal wie sicher man sich eigentlich ist, dass nichts gefunden wird.

Dr. Mutter hatte uns seinerzeit erklärt, das Quecksilber habe sich bei mir offenbar im Okzipitalhirn abgelagert. Das Okzipitalhirn ist der Teil des Gehirns, der unter anderem auch für das Sehen zuständig ist. Ein Drittel unseres Gehirns wird alleine für die Sehfähigkeit benötigt: Wenn dort genügend Zellen geschädigt sind, kann man leider nicht mehr richtig sehen, auch ohne dass die Augen selbst in irgendeiner Weise betroffen sind. Dies erklärte sowohl meine schlechte Sehfähigkeit und die Watte im Kopf als auch die Tatsache, dass bei allen Augenuntersuchungen, die durchgeführt worden waren, keinerlei Einschränkungen festgestellt werden konnten.

19. August

Wir hatten für diesen Tag einen Termin beim Zahnarzt vereinbart. Die restlichen sechs Amalgamplomben sollten nun unter gleichzeitiger Infusion mit DMPS herausgebohrt werden. Ich fühlte mich zwar nicht so gut, aber ich wusste, zu Hause wäre kein Zahnarzt in der Lage, den Rest Amalgam fachgerecht auszubohren. Außerdem können einige Medikamente erst dann gegeben werden, wenn sich keinerlei Amalgam mehr im Mundraum befindet. Ansonsten würde die Medikamentengabe z. B. von Korianderextrakt das Amalgam nur umverteilen. Darauf gehe ich später noch genauer ein.

Dr. Krüger kam mit mir zunächst selbst in die Praxis und legte mir die Infusion an. Dann wurde mir von der Zahnärztin ein Kofferdam eingelegt. Das ist ein dünner Gummischutz, in den für die zu behandelnden Zähne kleine Löcher ausgestanzt werden. Die Löcher werden noch mit Metallringen fixiert, damit die Schutzfolie nichts durchlässt. Zum Schluss sieht man also nur noch die Zähne herausgucken, die auch behandelt werden müssen. Alle anderen Zähne und besonders der gesamte Mundraum bleiben abgedeckt.

Diese Prozedur dauerte zwar einige Zeit, aber es wurde mir in der Praxis erklärt, dass es unter *fachkundigen* Zahnärzten überhaupt keine Besonderheit mehr sei, den Kofferdam bei der Amalgamausbohrung einzusetzen. Quecksilberdämpfe könnten zwar auch Gummi durchdringen, diesen geringfügigen Anteil würden allerdings die Infusion und die Atemabsaugung sofort abfangen. Aber *jeglicher* entstehende Schleifstaub und grobkörnige Amalgamsondermüll würden *völlig* vom Mundraum ferngehalten. Frau Dr. Henze erklärte mir während der ganzen Zeit ausführlich und freundlich, was sie gerade tat und was als Nächstes zu tun sei. Als wir den Kofferdam eingelegt hatten, sagte sie zu mir, »In spätestens zwanzig Minuten haben Sie kein Amalgam mehr im Mund.« So war es dann auch. Solche Ansprache fand ich unwahrscheinlich nett, hilfreich und aufmunternd.

Sie bohrte dann sorgfältig – mit einem grobtourigen Bohrer – die Amalgamfüllungen heraus. Sie wurden nach dem Anbohren der Ränder in möglichst großen Teilen vorsichtig herausgehebelt, um das Entstehen von Schleifstaub zu vermeiden. Wenn diese Arbeit, so wie hier, fachgerecht ausgeführt wird, besteht keinerlei Gefahr, wie häufig behauptet wird, dabei die Zähne zu zerstören. »So, jetzt ist alles draußen, ich mache jetzt nur noch die Feinarbeit«, sagte sie. Ich hatte es überstanden.

Nun wurden nur noch die Zahninnenräume sauber ausgebohrt, denn sie nehmen im Laufe der Jahre durch das angrenzende Amalgam eine graue Färbung an. Diese Rückstände weisen eine so hohe Konzentration von Amalgambestandteilen auf, dass sie zwingend mit ausgebohrt werden müssen. Die neuen – zunächst nur provisorischen – Füllungen aus Zement wurden dann gelegt. So ist bis heute der Zustand meiner Zahnplomben – ein Provisorium. Wir wollten meinen Körper während der Entgiftungsphase nicht noch zusätzlich durch vielleicht unverträgliches Material belasten. Dr. Krüger hatte vor dem zahnärztlichen Eingriff alle möglichen Substanzen per Patchtest auf meinem Rücken ausgetestet. Jetzt sollte kein Fehler mehr passieren.

Zwischendurch kam auch Dr. Neumann einmal herein und lächelte mich freundlich an. Jeder hier glaubte mir und versuchte sein Bestes zu geben. Nach der Behandlung, die, bedingt durch die ganzen Schutzmaßnahmen, ebenfalls zwei Stunden dauerte, war ich allerdings völlig am Ende meiner Kräfte, aber ich war ja auch nicht gerade gesund in die Praxis gegangen. Das mit der Infusion durchlaufende DMPS tat ein Übriges. Wenigstens wurde so absolut sicher verhindert, dass auch nur der kleinste Amalgambestandteil wieder durch die Mundschleimhaut in meinen Körper wandern konnte, und gleichzeitig hatte die Infusion auch noch weiteres Quecksilber abgefangen. Für mich war diese Zusammenarbeit der beiden Arztpraxen ein Idealfall. Ein Beispiel, das hoffentlich Schule macht.

Nun war ich auch noch meine restlichen Amalgamfüllungen los. Und diesmal war alles korrekt gelaufen.

Die Tage bei meinen Eltern waren für mich enorm anstrengend. Jedes Mal, wenn ich das DMPS eingenommen hatte, fühlte ich mich schrecklich. Es kam mir vor, als könnte ich es kaum noch ertragen. Das Mittel hat ja auch leider ein paar Nebenwirkungen, die mir vergleichbar mit einer Chemotherapie vorkamen. Das lag aber an einem der Zusatzstoffe, den ich offenbar nicht gut vertrug, wie sich später klärte. Dr. Krüger riet mir, alles einfach über mich ergehen zu lassen und gar nicht so viel darüber nachzudenken. Es würde einmal alles ein Ende haben. Diesen Rat versuchte ich so gut wie möglich zu befolgen. Aber es war leichter gesagt als getan. Der Tag ging nicht zu Ende, da ich nur auf dem Bett liegen konnte. Ich war zu dieser Zeit kaum noch in der Lage, meiner Tochter Sarah wenigstens einmal die Haare zu kämmen, denn meine Arme waren bleischwer. Mehr als die Hörbücher hatte ich also auch diesmal nicht.

Manchmal setzte sich meine Mutter zu mir aufs Bett. Sie war sehr hilflos, denn was konnte sie schon tun? Ich versuchte ab und zu aufzustehen um mit meinem Vater zu reden. Er zeigte mir Zeichnungen, die er mit dem PC angefertigt hatte, und versuchte mich so abzulenken. Doch nach kürzester Zeit lag ich wieder japsend auf dem Bett und versuchte es irgendwie alles zu überstehen. Nachts ließ ich das Fenster weit auf, aber draußen regte sich kein Lüftchen, die

Hitze blieb. Irgendwie gelang es mir aber, wenigstens ein paar Stunden zu schlafen. Das war schon ein enormer Fortschritt im Vergleich mit der langen schlaflosen Phase. Vielleicht hatten die enorm hoch dosierten B-Vitamine, die ich jeden Tag per Infusion bekam, meine Nerven so weit beruhigt.

AUGUST

Die Zeit meiner Entgiftung zog sich immer mehr hin. Carsten hatte sich mittlerweile unbezahlten Urlaub genommen. Seine Firma zeigte sich zu diesem Zeitpunkt noch sehr kulant und wollte ihm helfen. In dieser Zeit habe ich mir immer wieder die verzweifelte Frage gestellt, ob ich je wieder gesund werden würde. Konnte ich dies alles wirklich überstehen? Wenn meine Verzweiflung so manches Mal übermächtig zu werden drohte, rief mein ratloser Mann bei Stefan an. Er sollte versuchen, mich wieder aufzumuntern. Carsten selbst hatte mir wieder und wieder versichert, dass ich alles überstehen würde, aber ich musste es irgendwie noch einmal von jemandem hören, der selbst schon etwas Ähnliches erlebt hatte. Stefan sprach dann immer sehr lange mit mir. Er ist selbst einmal ziemlich krank gewesen und konnte mir vielleicht deshalb aus seiner eigenen Erfahrung besser Mut zusprechen. Diese Gespräche trösteten mich auch jedes Mal sehr und halfen mir durchzuhalten.

Viele Freunde von uns haben, so glaube ich heute, nie genau verstanden, wie sehr wir wirklich gekämpft haben. Manche unserer Freunde haben sich inzwischen sogar ganz von uns zurückgezogen, was mich in einem besonderen Fall bis heute ratlos lässt. Es gehört offenbar zu einem natürlichen Ausleseverfahren, von dem viele schwer kranke Menschen berichten. Stefan gehörte allerdings nie dazu, und ich danke ihm dafür.

In dieser Zeit habe ich leider auch sehr oft mit dem Handy telefoniert. Mich hat sehr gewundert, dass ich nach diesen Gesprächen für die nächsten Stunden noch schlechter sehen konnte und auch immer rasende Kopfschmerzen davon bekam. Auch das schnurlose DECT-Telefon hatte ich oft benutzt. Damals hat man mir das leider nicht richtig geglaubt, und ich war zu erschöpft, um einen direkten Zusammenhang zu erkennen. Mir ging es ja nie wirklich gut, ich konnte die einzelnen Ursachen da ganz sicher nicht mehr unterscheiden und bedenken. Heute weiß ich aus umfangreichen Medienberichten, insbesondere aus der jüngsten Zeit, wie schädlich sich die Handystrahlung und auch die meisten Schnurlostelefone auf das Gehirn auswirken. Diese Tatsachen werden gerade jetzt von vielen Tageszeitungen öffentlich gemacht. Hätte ich damals so eine Ursache vermutet und dies kundgetan, niemand hätte mir geglaubt. Heute wäre das ganz anders. Wird es bei Amalgamvergiftungen eines Tages auch so sein? Wird die Öffentlichkeit besser über Amalgam informiert sein und die Ärzte für die Diagnostik und Entgiftungsmethoden besser ausgebildet? Dafür möchte ich gerne einen Beitrag leisten.

Dr. Krüger hatte mich häufiger darauf hingewiesen, dass die reaktiven Depressionen, die sich in Verbindung mit einer Amalgam-Intoxikation ergeben, nicht zu unterschätzen seien. Ich sollte immer daran denken, wenn ich manchmal das Gefühl hätte, »das wird sowieso alles nichts mehr«, denn an diesen Gedanken sei einzig und allein das Quecksilber schuld und nicht meine Psyche. Der toxische Stoff beeinflusse auf enorme und eklatante Weise das menschliche Gehirn.

Dieser Satz half mir in den nächsten Monaten und Jahren sehr weiter. Ich bin Dr. Krüger überaus dankbar für die Vermittlung solcher Erkenntnisse.

Von vielen wird dieser Zusammenhang auf das Schärfste bestritten, man spricht lieber von einer allgemein depressiven Grunderkrankung, natürlich ohne erkennbare Ursache. Dabei handelt es sich um eines der größten, wenn nicht sogar das größte Problem bezüglich der Glaubwürdigkeit der Patienten, die den Verdacht auf einen Zusammenhang mit Amalgam äußern. Viele Patienten werden als Hypochonder abgestempelt und vorschnell verurteilt und leiden oftmals dadurch und durch das Quecksilber tatsächlich unter einer reaktiven – also eigentlich durch die Erkrankung entstandenen – Depression, ohne überhaupt den Grund dafür zu kennen. Diese Depressionen verschwinden unter fachkundiger Ausleitung des Quecksilbers, inzwischen vielfach belegt, auf wundersame Weise. Wohl denen, die den richtigen Arzt und Mut und Kraft zum Durchhalten haben. Alle anderen tun mir unsagbar leid!

Ich selbst hatte allerdings nie wirklich das Gefühl, an Depressionen zu leiden, und das hatten auch meine Familie und meine Freunde niemals bei mir. Die schwerwiegenden Krankheitssymptome, die Ängste, die man in jeder Stunde aussteht, ob man jemals wieder genesen wird und die eigene Hilflosigkeit bewirken eine zusätzliche seelische Niedergeschlagenheit und tiefe Erschöpfung. Diese Mischung aus dem Kampf um das eigene Leben und immer wieder dem Zwang, alles über sich ergehen lassen zu müssen, da man keine Wahl hat, hätten jeden Menschen in die Knie gezwungen.

Zum fünften und zunächst letzten Mal nahm ich das DMPS ein. Inzwischen hätte ich heulen können, wenn ich das Zeug nur sah. So fix und fertig war ich jedes Mal für die nächsten zwei Tage. Wir wollten noch einmal die Urinproben ins Labor schicken, um zu sehen, wie hoch die Werte noch waren. Es zeigte sich, dass wir in den letzten Wochen mit der Entgiftung offenbar gut vorangekommen waren, denn die Werte waren nur noch grenzwertig. Quecksilber hat die Eigenschaft, sich überall im Körper in den Zellen abzulagern; nachdem alle mit DMPS erreichbaren Teile des Körpers »leergefegt« worden waren, musste ich zunächst eine Pause einlegen. Die Schwermetalle würden in den nächsten Wochen und Monaten dann wieder nachrücken. (Nähere Erläuterungen dazu im zweiten Teil des Buches.)

Ein Abschlussgespräch mit Dr. Krüger legte mir nahe, wie ich zu Hause mit Hilfe meines Hausarztes weiter vorgehen sollte. In drei Monaten sollte ich für eine erneute Entgiftung, die etwa eine Woche in Anspruch nehmen würde, erscheinen. Dazwischen sollte ein weiterer Aufbau der Nervenbahnen durch hoch dosierte, intravenöse Gaben von B-Vitaminen erfolgen. Da ich nicht ansatzweise in der Lage war, selbsttätig meinen Haushalt zu führen und meine kleine Tochter zu betreuen, stellte uns Dr. Krüger eine ärztliche Bescheinigung über die Notwendigkeit einer Haushaltshilfe aus, die Carsten bei der Krankenkasse einreichen sollte. Dann fuhren wir endlich nach Hause.

Ende August

Mein neuer Hausarzt Dr. Schmidt und die Heilpraktikerin Frau Meyer tüftelten einen Plan aus, um die Infusionen und Vorgaben von Dr. Krüger von zu Hause aus weiter fortzuführen. Auch Telefonate wurden zwischen allen Behandlern geführt. Schon des Öfteren hatten Dr. Schmidt und Frau Meyer so manchen Patienten gemeinsam wieder auf die Beine gebracht und dabei optimal, mit gegenseitigem Respekt für den anderen, zusammengearbeitet. Die meisten Infusionen erhielt ich bei Frau Meyer. Dr. Schmidt übernahm die verschreibungspflichtigen Medikamente und machte Ultraschallaufnahmen und alles, was nötig war, um mich durch diese schwierige Zeit zu bringen. Dabei scheute er auch nicht davor zurück, sogar einmal extra für mich an einem Samstag in der Praxis zu erscheinen. Bis heute bin ich für diesen Glücksfall, dass er mein Hausarzt ist, mehr als dankbar! Er hat sich trotz allem Stress eine große Menschlichkeit bewahrt. Der Patient ist bei ihm keine Nummer und er ist immer offen gewesen für die vielen neuen Ideen meines Mannes. Oft rief er abends nach 22.00 Uhr noch bei uns an, um Carstens zahlreiche Fragen zu beantworten und unmögliche Dinge doch noch möglich zu machen. Was für mich am wichtigsten war: Er hat mir geglaubt, auch wenn er selbst von der Materie in diesem Fall nicht so viel Ahnung hatte. Es ist sehr wichtig, wenn man schwer krank ist, wenigstens einen Ansprechpartner vor Ort zu haben, wenn der schwerpunktmäßig behandelnde Arzt sehr weit entfernt lebt.

Meine Schwiegermutter war durch die langen Monate, in denen sie bei uns geholfen hatte, mit ihren Kräften am Ende. Sie hatte oft genug die ganze Woche hindurch bei uns übernachtet. Mein Mann verbrachte die nächsten Wochen damit, sich mit der Krankenkasse auseinanderzusetzen, die Behandlungen von zu Hause aus zu organisieren, die Haushaltshilfestellen abzuklappern und etliche Unterlagen zusammenzutragen. Immer wieder musste er dafür stundenlang Telefonate führen. Für die benötigten Krankenberichte und die Kostenerstattung durch die Krankenkasse schrieb er des nachts dann noch Briefe. Nebenbei musste er sich auch noch um Sarah kümmern, einkaufen, kochen und alles andere erledigen, was in einer großen Wohnung mit einem riesigen Garten eben so anfiel.

Vieles blieb in diesen Jahren liegen. Aussortierte Dinge wanderten einfach auf den großen Dachboden. Fällige Ölwechsel beim Auto, Lohnsteuerjahresausgleiche, beschädigte Sachen reparieren, sich eine neue Hose kaufen, wenn die alte kaputt war, oder auch nur die Freunde anrufen – wer hatte für so etwas noch Zeit? Diese nicht erledigten Dinge sollten uns später alle wieder einholen.

Wir bekamen von der Krankenkasse die ersten Kosten von Dr. Krüger teilweise und die Zahnarztkosten von Dr. Henze komplett erstattet. Auch die Haushaltshilfe wurde zunächst vom 18. August bis 31. August 2003 für täglich jeweils acht Stunden lang bewilligt. Das war unser Glück. Carsten musste dringend wieder zur Arbeit gehen. Sarah ging nicht mehr in den Kindergarten, also war sie den ganzen Tag bei mir zu Hause. Nach etlichen Mühen, die hier alleine Seiten füllen würden, fanden wir einen Pflegedienst, der uns überhaupt eine Haushaltshilfe zur Verfügung stellen konnte. Sämtliche Pflegedienststellen sind geradezu chronisch überlastet. Die Genehmigung der Krankenkasse endlich in der Hand zu halten ist keine Garantie dafür, auch tatsächlich eine Haushaltshilfe zu finden. Es erwies sich als enorm schwierig, eine Pflegekraft für acht Stunden täglich zu finden.

Nach einigem Hin und Her und der bereits drohenden Verzweiflung, was passieren würde, wenn mein Mann nicht langsam seine Arbeit wieder aufnähme, kam Ramona, unsere erste Haushaltshilfe. Sie war Studentin und wollte sich in den gerade laufenden Semesterferien etwas Geld dazuverdienen. Sarah kam sofort mit ihr klar. Die beiden bastelten viel zusammen und Ramona war es auch, die Sarah und mich auf meinen ersten Spaziergängen seit Wochen begleitete. Wir gingen dann im Schneckentempo ungefähr einen Kilometer an den Feldern unseres Ortes entlang. Mit Ramona an meiner Seite fasste ich Mut, ich wollte unbedingt wieder zu Kräften kommen.

Meine Sehstörungen machten mir immer noch sehr zu schaffen. Ich konnte mir zu diesem Zeitpunkt nicht vorstellen, jemals wieder scharf sehen zu können. Dr. Krüger hatte mir jedoch gesagt, in einem halben Jahr wäre ich wieder fit. So lange dauere es aber. Bevor der Körper nicht mindestens ein halbes, besser noch ein Jahr lang vom Quecksilber befreit sei, dürfte man gar nicht daran gehen, auch das Gehirn vom Quecksilber zu befreien. Mir war also klar, der Zeitraum, bis wir überhaupt etwas für die Beschwerden im Kopfbereich tun könnten, würde sich noch lange hinziehen.

Eine unglaublich lange Zeit lag also vor mir, in der sich also an meiner Sehfähigkeit nicht viel verbessern würde. Damit musste ich irgendwie lernen umzugehen. Neben allen ärztlichen Behandlungen – und das waren eine Menge – würde ich nur abwarten können und durfte dabei nicht die Nerven verlieren. Irgendetwas musste ich mir ausdenken, um diese Zeit zu überbrücken.

Stefan bemühte sich in dieser Zeit sehr, mich immer wieder aufzumuntern. Er pflückte Gänseblümchen bei uns im Garten: »Du schaffst es, du schaffst es nicht, du schaffst es, siehst du, es wird wieder.« Ein anderes Mal brachte er mir eine Kuh als Schlüsselanhänger mit: Sie habe eine so wirre Mähne, dass sie ihn irgendwie an mich erinnert habe …

Der arme Carsten war in dieser Zeit völlig überlastet, er hatte kaum eine Minute Zeit für mich. Die wenige verbliebene Zeit nahm ihn auch noch Sarah in Anspruch, die ihn umso mehr brauchte, als die Mama ja komplett ausfiel. Am schlimmsten war es für mich, wenn Carsten Spätschicht hatte. Dies bedeutete für mich, er musste um 13.00 Uhr die Wohnung verlassen und blieb dann bis in die Nacht hinein weg. Ich hatte aber spätestens ab 16.00 Uhr keine Haushaltshilfe mehr. Ramona versuchte etwas länger zu bleiben und später zu kommen, es half aber nicht viel. Mein Bruder Armin, der zu dieser Zeit ebenfalls noch im Schichtbetrieb arbeitete, versuchte seine Schicht zu tauschen. Der Tausch gelang und er kam von da an öfter abends vorbei, um Sarah für mich ins Bett zu bringen. Wenn er einmal keine Zeit hatte, zog Sarah sich selbst aus und legte sich ins Bett. Ich machte ihr noch eine Kassette an, und sie schlief friedlich neben mir ein. Wie habe ich das Vorlesen in dieser Zeit vermisst! Sarah sagte: »Mach dir keine Sorgen, Mama, ich gehe auch ganz lieb ins Bett.« Und das mit ihren vier Jahren. Ich hatte langsam das Gefühl, dass wir die Rollen getauscht hatten …

September

Wir hangelten uns in dieser Zeit von einer Woche zur anderen irgendwie durch. Immer wieder wurde die von der Krankenkasse genehmigte Haushaltshilfezeit verkürzt. Vom 9. September bis zum 17. Oktober waren es nur noch sechs Stunden täglich. Es kam hinzu, dass Ramona nicht mehr länger kommen konnte. Die Semesterferien waren zu Ende, und sie musste zu ihrem Studium zurückkehren. Mein Mann kämpfte nicht nur um weitere ärztliche Bescheinigungen, die meinen Zustand belegen konnten, und um die weitere Genehmigung durch die Krankenkasse, sondern auch wieder einmal darum, überhaupt eine Pflegekraft zu finden. Ramona sollte sich auch im Nachhinein als wahren Glücksfall erweisen. Nicht immer waren die – oftmals aus der Not heraus schnell eingestellten – Mitarbeiter unseres Pflegedienstes auch zu ihrer Arbeit befähigt.

Die Erleichterung war jedes Mal groß, wenn die entsprechenden Zusagen der Krankenkasse gefaxt wurden. Wir konnten nicht zusätzlich zu unseren immensen, immer mehr selbst aufzubringenden Kosten auch noch unsere gesamte, auf diese Arbeitsstelle gegründete Existenz gefährden. In dieser Zeit ist mein Mann immer mit schwerem Herzen zur Arbeit gegangen. Er wäre am liebsten bei uns zu Hause geblieben.

In den nächsten Jahren sollte sich dieser Zustand dahingehend verschlechtern, dass wir alle Kosten selbst zu finanzieren hatten. Die Zeit der Kostenübernahme meiner Erkrankung sollte nicht mehr lange währen. Das meiste stand uns noch bevor. Mittlerweile dauerte meine Krankheit schon mehr als vier Monate und ein Ende war nicht in Sicht.

Wir suchten immer noch nach Möglichkeiten für mich, die Zeit bis zur Genesung besser zu überstehen. Stefan gab mir den Tipp, eine Bekannte von ihm aufzusuchen. Sie hatte große Erfahrung beim Reiki und sei zudem ein ganz außergewöhnlicher Mensch. Wir vereinbarten also einen Termin bei ihr.

Das Wort Reiki stammt aus dem Japanischen und bedeutet universelle Lebensenergie. In jedem von uns schlummert die Kraft zur Selbstheilung, doch ist es uns nicht bewusst. Ein typisches Verhalten ist es, wenn wir uns gestoßen haben, die schmerzende Stelle mit der Hand zu berühren: Unbewusst üben wir damit Reiki als Selbstheilung aus. Das Wissen um die eigenen positiven Selbstheilungskräfte und Möglichkeiten der Heilung ist bei den meisten Menschen verloren gegangen. Bei Reiki geht es im Grunde genommen darum, mit den Händen die Energiereserven des Menschen wieder zu leiten. Der Therapeut führt in bestimmten Mustern die Hände über den Körper der zu behandelnden Person. Dabei entsteht oftmals für den Patienten ein äußerst angenehmes Wärmegefühl, er kann sich völlig fallen lassen und neue Kraft schöpfen.

Kapitel 7

Reiki soll mir die Ruhe zurückbringen

10. SEPTEMBER 2003

Zum ersten Mal begegnete ich nun der Reikitherapeutin. Sie hatte eine so offene, herzliche und geradezu strahlende Art, die mich sogleich völlig für sie einnahm. Zwischenzeitlich hatte sie zusätzlich den »kleinen« Heilpraktiker für Psychotherapie gemacht. Wir führten insgesamt in den nächsten Wochen nur drei Gespräche, die mir aber ungeheuer gut taten. Sie erklärte mir den Unterschied zwischen Mitgefühl und Mitleid, nahm sich Zeit für mich und verstand die Probleme meiner außergewöhnlichen Situation. Eine Beschreibung all ihrer ungewöhnlichen Maßnahmen und Ratschläge würde jetzt zu weit führen und in den Bereich »Wer heilt, hat Recht« gehen. Sie bestätigte mir, dass ich keinesfalls an Depressionen litt, sondern einfach nur etwas wahnsinnig Schlimmes erlebt hatte und das alles auch noch ganz schön tapfer ertragen hätte. Sie war es auch, bei der ich zum ersten Mal etwas über die Übersäuerung des Körpers lernte. Durch einen eigenen schweren Krankheitsfall in der Familie wusste sie um die Probleme einer totalen Körperübersäuerung.

Viele Zivilisationskrankheiten haben ihre Ursache tatsächlich in einer völligen Übersäuerung des Körpers durch falsche Ernährungsweise, Dauerstress und Bewegungsmangel. Eine konsequente Entsäuerung hat bereits einer unglaublichen Vielzahl von Menschen mit den unterschiedlichsten Krankheitssymptomen geholfen. Entsprechende Literaturempfehlungen gebe ich am Ende des Buches.

Die Tochter meiner Therapeutin – Simone – behandelte mich dann in meinen Reiki-Sitzungen bzw. -Liegungen, wenn man so will. Schon bei der ersten Behandlung bemerkte ich, wie ich wider Erwarten ruhig wurde wie seit Monaten nicht mehr. Bis dahin hatte ich mir unter Reiki noch nicht viel vorstellen können. Umso mehr ließ ich mich jetzt einfach mal auf etwas ein, von dem mein Gefühl mir sagte, das es mir gut tun würde. Ich weiß noch, dass ich nach Hause fuhr, mein Mann saß natürlich am Steuer, und mich irgendwie entspannter und gelöster fühlte wie seit Monaten nicht mehr. Simone und ich hatten noch etliche Termine ausgemacht und ich hatte die Hoffnung, mittels Reiki die schlimmste Zeit irgendwie herumbekommen zu können.

In dieser Zeit bekam ich plötzlich Akne im Gesicht, auf den Schultern und auf dem Rücken. Schwere, dicke Eiterpickel bedeckten meine Haut, und das ganze Gesicht glänzte wie verschwitzt. Es war sehr schmerzhaft und ließ sich trotz bester Pflege und der ständigen Einnahme von Zinktabletten nicht beheben. Ich hatte bis dahin eine sehr reine Haut gehabt und die Pubertät war, ohne Spuren zu hinterlassen, vorübergegangen. Das sollte sich jetzt ändern. Wie ich heute weiß, ist eine schwere, hartnäckige Akne der deutlichste äußerliche Hinweis auf eine Belastung des Körpers durch Schwermetalle. Die Haut ist mit einer Gesamtgröße von über zwei Quadratmetern unser größtes Organ und wird häufig auch als Ausscheidungsorgan genutzt. Durch Einlagerung von Giftstoffen kommt es zu Ekzemen (Hautausschlägen) bis hin zur Neurodermitis. Im Grunde genommen war das also ein gutes Zeichen für mich. Mein Körper begann endlich wieder zu reagieren und selbständig zu entgiften. Vielfach wird nämlich eine mögliche Entgiftung auch durch eigene Körpervorgänge blockiert. Dr. Joachim Mutter schreibt in seinem Buch: »Die Kombination der Therapien – Gabe von Entgiftungsmitteln mit PsychoKineosiologie, systemischer Familientherapie oder auch guter Psychotherapie – ist die wirksamste Entgiftungsmethode, die zu schnelleren Heilungen führt, als die Einzelmaßnahmen allein.« Ich bin sicher, dass nicht zuletzt die Reiki-Behandlungen diesen Prozess bei mir in Gang gesetzt haben. Die Regulationsfähigkeit des Körpers muss dadurch verbessert worden sein.

Mein Mann war zu dieser Zeit sehr oft telefonisch und per E-Mail mit Dr. Mutter in Kontakt. Immer wieder hatte Carsten Fragen, und Dr. Mutters Antworten warfen weitere Fragen auf. Doch Dr. Mutter ließ sich nicht aus der Ruhe bringen. Alle diese E-Mails haben wir bis heute aufgehoben. Sie helfen mir, mich zu erinnern, und würden alleine ein ganzes Buch füllen.

Die Kosmetikerin, die ich dann aufgesucht hatte, erklärte mir zunächst: »Was man in den Körper hineintut, kommt auch außen sichtbar wieder heraus.« Es müsse wohl an meiner Ernährung liegen, dass ich so schwere Akne hätte. Ich erklärte ihr, wie vorbildlich ich mich ernährte, und erläuterte ihr die Zusammenhänge. Von der Problematik um das Amalgam hatte sie auch schon des Öfteren bei Fortbildungen gehört. Plötzlich glaubten mir alle Menschen in meiner Umgebung.

Die Haut hat sich bis heute noch nicht vollständig wieder gebessert. Ich habe auch ein paar weithin sichtbare Narben als Erinnerung an diese Zeit zurückbehalten.

18. September

Auf Empfehlung von Frau Meyer suchte ich mir nun einen anderen Zahnarzt. Dr. Bauer sollte über die provisorischen Füllungen in meinem Mund informiert werden und wir wollten besprechen, wann das endgültige Füllungsmaterial den Zement ersetzen könne. Frau Meyer hatte inzwischen noch andere Patienten, die nach einer Amalgamausbohrung bei Ulrike unter Beschwerden litten. Natürlich nannte sie mir keine Namen, aber der prägnanteste Fall, der mir in Erinnerung geblieben ist, war eine Frau, bei der am Tag nach der Amalgamausbohrung die ganze behandelte Gesichtsseite wie ein Ballon angeschwollen war. Dies auf Wochen hinaus, bis sie eine Ausleitung begann. »Sagen Sie Ihrer Zahnärztin, dass sie damit aufhören muss«, meinte Frau Meyer, »Sie sind schon lange nicht mehr der einzige Fall, den ich kenne.« Inzwischen weiß ich, dass Ulrike ihre Patienten zur Amalgamsanierung zu einem Kollegen schickt. Ich weiß nicht, ob aus Sachkenntnis über die Folgen oder – was wahrscheinlicher ist – um mit den Folgen einer weiteren Fehlbehandlung nicht selbst konfrontiert zu werden. Eine rechtzeitige Einnahme entsprechender Medikamente hätte mich auch noch Tage nach dem 30. April 2003 von einem langen Leidensweg verschont. Leider war die grundsätzliche Kenntnis der Wirkung von Amalgam auf das Immunsystem bei Ulrike offenbar da, aber nicht umfassend genug.

September

Der September verging mit Reiki und Infusionen. Zwischendurch ging ich immer wieder zur Kosmetikerin, denn es gab ständig neue Eiterherde in meinem Gesicht. Heute weiß ich, wie wichtig das für meinen Körper war und dass solche Erscheinungen zu einer Entgiftung oft einfach dazugehören.

Wir vereinbarten telefonisch mit Dr. Krüger eine weitere Behandlungswoche im Oktober. Eigentlich war es Dr. Krüger noch zu früh für eine weitere Entgiftung mit DMPS, aber wir mussten uns leider auch etwas nach dem Urlaub meines Mannes richten.

18. bis 25. Oktober

Wieder brachten wir eine lange Fahrt zu meinen Eltern hinter uns. Alleine durch die Fahrten zu allen Ärzten legten wir im Zeitraum meiner Erkrankung über 40.000 Kilometer mit dem Auto zurück, wenn nicht noch mehr.

Dr. Krüger führte erneut eine umfangreiche Entgiftung durch. Dreimal nahm ich DMPS-Kapseln ein, und daneben wurden wieder jeden Tag Infusionen zur Regeneration der Nervenleitbahnen durchgeführt. Eine Sauerstofftherapie unterstützte die Entgiftung. Dazu erhielt ich eine Vitamin-Aufbauspritze. Dieses Mal zog Dr. Krüger eine mit ihm gut befreundete Psychologin hinzu, die sich in einem langen Gespräch einen Eindruck von mir verschaffen sollte. Wir sprachen ziemlich lange miteinander, unter anderem auch über meine Pläne für die Zeit nach meiner Genesung. Davon hatte und habe ich eine ganze Menge und viele davon habe ich heute in die Tat umgesetzt. Mein größtes Problem war aber immer noch meine Sehfähigkeit. Die Denkfähigkeit hatte sich wieder einigermaßen eingestellt, allerdings hatte ich immer noch ein ziemlich starkes Wattegefühl im Kopf. Der Kopf kam mir wie in der Mitte geteilt vor, so als würden die beiden Gehirnhälften nicht richtig zusammenarbeiten. In den letzten Monaten war eine ständige, bleierne Müdigkeit hinzugekommen, die sich im Laufe dieser Woche erheblich gebessert hatte. Trotzdem ging der Genesungsprozeß nicht so voran, wie Dr. Krüger sich das bei mir vorgestellt hatte. Er hat leider sehr oft mit den durch das Amalgam verursachten Depressionen bei seinen Patienten zu kämpfen, sodass er den Verdacht hegte, ich würde mir nur nicht zutrauen, mein altes Leben wieder aufzunehmen.

Das war aber ganz und gar nicht der Fall! Nichts hätte ich mir mehr gewünscht, als mein altes Leben wieder aufzunehmen! Bei der geringsten körperlichen Überforderung hatte ich jedoch noch tagelang mit den Folgen zu kämpfen. Ich konnte wirklich nicht leisten, was seiner Meinung nach schon möglich gewesen wäre. Wie ich heute weiß, lag das eben daran, dass ich nicht so gut wie andere Menschen entgiften kann und sich zudem sehr viel Quecksilber in meinem Kopf und Rückenmark abgelagert hatte. Durch die sogenannte Blut-Hirn-Schranke, die verhindern soll, dass Krankheitserreger vom Körper in das Gehirn übergehen, ist es nicht möglich, mittels DMPS Quecksilber aus dem Kopf zu lösen, abzufangen und somit zu entfernen. Auch die ständige Handystrahlung, die selbst von dem nur herumliegenden Gerät ausgeht, und unser DECT-Schnurlostelefon behinderten die Entgiftung erheblich. Diese Zusammenhänge waren mir aber damals noch nicht bekannt.

Am Ende der Woche versandten wir erneut eine Urinprobe an das Labor, zur Kontrolle, wie viel Quecksilber noch ausgeschieden wurde. Die Werte waren zu diesem Zeitpunkt erfreulicherweise relativ niedrig. Dr. Krüger führte dies jedoch auf die zu früh weitergeführte Entgiftung durch. Wir hätten ruhig noch sechs Wochen länger warten sollen.

Heute weiß ich aus Veröffentlichungen von Dr. Dietrich Klinghardt (nachzulesen im Internet, Hinweise am Ende des Buches), dass es von entscheidender Bedeutung ist, wo man das DMPS im Körper einspritzt. Dr. Klinghardt hatte Patienten, bei denen bei einer normalen Infusion nur zwei Mikrogramm Quecksilber herauskamen. Danach spritzte er das DMPS an den Ort der größten Beschwerden. Bei demselben Patienten kamen danach über 1500 Mikrogramm Quecksilber über den Urin aus dem Körper. Dr. Mutter beschreibt in seinem Buch die Möglichkeit, DMPS und Procain als Gemisch von 1:9 an bestimmte Nervenpunkte im Kopf zu spritzen. Dazu war es allerdings für mich noch viel zu früh.

Ich möchte nicht wissen, wie viel bei mir herausgekommen wäre, wenn man damals in den Kopf hätte spritzen können. Das ging aber wie gesagt leider nicht.

Diese Woche half mir aber so weit weiter, dass ich in der Lage war, manchmal ein bisschen mit meiner Tochter zu spielen, kleinere Spaziergänge zu machen, also einmal die Straße zum Feld hinunter und wieder zurück, und ab und zu sogar Essen für meine Familie zu machen. Auch die Sehfähigkeit hatte sich etwas gebessert, sodass ich jetzt ab und zu in der Lage war, wenigstens eine halbe Stunde lang fernzusehen, wenn auch im Liegen.

Nach unserer Rückkehr musste ich zu Hause mit vier Stunden Haushaltshilfe auskommen. Wieder wurden die Stunden von der Krankenkasse gekürzt. Wir hatten mittlerweile bereits die vierte Haushaltshilfe. Immer wieder fanden Wechsel statt, die Sarah gar nicht gut bekamen, manchmal bereits nach einer Woche. Aber ich war froh, überhaupt jemanden zur Hilfe bekommen zu haben.

Ab und zu unternahmen Carsten, Sarah und ich wieder kleinere Ausflüge in einen Tierpark oder einfach ins Naherholungsgebiet. Wenn ich nicht mehr laufen konnte, setzte ich mich einfach schon ins Auto und wartete, aber ich war wenigstens wieder dabei. In dieser Zeit nahm ich jeden Tag meine Minispaziergänge alleine wahr. Es galt, immer ein bisschen mehr in Bewegung zu bleiben, und das war ein langwieriger Prozess.

Kapitel 8

Achtung Normalität!

NOVEMBER 2003

Das erste Mal ging ich mit Sarah wieder zu ihrer alten Kinderturngruppe. Katharina und ihr Sohn Lukas hatten uns abgeholt und wollten uns anschließend auch wieder nach Hause bringen. Sarah sollte wieder ein bisschen unter andere Kinder kommen und ich schaffte es mit Mühe und Not, die eine Stunde im Sitzen durchzuhalten. Es zeigte sich allerdings, dass Sarah mit anderen Kindern gar nicht mehr gut klar kam. Sie hatte zu viele Erlebnisse zu verarbeiten, und ich musste ihr jedes Mal gut zureden mitzumachen, während ich mich nicht von der Stelle rühren durfte. Da saß ich dann auf einem Kasten am Rande der Turnhalle und schaute den Kindern beim Toben zu. Die anderen Kinder tobten fröhlich herum, nur Sarah kam immer wieder zu mir. Während sich die anderen Mütter locker unterhielten und untereinander ihre Sorgen über das Wetter, diesen grässlichen Regen und die Kälte, den letzten Urlaub und Ähnliches austauschten, wurde mir etwas klar: Das Leben der anderen war inzwischen einfach weitergegangen. Sie konnten sich in einem normalen Alltag bewegen. Ich beneidete sie glühend um diese »Sorgen«. Als Katharina uns nach dem Sport abholte, fand sie mich das erste Mal seit Wochen in Tränen aufgelöst vor. Mein Mann sagte mir später, dass er das bereits geahnt hatte, aber keine leeren Warnungen hatte vorwegnehmen wollen.

Beim nächsten Kinderturnen habe ich mich innerlich besser vorbereitet, und nach einer Weile ging es auch immer besser. Bis heute kann ich mich aber immer noch nicht so gut über das Wetter aufregen wie andere Menschen. Auch ein Regentag ist schön, wenn man gesund ist!

Carsten suchte nun, neben seinen anderen Aufgaben, nach einem neuen Kindergartenplatz für Sarah. Dies erwies sich als gar nicht so leicht. Die Zeit für die Anmeldung aller Kinder im Sommer 2004 hatten wir offenbar überschritten, und in keinem Kindergarten war noch ein Platz frei. Einen Ganztagsplatz wollten wir Sarah, sosehr ich ihn auch nötig hatte, nicht zumuten. Sie brauchte mehr als alle anderen Kinder ihre Familie. Es kam hinzu, dass wir sie nicht im Kindergarten zu Mittag essen lassen konnten, da sie viele Nahrungsmittel aufgrund von Allergien nicht verträgt. Die Kindergartenleiterin hörte sich unsere Geschichte an. Sie war völlig schockiert und erklärte sich bereit, Sarah ab März 2004 aufzunehmen. Wenn kein Platz mehr frei sein sollte, würde sie eben einen für uns schaffen.

Dieser Winter wurde sehr lang für mich. Da ich so klapperdünn geworden war, fror ich, wo ich ging und stand, egal wie sehr wir die Wohnung heizten. Die einzige Möglichkeit, einmal nicht zu frieren, bestand darin, dass ich zu Hause in einem dicken Rollkragenpullover, Hose, dicken Socken, mit einer Wärmflasche und in eine Decke eingewickelt direkt vor dem lodernden Kaminfeuer lag. Am liebsten wäre ich dort ganz hineingekrochen. Warm wurde mir eigentlich gar nicht mehr.

18. November

Immer wieder traten erneut Probleme an meinem Zahn Nummer 16 auf. Deshalb hatte ich ursprünglich Ulrikes Praxis im April aufgesucht. Der Zahn schmerzte mal wieder. Ich suchte meinen neuen Zahnarzt Dr. Bauer auf. Er fertigte eine Röntgenaufnahme von meinem Zahn an, da äußerlich nicht zu erkennen war, wo das Problem lag. Es stellte sich heraus, dass die eine Wurzel seinerzeit medizinisch nicht richtig versorgt worden war. Die eine Wurzel meines Zahnes war außerdem hohl geblieben, das heißt überhaupt nicht gefüllt worden. Fast zweieinhalb Jahre hatte ich zum Teil massive Probleme an diesem Zahn gehabt. Als der Zahnarzt die Zahnfüllung ausbohrte, schlug uns beiden ein extrem starker Gestank entgegen. Dies seien die Bakterien, die sich durch die falsche Versorgung im Zahn eingenistet hätten, erklärte er mir. Dann füllte er eine antibiotische Salbe in den Zahninnenraum und verschloss den Zahn provisorisch. In den nächsten Tagen musste ich täglich wiederkommen. Bald darauf trat eine rapide Verbesserung ein und wir konnten die Behandlung nach zwei Wochen vollständig abschließen. Zum ersten Mal hatte ich keine Schmerzen mehr im Mund. Mein Vertrauen in meinen neuen Zahnarzt war gestiegen.

20. Dezember

Leider hatte Carsten mich mit einer dicken Halsentzündung angesteckt. Der Dauerstress der letzten Monate hatte ihn in die Knie gezwungen. Mein Immunsystem war ohnehin ständig völlig überlastet, sodass ich mich gegen den Infekt nicht wehren konnte. Auch ich bekam Fieber und Halsschmerzen, die mich bis in den Januar des neuen Jahres hinein nicht mehr ganz loslassen sollten und wieder sehr entkräfteten.

An diesem Abend hatte ich deshalb ziemlich lange geweint. Ich wollte nicht schon wieder nur herumliegen können und nun lag Carsten auch noch im Bett.

Wie sollte das alles noch zu schaffen sein? Die Verzweiflung überkam mich mit voller Wucht.

Als ich am nächsten Morgen erwachte, war mein rechtes Auge stark angeschwollen.

22. Dezember

Die Praxis meiner Augenärztin liegt leider etwas weiter von uns entfernt, sodass ich wieder mal gefahren werden musste. Sie verschrieb mir eine Salbe, die ich leider überhaupt nicht vertrug. Offensichtlich enthielt sie Thiomersal als Konservierungsmittel, also Quecksilbersalze. Da die Schrift zu klein für mich war um sie zu erkennen, hatte ich mir den Beipackzettel nicht durchgelesen. Ich hätte ihn besser Carsten zu lesen geben sollen. Denn am nächsten Morgen war meine ganze rechte Gesichtshälfte so zugeschwollen, dass ich aussah, als hätte man mich geschlagen, nur dass keine blauen Flecken zu sehen waren. Quasimodo war nichts gegen mich. Am liebsten hätte ich geweint, als ich mich – immer noch mehr als unscharf – im Spiegel sah. Vielleicht kam das durch die mit den Tränen ausgeschiedenen Giftstoffe und die ausgeschwemmten Amalgam-Bestandteile, auf die ich ja allergisch reagiere. Tränenflüssigkeit schwemmt nachweislich Giftstoffe aus, die auf anderem Weg den Körper nicht verlassen. Eigentlich ist das eine gesunde Hilfestellung des Körpers, aber bei mir waren es wohl ein paar zu viele. Wenn also die geringsten Spuren davon mit den Tränen ausgespült worden waren, konnte ich mir diese Reaktion erklären.

Ich musste mich wieder zum Augenarzt fahren lassen und bekam ein anderes Medikament verschrieben. Doris, eine Freundin von mir, übernahm diese Aufgabe. Leider vertrug ich auch das zweite verordnete Medikament nicht. Ich hätte nicht gedacht, dass sich die Schwellung sogar noch verschlimmern könnte.

23. Dezember

Mein neues Hobby: Fahrten zum Augenarzt. Diesmal bekam ich einzeln dosierbare Tropfen verschrieben, die überhaupt kein Konservierungsmittel enthalten, und diese wirkten sofort. Bis zum Abend sah ich wieder halbwegs wie ein Mensch aus. Nach ein paar Tagen waren alle Schwellungen restlos verschwunden. Dafür bekam Sarah an diesem Tag eine dicke Erkältung.

24. Dezember

Fröhliche Weihnachten. Alle hingen durch und waren müde. Sarahs Erkältung wurde stündlich schlimmer. Es war eine eher ruhige Feier, bei der ich eigentlich nur dankbar war, noch am Leben zu sein. Wir feierten Weihnachten bei meiner

Schwiegermutter. Sie bekochte uns und sorgte – wenigstens bei Sarah – für eine halbwegs akzeptable Weihnachtsstimmung. Direkt nach der Bescherung am frühen Nachmittag lag ich mit dem Kopf auf der Tischplatte und war nur noch kaputt und fertig.

Mein gesamter gesundheitlicher Zustand war für mich noch nicht annähernd akzeptabel, auch ohne den Infekt. So würde ich nicht den Rest meines Lebens dahinvegetieren wollen, das stand für mich definitiv fest.

31. Dezember

Carsten bekam seinen nächsten grippalen Infekt. Kein Wunder. Er musste ständig Kraft für uns alle drei aufbringen und »nebenbei« noch arbeiten. Diesmal lag er richtig fest im Bett und rührte sich den ganzen Tag nicht von dort weg. Seine Kräfte waren restlos aufgebraucht. Ich begann mir langsam Sorgen zu machen, wie lange er diese Belastung noch durchhalten könnte. Mit 38 Jahren war er im besten Alter für einen Herzinfarkt. Sarah war auch immer noch nicht fit. Ich hatte zwar kein Fieber mehr, aber der Infekt hatte mich zusätzlich extrem geschwächt. Die Wohnung von Familie Falke war am Ende des Jahres 2003 ein wahres Krankenlager. An ein Durchhalten bis 24.00 Uhr oder sogar Feiern war für uns überhaupt nicht zu denken. Es schien uns keine gute Ausgangsbasis für einen Start in das neue Jahr zu sein, aber irgendwie musste es weitergehen.

Januar 2004

Mein Zustand hatte sich irgendwie nicht so gebessert, wie Dr. Krüger es sich erhofft hatte. Ich war extrem müde und spätestens ab 17.30 Uhr kaum noch wachzuhalten. Was machte ich bloß falsch? Im Februar sollte ich wieder topfit sein und jetzt lag ich immer noch in der Ecke. Ich hatte Willen für drei Menschen, aber es klappte einfach nicht.

In dieser Zeit war uns wieder einmal Dr. Mutter eine große Unterstützung. »Das ist auf jeden Fall immer noch die Folge der Schwermetallvergiftung«, war er sich ganz sicher. War ich zuvor durch die Infekte wahrscheinlich bereits chronisch vergiftet gewesen, so war durch Ulrikes Eingriff noch eine schwere akute Vergiftung hinzugekommen. Durch den damals vorgenommenen Allergietest war mir klar, *ich hatte eine Vergiftung mit einem Stoff im Körper, auf den ich auch zusätzlich noch allergisch reagierte.* Das verschlimmerte die Reaktion natürlich noch.

Diesmal nahm ich auf Anraten von Dr. Mutter alleine zu Hause drei DMPS-Reinstoffkapseln. Das andere DMPS-haltige Medikamtent, so erklärte er Carsten, habe für mich offenbar zu viele Nebenwirkungen. Wahrscheinlich würde ich das Titandioxid, einen der Inhaltsstoffe, nicht vertragen. Ich sollte mir aus einer bestimmten Apotheke die dort hauseigen hergestellten Kapseln mit der **Di**mercapto**p**ropan**s**ulfonsäure besorgen. Die enthielten diesen Stoff ausschließlich und in Reinform.

Schlagartig verbesserte sich meine Müdigkeit. Dr. Mutter erklärte mir, dass das ganze Immunsystem durch eine Vergiftung derartig geschwächt werde, dass der Körper mit bereits bestehenden Vorerkrankungen plötzlich nicht mehr fertig werden könne. Was vormals gerade noch reguliert werden konnte, ist dann plötzlich zu viel.

Durch eigene Betroffenheit mit Amalgam ist Dr. Mutter Arzt geworden. Deshalb kennt er sehr gut die Vielfältigkeit der mit dieser Erkrankung verbundenen Symptome. Ihm ist bewusst, dass jeder Fall anders geartet ist. Ein Mensch entgiftet gut, ein anderer schlecht. Die neueste Forschung befasst sich damit, dass bestimmte Gene Rückschlüsse auf die Entgiftungsfähigkeit eines Menschen erlauben könnten. Nun kamen wir wieder auf Frau Dr. Klein zu sprechen. Im August des Vorjahres war sie leider im Urlaub gewesen. Sie war nun im Begriff, zum 1. Februar 2004 in eine eigene Praxis umzuziehen.

Wir telefonierten mit ihr und sie erklärte sich bereit, mich sofort nach dem Umzug in die neue Praxis zu bestellen. Also hieß es für uns wieder warten. Viele Vortelefonate wurden geführt. Frau Dr. Klein war die Erste, die uns riet, sofort das Schnurlostelefon zu entfernen und kein Handy mehr zu benutzen. Die Blut-Hirn-Schranke wird offenbar durch ein kurzes Handytelefonat bis zu acht Stunden lang aufgehoben, sodass sämtliche Giftstoffe in dieser Zeit ungehindert in den Kopf gelangen können. Vor unserem ersten Treffen füllte ich einen umfangreichen Fragebogen zu meiner Krankengeschichte aus. Mit dem wollte sich Frau Dr. Klein bereits vor meinem Eintreffen beschäftigen. Unter anderem listete ich meine damaligen Beschwerden auf:

- Schwindel und Ohnmachtsgefühle
- Schlechte Sehfähigkeit (verschwommenes Sehen) und
- Schlechte Reaktionsfähigkeit
- Lichtempfindlichkeit
- Extreme Müdigkeit und Apathie
- Verlust von Denkfähigkeit, Gefühl wie Watte im Kopf
- Schmerzen und Lärmempfindlichkeit /Zusammenschrecken
- Pfeifende Ohrgeräusche, oftmals brennende Augen
- Trockene, brennende Kehle, dabei jedoch starke
- Schleimentwicklung im Mundraum
- Trockene Nasenschleimhaut
- Extrem niedriger Blutdruck

- Starke Akne
- Starke Kälteempfindlichkeit, dabei immer wieder nächtliche Schweißausbrüche
- Druck und Schmerzen im Bauch, geschwollene Lymphknoten in den Leisten, die beim Gehen schmerzen
- Schwäche und rasche Ermüdbarkeit im gesamten Körper,
- Muskelschwäche
- Angstattacken, immer wieder Albträume.

Kapitel 9

Weit ist der Weg zum Therapeuten

FEBRUAR 2004

Die extreme Müdigkeit hatte sich wieder eingeschlichen. Ich brauchte eine ganze Woche, um die Koffer für die Behandlungswoche bei Frau Dr. Klein zu pakken. Wieder fuhren wir eine weite Strecke für eine ärztliche Behandlung. Frau Dr. Kleins Praxis lag in der Nähe des Wohnortes meiner Eltern, ziemlich hoch in den Bergen. Unvorstellbar, aber wahr: Wir hatten bei uns vor Ort und in der näheren Umgebung immer noch niemanden gefunden, der sich auskannte. Das ist bis heute so.

Diesmal war es hoher Winter und wir beauftragen meinen Vater, vorab einmal zu sichten, ob wir überhaupt zur Ärztin in die Berge durchkommen würden. Es dürfte gehen, solange sich das Wetter halten und nicht noch weiter verschlechtern würde, informierte er uns. Der Schnee lag bei meinen Eltern derzeit meterhoch. Man konnte direkt vor ihrer Haustür nicht einmal mehr die Straße vom Bürgersteig unterscheiden. Zu unserem großen Glück taute es am Tag vor unserer Ankunft gewaltig. Die Temperaturen stiegen plötzlich von ein paar Graden unter Null auf über zehn Grad über Null an. Wir sahen die riesigen, am Straßenrand aufgeschütteten Schneehügel und hatten jetzt erst eine ungefähre Ahnung davon, was uns erwartet hätte, wenn diese Schneemassen nicht vorher größtenteils weggetaut wären. Am Tag vorher wären wir definitiv mit unserem Auto hier noch nicht durchgekommen, das wurde uns jetzt klar. Auch wir mussten ja einmal Glück haben. Zum dritten Mal innerhalb eines halben Jahres trafen wir bei meinen Eltern ein.

2. FEBRUAR

Am nächsten Morgen fuhren wir, umgrenzt von den immer gewaltiger aufgetürmten Schneehügeln, den Berg hinauf. Je mehr wir an Höhenlage gewannen, desto höher lag noch der Schnee am Straßenrand. Es war strahlender Sonnenschein an diesem Tag. Mein Vater hatte uns eine Karte ausgedruckt, sodass wir den Weg ohne Schwierigkeiten fanden. An der Praxis angekommen, fanden wir morgens um 8.00 Uhr noch niemanden dort vor. Es war eine schöne Sicht von der Praxis aus, ein dunkelblauer Himmel im Sonnenschein erstreckte sich über uns, und Schnee bedeckte alle Hügel um uns her.

Eine Fahrradfahrerin kam auf uns zu, einen Blumenstrauß in der Hand. Es war Frau Dr. Klein, die sich den Weg von ihrem weiter unterhalb im Ort gelegenen Haus durch den Schnee bis zu ihrer Praxis hinaufkämpfte. Sie überreichte mir den Blumenstrauß: »Sie sind die allererste Patientin in meiner neuen Praxis.« Das fand ich einen guten Einstieg und eine tolle Geste.

In den Praxisräumen war es noch eiskalt, aber urgemütlich. An der Wand zwischen Küche und Behandlungszimmer gab es einen riesigen alten Kamin, der noch mit mehreren Zügen zur Luftzufuhr und -abfuhr ausgestattet war. Befeuert wurde er von der Küche aus, und Carsten brachte ihn zusammen mit Frau Dr. Klein erst einmal in Schwung. Bald durchzog der Duft des Feuers den hellen, freundlichen Raum. Es war eine großartige Atmosphäre, die mich so gar nicht an eine Arztpraxis erinnerte. Der Blick aus dem Fenster führte in die Weite, über weich fallende Schneehänge, die in der Sonne glitzerten. Ich fühlte mich hier sofort unwahrscheinlich gut aufgehoben.

Wir kamen auf den eigentlichen Grund unseres Besuches zu sprechen und arbeiteten gemeinsam einen auf mich optimal zugeschnittenen Plan aus. Ich sollte danach zunächst einmal alle drei Wochen selbstständig zu Hause vier DMPS-Kapseln nehmen. In den nächsten Tagen erhielt ich eine wahre Fülle von medikamentösen Möglichkeiten, Adressen, Tipps, Ernährungs- und Buchvorschlägen. Auch die Adresse eines Kollegen, Dr. med. Karl-Heinz Braun-von Gladiß, wurde uns wärmstens empfohlen. Ich würde ihn später noch oft aufsuchen. Das wusste ich damals allerdings noch nicht. Eine erste Ahnung überkam uns, dass der Mensch immer ganzheitlich zu sehen und zu behandeln ist …

Stundenlang saßen wir jeden Tag in der Praxis und unterhielten uns. Frau Dr. Klein war ein wandelndes Lexikon und Adressbuch, das sagte sie auch selbst über sich. Carsten schrieb alles fleißig mit, weil wir bei jedem Termin in den folgenden Tagen immer noch eine Menge dazulernten und nützliche Informationen erhielten.

Als Umweltmedizinerin behandelte Frau Dr. Klein zu dieser Zeit zum Beispiel auch einen jungen Mann im Alter von 27 Jahren. Er war bei einem großen, bekannten Pharmakonzern tätig gewesen und hatte dort mit chemischen Substanzen zu tun gehabt, die sich offenbar nicht so günstig auf seine Gesundheit ausgewirkt hatten. Die Chemikalien hatten ihn so aus der Bahn geworfen, dass er nicht mehr in der Lage war zu arbeiten. Er war unter anderem dermaßen elektrosmogempfindlich geworden, dass er nicht einmal mehr in einem ganz normalen Haus leben konnte und daher mitten im Wald in einem kleinen Wohnwagen wohnte. Nach monatelanger Entgiftung der Chemikalien konnte er immer noch nicht auch nur in die Nähe einer Stadt gehen. Frau Dr. Klein erklärte mir, er würde bei einer Einlieferung in ein Krankenhaus nicht einmal so lange überleben, wie nötig sei, den Ärzten zu erklären, dass er Elektrosmog auf keinen Fall vertragen könnte. Wie schrecklich, dagegen ging es mir ja geradezu gut.

Später erfuhr ich, dass er schon wieder stundenweise einen Stadtbummel machen konnte. Eine Dokumentation seines Falls war in dieser Zeit im Fernsehen ausgestrahlt worden. Eine andere Freundin von Dr. Klein, selbst Ärztin, hat eine Ferienwohnung auf einer Nordseeinsel. Sie lebt dort abgeschieden von allen Umweltgiften, nach einer schweren Amalgamvergiftung. Aufgrund ihres fortgeschrittenen Alters waren ihre gesundheitlichen Probleme nie wieder ganz zu beseitigen. Wer sie besuchen will, darf weder rauchen, ein Handy bei sich haben oder auch nur Parfüm benutzen.

Zum ersten Mal überkam mich die Erkenntnis, dass ich mit meinen Problemen keineswegs ein Einzelfall war. Diese Erkrankung war offenbar gar nicht einmal so selten, wie ich angenommen hatte, nur war die Symptomatik sehr vielfältig und individuell verschieden. Amalgam befindet sich eben in (fast) aller Munde, und da es auch allen anderen Giftstoffen den Weg in die Zellen ebnet und dafür sorgt, dass sie diese nicht mehr verlassen können, ist es ein äußerst vielschichtiges und allgemeines Problem. Meine Mutter meinte einmal: »Ach, deshalb sitzt mein ehemaliger Zahnarzt bereits in viel zu jungen Jahren mit Alzheimer in einer Pflegeeinrichtung. Er wird jeden Tag mit seinem Rollstuhl ein bisschen in der Sonne abgestellt ...«

Die Kosten für die neuen Medikamente vergrößerten das Loch in unserer Kasse. Damit nicht genug: Der Medizinische Dienst der Krankenkasse teilte uns mit, mittlerweile hätten alle gesundheitlichen Beschwerden endgültig abgeklungen sein müssen. Die weiteren Kosten würden von jetzt ab nicht mehr übernommen. Von den eigentlichen Ausmaßen, die eine Vergiftung durch Quecksilber aus Zahnamalgam annehmen kann, hatten die Ärzte dort leider keine Ahnung. Alle Einwände meines Mannes, er werde gern selbst mit dem Medizinischen Dienst sprechen und Unterlagen beibringen, aus denen die Notwendigkeit der weiteren Behandlung hervorgehe, brachten uns gar nichts. Jetzt lernte ich eine neue Lektion, die ich niemals wieder verlernen werde: Hast du kein Geld, die Kosten deiner Erkrankung zu bezahlen, kannst du sterben und niemanden kümmert es auch nur im Geringsten!

Jetzt mussten wir also finanziell ohne die Krankenkasse im Rücken klarkommen. Ein mulmiges Gefühl..

Frau Dr. Klein stellte in den diversen Gesprächen fest, sie habe kaum jemals einen Patienten gehabt, der einen so festen Willen hatte, gesund zu werden. Ich hatte offenbar immer noch sehr viel Quecksilber im Gehirn und im Rückenmark. Meine Symptome im Kopf waren daher die Folge meiner immer noch massiven Vergiftung.

Ein Arzt, Dr. Omura, hat entdeckt, dass die spanische Petersilienart Koriander als bislang einziger bekannter Stoff in der Lage ist, die Blut-Hirn-Schranke zu durchbrechen und die Ionenkanälchen dort zu öffnen. Leider muss vor Beginn der Koriandereinnahme zunächst der Körper weitestgehend von Quecksilber befreit sein. Ansonsten wird sogar, statt eine Entgiftung zu erreichen, das im Bindegewebe eingelagerte Quecksilber ins Gehirn verschoben. Also kam dieses Medikament für mich noch nicht in Frage. Während Frau Dr. Klein die Medikamente vorsichtig dosieren wollte, bevorzugte Dr. Mutter mehr die »Haudrauf«-Methode: Augen zu und durch. Das Gift musste raus, und es sollte ja auch einmal ein Ende in Sicht sein. Beide Methoden haben ihre Vorzüge. Für mein Leben gerne hätte ich endlich mit der Entgiftung des Kopfes bzw. des Gehirns begonnen. Manchmal war es so schwer, geduldig zu sein.

In dieser Woche lernte ich Dr. Mutter persönlich kennen. Er hielt eine Vorlesung in der Universitätsklinik Freiburg, wo er in der Ambulanz für Umweltmedizin tätig ist, und suchte für seinen Vortrag über die toxischen Auswirkungen von Amalgam am 5. Februar noch eine Patientin, die ihren Fall persönlich vorstellen wollte. Trotz meiner Schwäche entschied ich mich spontan, nach Freiburg zu fahren.

5. Februar

Zunächst suchten wir Dr. Mutter an seinem Arbeitsplatz auf. Wir erkannten ihn sofort, da wir bereits ein Foto auf dem Umschlag seines Buches gesehen hatten. Die Zeit drängte und wir begaben uns sofort nach unserer Ankunft zum Vorlesungssaal.

Die meisten Anwesenden waren ziemlich betroffen, als Dr. Mutter seinen Vortrag beendet hatte. Nun erzählte die erste Patientin ihre Geschichte, die bereits seit zwanzig Jahren andauerte. Auch diese Krankengeschichte war erschütternd. Danach begab ich mich nach vorne und erzählte meine Geschichte. Es war totenstill im Saal. Abschließend erklärte ich, dass ich bis heute noch nicht ganz genesen war und immer noch, so wie ich dort saß, nicht richtig sehen konnte. Alle Anwesenden sah ich nur verschwommen wie durch einen durchsichtigen Vorhang. Es folgten einige Fragen der Anwesenden an mich und an Dr. Mutter. Ich bat alle Hörer, wenn sie einmal einen Patienten mit ähnlichen Problemen hätten, ihm wenigstens Glauben zu schenken und zu versuchen, ihm zu helfen oder ihn einem fachlich versierten Arzt zu übergeben.

Ich fuhr mit dem Gefühl nach Hause, einen mutigen Schritt in die richtige Richtung getan zu haben. Vielleicht konnte man ja anderen Menschen Ähnliches ersparen.

Bei unseren tagelangen Medikamenteneinkäufen hatten wir unter anderem reduziertes Glutathion besorgt, das mir per Infusion gegeben werden sollte. Es soll die Zellen von Giftstoffen befreien und hilft als Infusion besser als in Tablettenform. Allerdings darf es erst bei fortgeschrittener Entgiftung des Bindegewebes gegeben werden. Die war bei mir allerdings noch nicht so fortgeschritten, wie alle (außer mir selbst) glaubten.

Da Frau Dr. Klein am nächsten Tag ihren Fernsehbeitrag aufnehmen lassen wollte und das Fernsehteam in ihrer Praxis filmte, bat sie mich, die Infusion von einem Kollegen durchführen zu lassen. Ich hatte irgendwie ein ganz ungutes Gefühl bei der Sache, und sagte ihr das auch. Sie erwiderte, dass ich doch auch irgendwann einmal wieder besser sehen können wollte. Das wollte ich natürlich. »Im schlimmsten Fall passiert einfach gar nichts und das Mittel schlägt nicht an«, teilte sie mir mit. Im Übrigen müsse ich Geduld haben. Derartige Erkrankungen dauerten mindestens ein Zehntel der Zeit, die das Amalgam sich insgesamt im Körper befunden habe. Bei mir war das Amalgam ungefähr fünfzehn Jahre lang im Mund gewesen. Dazu kam noch die Schwere meiner Vergiftung. Frau Dr. Klein schätzte ganz grob, dass ich noch mindestens zwei Jahre, wenn nicht sogar länger, bis zur vollständigen Genesung benötigen würde. Das erschien auch mir logisch und passte auch mit den Prognosen von Dr. Mutter zusammen. So schnell geht leider das ganze Quecksilber nicht wieder aus dem Körper heraus.

6. Februar

Trotz sehr ungutem »Bauchgefühl« ließ ich mir in der Praxis die Infusion anlegen. Es war das letzte Mal, das ich gegen mein eigenes Gefühl gehandelt habe. Schon während die Infusion sehr langsam durchlief, wurde mein linker Arm taub. Dort war die Infusionsnadel angebracht worden. Ich fühlte mich irgendwie unwohl. Na prima, jetzt wirken sich deine Ängste doch schon auf den Körper aus, dachte ich zunächst. Du erwartest, dass du dich schlecht fühlst und dann passiert es zwangsläufig auch. Nach über einer Stunde verließ ich die Praxis. Ich war zunehmend zittrig und mir brach der Schweiß aus. Auch die Taubheit im Arm ließ nicht nach. Meine linke Handfläche brannte und die Zehen an beiden Füßen wurden taub.

Was ich nicht wusste: Glutathion soll erst im fortgeschrittenen Entgiftungsstadium gegeben werden, andernfalls können sich massive Symptome einstellen durch die Umverteilung des Quecksilbers aus den Depots im Körper.

7. FEBRUAR

In dieser Nacht wachte ich plötzlich davon auf, dass mein ganzer Körper wie Feuer brannte. Mein Herz raste, als wollte es zerspringen. Ich hatte das Gefühl, es ginge jeden Moment mit mir zu Ende. Ich schwitzte wie im Fieber. Hatte mich jetzt schon wieder eine Virusgrippe erwischt? Nach zwei Stunden ließen die Symptome zunächst nach und ich schlief wieder ein.

SONNTAG

An diesem Morgen fuhren wir nach Hause, denn Carsten musste am Montag wieder arbeiten. Es war wieder einmal eine überaus stressige und wenig erholsame Urlaubswoche für ihn gewesen. So gut wie möglich hatte Carsten sich bemüht, in der reichen Schneefülle der umliegenden Berge wenigstens mit Sarah Schlitten zu fahren. Der Schlitten geriet bei der rasanten Abfahrt in ein Loch, und Carsten und Sarah flogen vom Schlitten. Carsten warf sich noch in der Luft zur Seite, um zu verhindern, dass er mit seinen hundert Kilogramm auf unserer kleinen Sarah landete. Diese Aktion hatte leider zur Folge, dass er sich dabei den Rücken verrenkte.

Auf dem Rückweg besuchten wir meinen jüngsten Bruder Martin und seine Familie. Es war nur ein kurzer Schlenker, etwa fünf Kilometer von der Autobahn entfernt. Endlich konnte ich sie alle einmal wiedersehen. Ich fühlte mich zwar miserabel, aber wenigstens haben wir fünf Stunden miteinander verbracht. Ich ahnte zu diesem Zeitpunkt noch nicht, dass es meine letzten fröhlichen Stunden für die nächsten Wochen sein sollten. Zwar fühlte ich, irgendetwas war mit mir nicht in Ordnung, aber das ging mir zwischendurch ja immer wieder so. Mal ging es mir etwas besser und an manchen Tagen auch mal schlechter. Bei einer derartigen Erkrankung, so dachte ich bislang, kann es ja mit fortschreitender Entgiftung sowieso immer nur weiter bergauf gehen. Man kann sich aber auch täuschen …

Kapitel 10

Wenn du einmal denkst, es geht nicht mehr …

9. BIS 13. FEBRUAR 2004

… kommen doch von irgendwo noch mehr Symptome her! Denn das Brennen am ganzen Körper trat wieder auf und verschlimmerte sich rasend schnell, bis es schier unerträglich wurde. Meine Hände und Füße wurden taub und ich hatte wieder »Ameisenbisse« und starke Muskelzuckungen in den Waden. Nachts wurde es noch schlimmer. Die ganze Woche war ein einziger Albtraum. Ich geriet fast in Panik, wieder einmal konnte mir niemand in meiner Nähe helfen. Das gab es doch gar nicht. Ich wusste damals nicht, dass ich für eine Infusion mit Glutathion einfach noch zu schwer vergiftet war. Es ist sehr schwer für einen Behandler, das noch bestehende Ausmaß der Vergiftung zu erkennen, zumal wenn der Vergiftete, kaum noch Quecksilber im Urin aufweist, da er schlecht entgiftet. Glutathion kann dann schwere Vergiftungssymptome verursachen.

14. FEBRUAR

Es ging mir mit jedem Tag schlechter. Die Beschwerden wurden so schlimm, dass mir nichts anderes übrig blieb, als wieder einmal ein Krankenhaus aufzusuchen.

Meine rechte Gesichtshälfte wurde taub, dann die Zunge, das Brennen am ganzen Körper war kaum noch zu ertragen. Es wanderte manchmal, und am Morgen hatte ich jedes Mal an anderen Stellen großflächige rote Hautstellen, die ich mir nicht erklären konnte. Die stärker werdenden Muskelzuckungen in den Beinen gaben mir den Rest.

Bei der Aufnahme im Krankenhaus stellte der Arzt zunächst eine *subjektive* Verminderung der Empfindungen an Armen und Beinen fest. Er hielt mir ein mit Kältespray behandeltes Wattestäbchen an Arme und Beine und ich spürte es kaum. *Subjektiv* deshalb, weil man mein eigenes Empfinden ja nicht medizinisch verifizieren konnte. In dieser Nacht nahmen die Beschwerden quälende Ausmaße an. Ich ließ den behandelnden Nachtarzt rufen, um abzuklären, ob man nicht irgendetwas für mich tun könne. Er schlug vor, mir eine Beruhigungstablette zu geben. Dies lehnte ich jedoch ab. Da ich meine Ängste vor einer weiteren Verschlimmerung so sachlich wie möglich vorgebracht hatte, verstand ich diese Reaktion nicht. »Warum sind Sie dann hier, wenn Sie sich nicht behandeln lassen wollen?«, wurde ich unwirsch belehrt. »Ich will mich ja behandeln lassen, nur nicht auf diese Art«, erwiderte ich.

Das ganze Wochenende hindurch lag ich wieder einmal in einem Krankenhausbett und wartete auf weitere behandelnde Maßnahmen. So ein Wochenende kann ziemlich lang werden. Ich hatte eine Bettnachbarin, die unter Multipler Sklerose (MS) litt. Sie war noch sehr jung, jedoch bereits Rentnerin, und hatte wieder einmal einen Schub erlitten. Nun hatte ich jemanden zum Reden.

Auch bei mir bestand Verdacht auf Multiple Sklerose. Zu diesem Zweck sollte eine Kernspintomographie durchgeführt werden.

16. Februar

In einer Untersuchung der Nervenleitgeschwindigkeit meiner Beine (SEP-Untersuchung) zeigte sich nun auch objektiv messbar, dass sie hier deutlich verringert war. Wo genau meine Nervenleitungen Probleme hatten, ließ sich nicht genau feststellen; irgendwo zwischen den Hüften und Füßen. Wodurch solche Dinge verursacht werden und wie sie zu behandeln sind, konnte mir im Krankenhaus niemand beantworten. Heute weiß ich, dass sie eine Folge der Quecksilbereinlagerung in meinen Zellen waren.

17. Februar

Meine Augen wurden nochmals gründlich untersucht. Dabei wurde unter anderem das Gesichtsfeld getestet, ich musste Farben mit einem zugehaltenen Auge sortieren, Knöpfe drücken, sobald ich einen Punkt auf dem Monitor wahrnahm, und Ähnliches. Es konnten jedoch abermals keine Probleme an meinen Augen festgestellt werden.

Für diesen Tag war auch eine Lumbalpunktion angesetzt worden. Die Ärzte wollten mein Gehirnwasser untersuchen. Dabei wurde mir unter lokaler Betäubung der Einstichstelle Flüssigkeit aus dem Rückmark entnommen. Alleine die Länge der Spritzennadel ließ mich schon zusammenzucken. Die Stelle zwischen den Wirbeln muss ganz genau getroffen werden, sonst drohen im schlimmsten Fall Querschnittslähmung oder lebenslange Taubheiten. Dass ich über solche möglichen Folgen informiert worden war, musste ich vor der Punktion natürlich unterschreiben. (Ja, das mit dem Aufklären hätte vor ein paar Monaten mal jemand so ernst nehmen sollen …) Auf gar keinen Fall durfte ich mich während der Punktion bewegen, dabei war der Druck unerträglich, der Schmerz hingegen hielt sich in Grenzen. Das Rückenmark selbst kann ja nicht betäubt werden und es wurde mir schwindelig dabei. Nach der Gehirnflüssigkeitsentnahme musste ich in den nächsten Stunden unbedingt liegen bleiben, ohne mich auch nur im

Geringsten zu bewegen. Dann sollte ich viel trinken. Das ist besonders wichtig. Durch die Flüssigkeitsentnahme fehlte dem Gehirn nun Wasser, und es bestand die Gefahr, dass es sich im Schädelbereich leicht bewegen und dort anstoßen würde, was starke Kopfschmerzen zur Folge hätte.

Nun war es vorüber. Meine Beine waren noch halbwegs zu fühlen, Gott sei dank. Allerdings hatte ich noch über vierzehn Tage lang Probleme beim Stehen, an der Einstichstelle und abwärts in die Beine führend.

18. FEBRUAR

An diesem Tag sollte ich eine Kernspintomographie durchführen lassen. Leider war eines der beiden Geräte in der Klinik defekt geworden. So blieb für alle Untersuchungen des gesamten Krankenhauses nur das eine Gerät übrig, was dessen Kapazität beinahe sprengte. Es dauerte bis 23.00 Uhr, bis ich endlich zu diesem Termin gerufen wurde. In dieser Zeit hatte ich reichlich Gelegenheit zu grübeln. Die Zeit verrann und das zermürbte mich zunehmend. Was würde geschehen, wenn ich wirklich unter Multipler Sklerose litt? Meine Nachbarin zu sehen reichte aus, um mir vorzustellen, wie es mir ergehen könnte, sollte sich der Verdacht bewahrheiten.

MS-ähnliche Symptome sind in Verbindung mit Amalgam keine Seltenheit. Derzeit wird sogar ein bislang nur vermuteter Zusammenhang von Belastungen durch Amalgam und MS medizinisch nachgewiesen. Bei etlichen MS-Patienten bessern sich die Symptome nach einer Amalgamentfernung und anschließenden vorsichtigen Ausleitung bis hin zu vollständiger Genesung in Einzelfällen. Hier tun sich ziemliche Abgründe auf. Erst heute wird mir die Größe des Problems Amalgam mehr und mehr bewusst. Was wird der Menschheit mit einem solchen Material angetan?

Nun, mitten in der Nacht, lag ich in der »Röhre«. Ich bekam für diese Untersuchung ein Kontrastmittel gespritzt, für das ich mir zuvor wieder eine Nadel legen lassen musste. Der durchführende Arzt war sehr nett. Ich konnte mit Hilfe eines Spiegels, der über meinem Kopf angebracht war, meine Füße sehen, sodass ich keine Platzangst bekam. Danach wartete ich kurz im Nebenraum auf das Ergebnis.

Nach der Untersuchung sagte der Arzt mir, es seien keinerlei Hinweise auf hirnorganische Veränderungen zu erkennen. Also kein Hinweis auf MS. Welch ein Stein fiel mir vom Herzen!

20. FEBRUAR

Es folgte noch eine Reihe von Untersuchungen. Unter anderem sollten bei mir sogenannte F-Wellen im Gehirn dargestellt werden. Dazu wird mittels Starkstrom, der direkt auf dem Kopf eingesetzt wird, ein elektrischer Impuls gegeben. Im Erfolgsfall werden die F-Wellen des Gehirns grafisch dargestellt auf einen Bildschirm übertragen. Dies funktionierte jedoch nur, wenn ich mich völlig unvorbereitet auf das Ereignis zeigte und es mir gelang an etwas völlig anderes zu denken. Erwartete ich den Schlag, was zwangsläufig passierte, denn ich wusste ja, dass er kam, zeigte sich leider kein verwertbares Ergebnis. Für fünf verwertbare Wellen benötigte ich ungefähr fünfundzwanzig Starkstromschläge. Sie taten enorm weh und ich erschrak jedes Mal fast zu Tode. Dann musste ich für die nächste Testung wieder an etwas völlig anderes denken. Es wollte und wollte bei mir nicht klappen. Ich riss mich zusammen, um nicht noch mehr unverwertbare Wellen zu produzieren. Mittlerweile standen drei junge Ärzte um mich herum, die alle richtig nett waren und sich bemühten, mir Tipps zu geben. Deshalb dachte ich an die See und stellte mir vor, wie ich dort gesund am Strand in der Sonne läge … »Knall«, der Schmerz zerriss mir fast das Gehirn, aber eine brauchbare Welle erschien auf dem Bildschirm. Noch ein paarmal, und ich hatte auch das hinter mich gebracht.

Ich taumelte mehr als dass ich noch ging aus dem Raum. Das war wirklich die Grenze des Belastbaren.

Für diesen Tag hatten die Ärzte noch eine zweite Kernspintomographie (MRT) veranlasst. War zuvor nur der Kopf dargestellt worden, so sollte jetzt noch einmal die Halswirbelsäule untersucht werden, um festzustellen, ob der Kopf durch Probleme an der Halswirbelsäule nicht richtig durchblutet würde. Also wurde mir wieder eine Kanüle gelegt und ich musste erneut in die Röhre. Diesmal wurde mir die Kanüle aber erst gelegt, während ich schon halb in der Röhre lag. Ausgerechnet der bei meiner Einweisung Nachtdienst habende Arzt prokelte und prokelte an meiner Hand herum. Die Nadel wollte sich nicht legen lassen. Irgendwann meinte er zu mir: »Das muss doch weh tun, warum sagen Sie denn nichts?« Es tat mir höllisch weh, aber ich hätte mir lieber die Zunge abgebissen, als auch nur einen Ton von mir zu geben. Vor diesem Arzt würde ich mir auf gar keinen Fall noch mal die geringste Blöße geben.

Nach sieben Tagen wurde ich entlassen. Niemand konnte mir sagen, was meine Symptome verursacht hatte.

Zum vierten Mal innerhalb eines Dreivierteljahres war ich im Krankenhaus auf den Kopf gestellt worden. Zu Hause angekommen, hatte ich kaum noch die Kraft, alleine auf die Toilette zu gehen, ich konnte keine dreihundert Meter mehr gehen. Stefan scherzte in dieser Zeit immer, wenn er mich sah: »Wenn hier was klappert, sind das bestimmt nur deine Knochen.«

Die nächsten Wochen versuchte ich jeden Tag ein bisschen spazieren zu gehen. Jeden einzelnen Fußschritt musste ich mir mühsam erkämpfen. Geradezu darüber nachdenken, was ich tat: Fuß anheben, abrollen, dann den anderen Fuß heben … Ich nahm nach einigen Wochen auf diesen Wegen immer mein Fahrrad mit und schob es neben mir her. Falls ich gar nicht mehr gehen konnte, könnte ich mich immer noch aufs Fahrrad setzen und im Schneckentempo irgendwie zurückkommen. Ständig trug ich mein ausgeschaltetes Handy bei mir und erklärte Carsten, welchen Weg ich nehmen würde. Er sollte mich im Notfall, falls ich einmal vor Erschöpfung umfallen sollte, wenigstens gleich finden können. Dabei machte ich jeden Tag Pause an einer kleinen Bank am See. Während ich aufs Wasser schaute, stellte ich mir immer vor, dies alles eines Tages wieder scharf sehen zu können.

Mittlerweile hatte ich keine äußerlich sichtbaren Muskeln mehr. Natürlich, ein Rest muss vorhanden gewesen sein, sonst hätte ich nicht stehen können. Aber der war sicherlich ziemlich kläglich. Selbst wenn ich die Beine anspannte, kam noch nicht einmal die Ahnung eines Muskels dabei heraus. Alles an mir war einfach nur noch schlaff und klapperdünn. Ich war in meinem Körper gefangen, ohne eine Möglichkeit, der Krankheit zu entkommen.

24. Februar

Ein weiteres Mal besprachen wir uns mit Dr. Mutter. Er erklärte uns, dass das Glutathion offenbar in ein »Wespennest« aus Quecksilber gestochen hatte. Ich sollte jetzt versuchen, so schnell und so viel Quecksilber wie möglich auszuleiten, um endlich einen körperlich guten Zustand wiederherzustellen. Wenn ich noch lange solche gesundheitlichen Probleme hätte, würden schwere Folgeschäden für mich nicht mehr zu vermeiden sein.

Ich nahm also wieder DMPS-Reinstoffkapseln, diesmal vier Stück. Im Gegensatz zum ersten Medikament hatte ich dieses DMPS-Mittel ja immer sehr gut vertragen. Das Mittel wird innerhalb von 48 Stunden zusammen mit dem Quecksilber und anderen Metallen (siehe zweiter Buchteil) wieder ausgeschieden. In dieser Zeit muss der Urin so basisch wie möglich bleiben, damit es nicht zu Nierenschädigungen kommt.

25. Februar

Das rasende Brennen meines gesamten Körpers hielt an, und nachts schwitzte ich extrem, denn wieder wollte mein Körper seine Gifte loswerden; aber ansonsten ging es mir etwas besser. Am nächsten Tag waren alle Taubheiten und das Brennen wie weggeblasen. Ich war erleichtert, denn das ließ doch darauf schließen, dass ich mit meiner Vermutung richtig lag. Ab jetzt könnte es ja nur noch bergauf gehen.

28. Februar

Leider war die Freude nur von kurzer Dauer, denn das Brennen kehrte zurück und mit ihm die Muskelzuckungen am ganzen Körper. Warum das so war, weiß ich bis heute nicht, vielleicht war durch das Glutathion tatsächlich eine so starke Ausschleusung aus den Zellen erfolgt, dass das ganze Ausmaß der Vergiftung sich jetzt erst richtig zeigte.

Frau Meyer stand uns zur Seite und suchte fieberhaft nach Lösungen. Dr. Schmidt stand auch ein wenig ratlos da; mit Amalgamvergiftungen hatte er bislang noch nichts zu tun gehabt. Die beiden beschlossen gemeinsam, mich zur reinen Vorsicht doch einmal zum Psychologen zu schicken. Dieser wurde vorab telefonisch über meinen Fall informiert. In mir keimte die Angst auf, dass die beiden mir nun auch nicht mehr glaubten. Momentan hatte ich nur noch Dr. Mutter und Frau Dr. Klein auf meiner Seite, und beide waren weit weg. Ich nahm erneut vier DMPS-Kapseln, ohne Dr. Schmidt und Frau Meyer etwas davon zu sagen. Was blieb mir anderes übrig? Frau Meyer spritzte mir weiterhin Vitamin B6 und B12.

März

Sarah wurde von Siegrid, der neuen Haushaltshilfe, die uns die Krankenkasse bis Ende April erneut bewilligt hatte, zum ersten Mal in den neuen Kindergarten gefahren. Leider konnte ich sie immer noch nicht selbst hinbringen. Bei der Anmeldung hatten wir noch mit meiner Genesung im Februar gerechnet. Siegrid fuhr mit ihrem eigenen Auto, ich saß auf dem Beifahrersitz und fuhr mit. Sarah war von meiner Erkrankung offenbar noch völlig verschreckt und es sollte sich herausstellen, dass sie die nächsten Monate lieber in irgendeiner Ecke stehend verbrachte und kaum noch ein Wort sprechen wollte. Wahrscheinlich hatte sie Angst, in dieser Zeit nicht bei mir zu sein, nach all dem, was sie erlebt hatte. Sie hatte ganz genau gewusst, dass es bei mir ums Leben ging, und wollte mir nun nicht mehr von der Seite weichen.

2. März

An diesem Tag hatte ich den Termin beim Psychologen. Wider alle Erwartungen war er von mir völlig unvoreingenommen, hörte sich meine ganze Geschichte in Ruhe an und fragte mich dann, weshalb ich denn eigentlich zu ihm gekommen sei. Depressionen könne er beim besten Willen nicht feststellen, erklärte er mir. Ich hätte einfach nur sehr viel erlebt; da würden Antidepressiva mir auch nicht weiterhelfen. Ich bekam noch ein nervenberuhigendes Medikament in die Hand gedrückt, das ich im Bedarfsfall nehmen konnte (jedoch niemals einnahm). Erleichtert kehrte ich nach Hause zurück. Am gleichen Tag nahm ich zu Hause wieder vier DMPS-Kapseln. Niemand außer Dr. Mutter wusste davon. Eine ziemlich schlechte Situation, denn was würde geschehen, wenn ich doch einmal Probleme durch das Medikament bekäme? Ich stand zu Hause ziemlich allein da, denn niemand kannte sich hier mit meiner Erkrankung aus. Wie lange dauert so etwas, wie behandelt man so etwas? Das macht nicht gerade Mut. Gut, dass es wenigstens Dr. Mutter gab.

3. MÄRZ

Frau Meyer hatte mir mit einer Magnetresonanztherapie zu helfen versucht. Jeden Tag fuhr Carsten mich nun zu ihr in die Praxis. Später gab sie mir am Wochenende diese Matte sogar mit nach Hause, damit ich sie dort zweimal täglich weiter benutzen konnte. Ich glaube, ich tat ihr unsagbar leid. Es war auch für sie alles ziemlich schrecklich. Mein Immunsystem war einfach zu schwach, das alles zu verkraften. Ich bekam weiterhin B-Vitamin-Spritzen von ihr. Nachts fand ich kaum Schlaf, weil ich starke Muskelzuckungen hatte und mein Körper brannte und brannte. Einmal, erinnere ich mich, ist mein Mann nach einem meiner Verzweiflungsanfälle sogar aus dem Zimmer gegangen. Wortlos. Ich weinte, hatte Angst zu sterben, und er ging weg von mir. Doch er konnte es einfach nicht mehr ertragen, mich so leiden zu sehen. Seine Kraft hatte auch Grenzen.

5. MÄRZ

Morgens wachte ich auf und hatte das Gefühl, meine Knie seien innerlich wie geschwollen. Ich kam kaum die Treppe herunter. Auch meine Hände begannen stark zu schmerzen. Am nächsten Tag wurde mein rechtes Bein abends vom Fußgelenk bis zum Knie taub. Ich hatte überhaupt kein Gefühl mehr in diesem Bein. Jeden Tag war es ein anderes Bild. Die Symptome schienen sich ständig zu verändern und im Körper nach Lust und Laune zu wandern.

7. MÄRZ

Mein Bein war immer noch taub, doch jetzt ging die Taubheit über das Knie hinaus. Das machte mir wirklich Angst. Wie lange sollte das noch so weitergehen? Würde ich morgen mein Bein überhaupt nicht mehr spüren? Jedes Mal, wenn ich nachts aufstehen musste, verstärkten sich die Muskelzuckungen, die ich jetzt immer stärker bekam.

Ein Freund meines Mannes informierte uns telefonisch über einen Arzt, der mittels Elektroakupunktur Allergien beseitige. Seinen Informationen nach behandelte er auch Amalgamvergiftungen mit dieser Methode, so war es auf dem Flyer der Praxis aufgeführt. Deshalb hatte er dem Arzt meinen Fall geschildert. Ich sollte dort unbedingt einmal hingehen. Das war für mich ein Hoffnungsschimmer, ich griff nach jedem Strohhalm. Das hätte jeder in meiner Situation getan.

9. März

Mein erster Termin für die Elektroakupunktur fand statt, dem noch viele folgen sollten. Der Arzt erklärte mir, dass ich mir auf gar keinen Fall Sorgen zu machen brauchte. Durch die Elektroakupunktur werde das Amalgam besser aus dem Körper ausgeschieden als durch jedes Medikament.[2] Alle Medikamente hätten immer irgendwelche Nebenwirkungen. Ich war sehr erleichtert. Von diesen Medikamentennebenwirkungen hatte ich mehr als genug mitbekommen. Wieder ein Irrweg, der seine Ursache in der fehlenden Betreuung während der Entgiftung vor Ort zu Hause hatte.

Nach einem gründlichen Erstgespräch wurde mir eine eigene Therapeutin zugewiesen, die die zukünftigen Elektroakupunktursitzungen bei mir durchführen sollte und die meine feste Ansprechpartnerin war. Die Fülle der Patienten, das Kommen und Gehen in der großen Praxis war schier unglaublich. Viele Menschen kamen von weit her. Ganze Selbsthilfe-Allergiker-Gruppen buchten zusammen in einer nahegelegenen Pension eine Woche Urlaub und ließen sich bis zu zweimal am Tag mit der Elektroakupunktur behandeln. Ich hörte von allen Seiten über die Fortschritte, sodass ein Zeugnis über die Wirksamkeit dieser Methode entstand, wie es der Arzt sich selbst nicht besser hätte ausstellen können. Einmal traf ich sogar eine mir bekannte Mutter aus unserer früheren Krabbelgruppe, bei der ich auch Katharina damals kennengelernt hatte. Sie war mit ihrem Sohn dort und es ging ihm schlagartig besser. Er hatte eine derart starke Birkenpollenallergie, dass er eines Tages sofort von der Schule abgeholt werden musste. Bereits nach den ersten Sitzungen ging es ihm super und er

---

[2] *Diese Aussage ist allerdings keineswegs richtig, wie ich heute weiß. Im Gegenteil, dadurch wird das mobilisierte Quecksilber sogar erst recht in das zentrale Nervensystem verlagert. Zumeist verspürt man bei der reinen Elektrobehandlung deshalb zunächst eine kurzfristige Besserung, doch das nur mehr verschobene Quecksilber kann nach Jahren dadurch sogar erst recht zu schweren neurologischen Erkrankungen führen.*

hatte keinerlei Probleme mehr. Auch der Freund meines Mannes berichtete von einer enormen Besserung bei sich.

In einem Fall sei sogar eine seiner Bekannten nach der Behandlung dort von einem inoperabelen Darmkrebs geheilt worden, berichtete er uns. Das hatte die Frau ihm selbst erzählt und von ihr hatte er diese Adresse erhalten. Es waren also alles keine Geschichten aus zweiter Hand.

Allerdings traten bei vielen Patienten die Beschwerden nach ein bis zwei Jahren erneut auf.

15. März

Mein Zustand besserte sich leider nicht so stark, wie zu erwarten gewesen war. Ich schlief zwar wenigstens wieder etwas besser, aber der Rest der Symptome veränderte sich nicht. In den nächsten Wochen bekam ich Schmerzen in den Schultern, dann wieder in den Handgelenken, die Knie fühlten sich an wie mit Wasser gefüllt. Es ging rauf und runter mit meinen Beschwerden. Immer wieder bekam ich leichtes Fieber. Die Elektroakupunktur nahm ich weiter wahr, informierte jedoch den Arzt über die Tabletteneinnahme mit DMPS. Über fünfzigmal suchte ich die Praxis auf. Wieder fuhren Carsten und Sarah mit mir ständig durch die Gegend. Auch Stefan und Armin haben mich immer wieder gefahren.

11. April

Es war Ostersonntag, und gleichzeitig »feierte« ich heute meinen 35. Geburtstag. Sarah hatte morgens im Garten Ostereier gesucht. Ich legte mich mittags stundenlang ins Bett und schlief über zwei Stunden lang. Dadurch hielt ich mich abends mit einiger Anstrengung bis 21.30 Uhr wach. Stefan und Markus waren gekommen, um mit mir zu feiern, so gut ich es eben konnte. Ein Satz von Stefan ist mir besonders in Erinnerung geblieben. Er hatte seinen Eltern ständig von meinem Gesundheitszustand berichtet. Seine Mutter hatte am 8. April Geburtstag gehabt, und als sie erfuhr, dass ich als Sternzeichen ebenfalls Widder sei, sagte sie zu Stefan, er sollte mir ausrichten, »dann schafft sie es auf jeden Fall, Widder können alles.« Dieser kleine Satz hat mir später noch oft Zuversicht gegeben. Auch wenn es lächerlich klingt, aber damals sog ich aus jedem kleinen Zuspruch Kraft, klammerte mich an jeden Strohhalm.

20. April

Leider nahmen die Beschwerden immer noch nicht ab. Carsten und ich durchforsteten in unserer Not noch einmal unsere ganzen, inzwischen recht umfangreichen Unterlagen und stießen dabei auf eine Adresse, die wir von Frau Dr. Klein erhalten hatten: Dr. Karl-Heinz Braun-von Gladiß. Sie hatte ihn uns wärmstens empfohlen, falls wir mal einen kompetenten Arzt in der Nähe brauchen würden, der sich mit der Amalgamproblematik auskenne. Als ich im Jahr 2003 bei Dr. Krüger in Behandlung war, lebte Dr. Braun-von Gladiß noch in der Schweiz; er war nun wieder in seine alte Heimat zurückgekehrt.

Kapitel 11

Jetzt hilft nur noch die Ganzheitsmedizin

24. APRIL 2004

Wir riefen bei Dr. Braun-von Gladiß an, der Kürze halber nenne ich ihn ab jetzt Dr. Braun, und sprachen auf seinen Anrufbeantworter. Noch am gleichen Tag rief er zurück und erbat eine Auflistung meiner derzeitigen Symptome sowie eine Auflistung dessen, was ich bislang unternommen hatte. Außerdem benötige er die bereits vorliegenden Untersuchungsergebnisse, um sich ein Bild von mir und meiner Art von Erkrankung zu machen. Für derartig schwerwiegende Fälle bemühte er sich um eine tägliche Terminvergabe. Zu dieser Zeit hatte er jedoch eine Flut von Allergiepatienten, wie er sie selbst bis dahin noch nie erlebt hatte. Er erstickte geradezu in Arbeit und konnte mir beim besten Willen nur noch für den 30. April einen Termin geben. Ich sollte es mir überlegen, im Zweifel lieber vor Ort wieder in ein Krankenhaus gehen. Den Termin musste ich dann vorher noch einmal schriftlich bestätigen. Das tat ich auch am darauffolgenden Montag: »Wenn ich dann noch lebe, komme ich«, weinte ich in die Leitung. Nunmehr war ein ganzes Jahr vergangen seit dem auslösenden Ereignis, und wo befand ich mich? Am Ende meiner Kräfte!

30. APRIL

Auf den Tag genau ein Jahr lang war ich nun schwer krank, als ich zum ersten Mal Dr. Braun aufsuchte. Er hatte mir telefonisch mitgeteilt, dass er nach einer umfangreichen Untersuchung meist noch am gleichen Tag eine Diagnose stellen und in etwa eine Prognose über die Dauer der Erkrankung abgeben könnte. Das hörte sich für mich unwahrscheinlich aufmunternd an. Dr. Braun ist als Ganzheitsmediziner bekannt, der sowohl den schulmedizinischen Bereich allumfassend abdeckt, als auch alle möglichen »alternativen« Heilmethoden beherrscht. Dabei ist für ihn nicht relevant, ob sie allgemein wissenschaftlich anerkannt sind oder nicht. Der Erfolg gibt ihm Recht.

Dr. Braun sagt von sich selbst, dass er vor einer eigenen langwierigen Erkrankung stolz darauf war, immer streng wissenschaftlich zu arbeiten. Er wurde dann eines Besseren belehrt, und es hat ihn sehr verändert in seiner Denkweise und der Art, an die Erkrankungen seiner Patienten heranzugehen. Dabei arbeitet er ausdrücklich mit dem Hausarzt, Heilpraktiker oder anderen überweisendem

Arzt seiner Patienten zusammen. Das halte ich für eine sehr gute Sache, denn man muss auch zu Hause weiterbehandelt werden können.

Wie Dr. Braun uns vorab mitteilte, liegt die Ursache von Erkrankungen oftmals an einer Vielzahl von Faktoren: Zahnstörfelder, Schwermetallbelastungen, Vielfachallergien, Elektrosmog und Umweltbelastungen üben einen erheblichen, nicht zu unterschätzenden Einfluss auf den Körper aus. Das Ganze ist mehr als die Summe der Teile, es potenziert sich geradezu auf. Was als einzeln auftretende Belastung von einem gesunden Körper vielleicht noch abgefangen werden kann, vervielfältigt sich auf unermessliche Weise, sobald mehrere Faktoren gleichzeitig auftreten.

An diesem Tag musste ich zunächst wieder umfangreiche Fragebögen über meine Krankengeschichte, meine Symptome, Essgwohnheiten und Essgelüste (Hunger auf Süßes, Saures etc.), Schlafgewohnheiten, Schlafplatz, Hobbies, Familie, Zukunftspläne und vieles mehr ausfüllen. Nachdem Dr. Braun sich alle Unterlagen zunächst allein durchgelesen hatte, rief er mich in sein Behandlungszimmer. Er erstellte einen Fahrplan für mich, der ganze 22 Punkte umfasste. Sechs Medikamente musste ich einnehmen. Ich sollte meine Hormonspirale entfernen lassen, da sie meinen Körper an der natürlichen Entgiftungsfunktion hindere. Außerdem sollte ich eine Zahnpanoramaaufnahme von meinem Zahnarzt anfertigen lassen. Der Zusammenhang zwischen chronischen Krankheiten und Zahnherden ist mir bis dahin nicht bewusst gewesen. Ich erinnerte mich an meinen langwierigen Eiterherd in meinem Zahn, der über zweieinhalb Jahre lang falsch behandelt worden war. Bei der Durchsicht meines Mundraumes stellte Dr. Braun fest: »Da wollte Sie aber jemand wirklich vom Amalgam befreien und nicht nur Geld verdienen.« Dr. Henze hatte gute Arbeit geleistet. Ich erfuhr, das dies ganz und gar nicht selbstverständlich sei. Bei mir war auch die anliegende Zahnsubstanz ausgebohrt worden, so wie es korrekt ist.

Die gesundheitlichen Maßnahmen in meinem persönlichen Fahrplan wurden in kurzfristige und langfristige unterteilt. Ganz besonders wichtig war Dr. Braun bei mir eine Craniosakraltherapie sowie eine Osteopathie-Behandlung. Auch eine Atemtherapie sollte ich unbedingt durchführen, denn ich hatte beim Sprechen irgendwie keinen richtigen Atemrhythmus mehr. Außerdem sollte ich einen speziellen Stuhltest durchführen lassen, und ich sollte auf Schweinefleisch verzichten. Anderes gutes Fleisch war erlaubt. Der Verzicht auf Handys und Schnurlostelefone sollte in jedem Fall beibehalten werden und ich sollte keine Mikrowelle mehr benutzen. Auch Mikrowellen sondern offenbar einen enormen Elektrosmog in die ganze Wohnung ab, selbst bei gezogenem Stecker. Es heißt, sie seien wie ein kleiner Sendemast in der eigenen Wohnung.

Für alle möglichen Fragen hatte Dr. Braun schnell Computerausdrucke zur Hand. Er ist wirklich sehr gut durchorganisiert. Einerseits nimmt er sich so viel

Zeit wie nötig und beantwortet jede Frage des Patienten so gut er kann. Andererseits vermeidet er gerne lange Erklärungen, z. B. über die Wirkungen eines bestimmten Medikamentes oder andere allgemeine medizinische Faktoren. Die gedruckten Informationen haben nicht nur den Vorteil, viel Zeit zu sparen, die ja auch Geld kostet, mit dem Ausdruck in der Hand kann man auch nichts vergessen. Sollten sich beim Durchlesen noch Fragen ergeben, kann man diese natürlich noch abklären.

Als Erstes ließ ich drei Tage später, es war ein Wochenende dazwischen, die Hormonspirale bei meinem Frauenarzt ziehen. Er sprach lange mit mir und sagte: »In ihrem Alter mit 35 Jahren kann man normalerweise Bäume ausreißen, da ist man eigentlich als Frau emotional stabiler und gesünder als mit Anfang zwanzig. Was ist bloß mit Ihnen los?« Ich ließ am gleichen Tag bei meinem Zahnarzt die Zahnpanoramaaufnahme anfertigen. Die Praxis war hilfsbereit genug, mir meine Bitte ohne Weiteres zu erfüllen, und gab mir die Bilder gleich mit. Ich befolgte alle Ratschläge von Dr. Braun geradezu perfektionistisch. Dann begann die Suche nach einem geeigneten Craniosakraltherapeuten und Osteopathen. Ein guter Osteopath sollte sich eigentlich immer auch mit Craniosakraltherapie auskennen, im Idealfall eigentlich beides zusammen sein. Wieder hieß es für meinen Mann: telefonieren, telefonieren, recherchieren, besorgen, klären, überreden, machen und tun. Ich machte derweil tägliche Entsäuerungsbäder, jeden Tag mindestens eine Stunde lang. Viele unserer Bekannten gaben uns die Adresse von Therapeuten, die Wunder vollbringen sollten. Doch zwei der teuersten Adressen erwiesen sich als Fehlschläge. Es war meine Freundin Katharina, die uns schließlich auf einen guten Osteopathen aufmerksam machte. Er sollte sich für mich als wahren Glücksfall erweisen. Die Zusammenarbeit mit ihm ist immer wieder hilfreich und klasse, bis heute!

12. Mai

Zum ersten Mal suchte ich den Osteopathen auf. Dr. Braun hatte mir erklärt, dass sich durch diese Art der Behandlung die noch vorhandenen Giftstoffe besser durch die Lymphe ableiten lassen würden. Herr Lehmann erschien mir ziemlich kompetent und war mir auf Anhieb sympathisch. Er ist sowohl Osteopath mit Erfahrung im Craniosakralbereich, als auch Heilpraktiker. Wir besprachen die Vorgehensweise und was bei mir im Körper hinterher passieren würde. Dann legten wir los.

Es war eine anstrengende erste Behandlung. Über anderthalb Stunden, am Kopf und am ganzen Körper, wurden nun mit bestimmten Handgriffen bei mir alle möglichen Verspannungen gelöst und gerichtet. Manches tat höllisch weh, aber die Stimmung zwischen uns beiden war von Anfang an herzlich und gut. Bei der Erstuntersuchung stellte er fest: »Sie haben wohl immer viel Sport getrieben.« Das stimmte, aber ich hatte inzwischen wirklich keine sichtbaren Muskeln mehr. Aber irgendwie konnte man eine gewisse Haltung bei mir doch noch erkennen. Nach der Behandlung sollte ich ganz viel trinken und einen Spaziergang machen, mich auf keinen Fall gleich ins Auto setzen. Die Wirkung könne zwischen zwei bis vier Wochen auf sich warten lassen, der Körper brauche jetzt erst mal Zeit, sich umzustellen, wurde ich informiert. Osteopathie ist eine sanftere Methode als Chiropraktik und setzt auf die eigene Fähigkeit des Körpers, sich selbst zu regulieren.

28. Mai

Diesen Tag werde ich niemals vergessen: Zum ersten Mal bin ich wieder selbständig Auto gefahren. Sarah musste unbedingt von jemandem in den Kindergarten gefahren werden. Wer anders konnte dies tun als ich? Wir hatten deshalb am Abend zuvor die Strecke abgefahren, um zu sehen, wie weit entfernt der Kindergarten lag. Langsam fuhr ich dann morgens selbst die vier Kilometer zum Kindergarten, brachte Sarah hin und holte sie auch mittags wieder ab. Es ging langsam und ich musste mich angestrengt konzentrieren, auf die Straße zu schauen, alles zu erkennen und gleichzeitig auf den Verkehr zu achten. Doch es ging. Welch ein Fortschritt war das! Und diesen Fortschritt hatte ich Herrn Lehmann zu verdanken. Seine Behandlung hatte wirklich nach vierzehn Tagen erste Erfolge gebracht, und es ging endlich bergauf.

Durch Zufall trafen wir nachmittags Stefan im Supermarkt. Sofort platzte ich mit der Neuigkeit heraus, das ich nach fast einem Jahr endlich wieder Auto gefahren war. Stefan freute sich mit mir.

Durch die geringfügig verbesserte Sehfähigkeit konnte ich auch für kurze Zeit Bücher im Großdruck wieder lesen. Es war einfach toll.

Am selben Tag hatte ich das erste Mal meine Atemtherapie in einer logopädischen Praxis in unserer Nähe. Dies waren die ersten Termine, die ich selbst wahrnehmen konnte. Ich hatte zusätzlich zu allen anderen Terminen nun zwar noch zwei Termine mehr, doch ich lernte wieder eine tiefe, entspannte Atmung und meine Stimme wurde wieder besser. Die Therapeutin erklärte mir die verschiedenen Atmungen, Möglichkeiten und Techniken. Wir malten, sangen, stützten die Atmung und so nach und nach – mit reichlich Übung zu Hause – wurde es mit meiner Atmung besser.

31. Mai

Wieder fuhr ich mit dem Auto und war unbändig stolz, dass ich das geschafft hatte. Es ging mir tatsächlich besser: Die Taubheit in den Füßen ließ nach, ich hatte kein Brennen im Körper mehr und nur noch im Liegen Muskelzuckungen.

Allerdings benötigte ich immer noch Siegrid, meine Haushaltshilfe; die Krankenkasse gestattete mir noch drei Stunden am Tag.

2. Juni

Zum zweiten Mal wurde ich von Herrn Lehmann behandelt. Anschließend bummelten Carsten, Sarah und ich durch die Stadt, denn ich sollte mich im Anschluss an die Behandlung bewegen und nicht sofort wieder ins Auto setzen. Sarah lief dann immer vorweg und erschreckte die Tauben. Das fand sie ungeheuer lustig.

Ich traute mir inzwischen auch wieder zu, kleinere Einkäufe in unserer Stadt alleine zu erledigen, auch wenn mein Gang durch den Supermarkt noch etwas unsicher war. Einmal suchte ich nach einem bestimmten Produkt, das ich jahrelang gerne gegessen hatte. Ich konnte es nicht finden und sprach einen Verkäufer darauf an. »Das gibt es doch seit über einem halben Jahr nicht mehr, das wird nicht mehr hergestellt.« Ich kam mir vor, als hätte ich die ganze Zeit zwischendurch auf dem Mars gelebt. Solche Banalitäten waren offenbar an mir vorübergegangen. Das war ein erschreckendes Gefühl, denn da war eine richtige Lücke in meinem Leben.

5. Juni

An diesem Tag fand die Hochzeit unserer besten Freunde statt. Carsten durfte als Trauzeuge nicht fehlen. Wir waren bis 20.30 Uhr auf der anschließenden Feier, danach war ich mit meinen Kräften am Ende. Am Vortag bin ich das erste Mal seit Monaten beim Friseur gewesen. Meine Haare waren völlig stumpf und ich hatte durch die schwere Erkrankung ein Drittel meiner sonst so vollen, dunklen Naturlocken verloren. Auf keinen Fall wollte ich jedoch, dass man mir später auf den Hochzeitsfotos meine Krankheit ansah. Ich besorgte mir Makeup von der Kosmetikerin und schminkte mich. Auch meine Wimpern waren mir übrigens zur Hälfte ausgefallen. Dann zog ich ein schickes schwarzes Kleid an und niemand der Anwesenden konnte glauben, wie gut ich aussah. »Bist du wirklich noch so krank?« Was Make-up doch so bewirkt. Und schlechte Sehkraft kann man einem Menschen ohnehin nicht richtig ansehen. In der Vergangenheit hatte ich immer wieder stark in den Schminktopf gegriffen und mich zurechtgemacht. Je schlechter es mir ging, desto mehr habe ich versucht, das Beste aus mir zu machen. Frei nach dem Motto: »Du siehst doch schon viel besser aus.«

An diesem Tag entstanden wunderschöne Fotos. (Wenn ich mir meine Fotos heute ansehe, sieht man jedoch sehr wohl einen großen Unterschied zu heute.) Sarah streute in der Kirche Blumen vor dem Hochzeitspaar. Sie trug ein niedliches, bodenlanges weißes Kleidchen, wir beide waren *Black and White*. Zum Schluss stand ich noch die Fotos mit allen Trauzeugen nebst Ehegatten und dem Brautpaar durch. Dann fuhren wir nach Hause. Ich war fertig mit der Welt, aber ich hatte es geschafft.

Kapitel 12

Mutterkur und Reha

JUNI 2004

Wir hatten uns im Winter ein Ergometer zugelegt, also ein »Stehfahrrad«, um es banal auszudrücken. Ich sollte zu Hause die Möglichkeit haben, ganz langsam wieder fit zu werden. Außerdem hatte Frau Dr. Klein mir seinerzeit geraten, so viel wie möglich ins Schwitzen zu geraten. Auch Schweiß leitet Giftstoffe aus. Die Haut ist sogar unser größtes Entgiftungsorgan; deshalb hatte ich auch immer noch so starke Akne im Gesicht. Ich begann mit einer Einstellung von 25 Watt. Der reinste Witz im Normalfall. Aber bei mir war ja nichts mehr normal. So konnte ich radeln und, wenn ich nicht mehr konnte, einfach absteigen und mich aufs Sofa fallen lassen. Gleichzeitig machte ich jeden Tag kleinere Spaziergänge, häufig in Stefans Begleitung. Der arme Carsten musste immer noch viel den Haushalt schmeißen und sich um diverse Telefonate kümmern. Es gab immer wieder Aufs und Abs.

In dieser Zeit konnte ich immer nur im Nachhinein feststellen, dass es mir vor ein paar Wochen noch viel schlechter gegangen war, so langsam gingen die Fortschritte voran. Nicht von einer Woche zur nächsten, sondern immer nur innerhalb von ein paar Wochen oder sogar Monaten. Immer wieder, doch nicht mehr ständig, hatte ich noch mit bleierner Müdigkeit und meiner Schwäche zu kämpfen. Meine Sehfähigkeit verbesserte sich auch nicht mehr weiter. Immer wieder fragte ich allen Löcher in den Bauch: »Glaubst du, dass ich jemals wieder scharf sehen kann? Glaubst du, das wird alles wieder? Was meinst du, wann es mir endlich wieder besser geht?« Immer und immer wieder stellte ich mir selbst diese Fragen und ich musste unbedingt auch von den anderen hören, dass sie an eine Genesung eines fernen Tages glaubten. Wer in einer solchen Situation ganz allein gelassen wird, der geht ganz sicher daran kaputt. Umso dankbarer war ich für jede Hilfe, und auch die enorme Leistung meines Mannes war ein wesentlicher Grund, warum ich nicht aufgab.

28. JUNI

Wir fuhren wieder zu Dr. Braun, um festzustellen, welche Medikamente mir noch helfen konnten, und um abzuklären, welche der vorgeschlagenen Maßnahmen ich schon begonnen hatte und wie es mir seitdem ergangen sei. So viel besser fühlte ich mich noch nicht. Allerdings hatte die Osteopathie mir das Auto fahren ermöglicht, weshalb ich das schon als Fortschritt betrachtete.

Der Kindergarten informierte uns in einem langen Gespräch darüber, dass Sarah sich nicht am Spiel beteilige. »Kann das Kind sprechen?«, fragte die Leiterin mich. »Sie steht nur den ganzen Tag mit offenem Mund in der Ecke herum und beobachtet die anderen Kinder.« Ich fiel aus allen Wolken. Im »alten« Kindergarten war Sarah mit ihrer besten Freundin durch die Räume geflitzt, nun wollte und konnte sie offenbar nicht mehr richtig mitmachen. Als Einzelkind ohne nennenswerte Spielgefährten und in den letzten Monaten mehr in Arztpraxen spielend als zu Hause, kam sie jetzt nicht mit anderen Kindern klar. Die anderen Kinder kamen auf sie zu und versuchten immer wieder, sie zum Mitspielen zu bewegen, doch ohne jeden Erfolg.

30. Juni

Carsten machte wieder einmal das Unmögliche möglich. Innerhalb von ein paar Tagen organisierte er für mich eine Mutterkur an der See. Sarah bekam dort eine Rehabilitationsmaßnahme (Reha) und er durfte als Begleitperson für Sarah anwesend sein. Auf diese Weise konnten wir alle zusammen fahren. Allerdings dauerte meine Mutterkur nur drei Wochen und Sarah hatte vier Wochen bewilligt bekommen. Also fuhren Sarah und Carsten vor und ich verbrachte eine Woche allein zu Hause, in der ich viel spazieren ging. Auf diesen Spaziergängen versuchte ich, all die Geschehnisse der letzten vierzehn Monate zu verarbeiten. Es war gut für mich, dass ich in dieser einen Woche kaum einen Menschen gesehen habe; diesmal sagte mir die Einsamkeit sehr zu. Ich machte das Beste aus der Situation, und die Woche tat mir richtig gut, wenn auch die Zeit viel zu schnell verging.

7. Juli

Für eine Zugfahrt fühlte ich mich noch nicht stark genug, und Stefan erklärte sich sofort bereit, mich zu fahren, nahm sich dafür sogar extra Urlaub. Das macht wahre Freundschaft aus! Eigentlich wäre ich ganz gerne noch etwas alleine zu Hause geblieben, ich hatte das Gefühl, dem Ansturm der Ärzte bei der »Mutterkur«, den Fragen und den anderen Menschen noch nicht gewachsen zu sein.

Ich freute mich dann auf der Fahrt sehr darauf, meine Familie wiederzusehen. Bei der Ankunft erzählte ich dem aufnehmenden Arzt meine Geschichte und wir erstellten einen Terminplan. Zum ersten Mal konnte ich von der Vergiftung berichten, ohne dass mich jemand als unglaubwürdig abtat. Der Arzt guckte zwar etwas skeptisch, aber er schrieb fleißig mit. Sicher half mir auch die Tatsache dabei weiter, dass die Krankenkasse einen großen Teil der Kosten von Dr. Krüger und die gesamten Zahnarztkosten übernommen hatte. Wenn die schon freiwillig bezahlen, dann muss ja etwas dran sein. Im Grunde hatte ich lediglich Termine für Krankengymnastik zum Muskelaufbau, autogenes Training und die Hippotherapie (Reittherapie). Freiwillig entschied ich mich zusätzlich dafür, die meisten Kurse in der Rückenschule und bei der Gymnastik beim Physiotherapeuten mitzumachen. Es ging langsam, aber ich konnte nach einer Weile schon so manches mitmachen. Jeden Morgen ging ich in aller Frühe bereits alleine in den Turnraum und übte mit dem Pezziball die Übungen, die mir der Therapeut am Tag zuvor gezeigt hatte. Zusätzlich machte ich die Übungen für die Atemtherapie. Die Zeit verging wie im Fluge.

Wir berieten uns mit den Ärzten über Sarahs Probleme mit ihrer Kontaktfähigkeit. Mit zwei bis drei Kindern hatte sie sich nun angefreundet, dem Rest ging sie auch hier aus dem Weg. Der Arzt versuchte es mit homöopathischen Mitteln. Sarah bekam davon zunächst ganz ausgetrocknete Kniekehlen, dann rissen sie ein. Auch die Armbeugen begannen kaputt zu gehen und zu nässen. In jedem Fall sollten wir das homöopathische Mittel nicht absetzen, meinte der Arzt. Die aufgetretenen Symptome wurden noch dem Bereich der Erstverschlimmerung zugeordnet. Seit zwei Jahren war Sarah ja völlig beschwerdefrei gewesen, bis auf ihre Hände. Seit April 2004 waren ihre Finger ständig kaputt, nun begann ihre Haut sich ständig zu verschlechtern. In den nächsten Wochen rissen ihre Kniekehlen derart stark ein, dass Sarah nicht mehr in der Lage war, die Beine vollständig auszustrecken. Sie konnte deshalb nicht mehr richtig laufen. Die nässende eingerissene Haut zog sich beim Austrocknungsprozeß zusammen – ein Anblick, der uns das Herz schwer machte. Das war nun das Ergebnis der Reha. Wir suchten nach einer Hilfestellung für ihre Kontaktprobleme und bekamen statt dessen Hautprobleme. Die geschädigte Haut besserte sich bis September nicht wieder, egal, was wir unternahmen. Selbst dem Einreiben der Kniekehlen mit Kortison und Antibiotikum ging oft eine einstündige Weinphase voraus. Sarah wollte sich nicht einmal zum Einreiben noch an den Kniekehlen berühren lassen. Die Klinikleitung empfahl uns wegen der Kontaktprobleme ein Sozialpädiatrisches Zentrum aufzusuchen. Hier könnte man Sarah gezielt untersuchen und gegebenenfalls eine Therapie vorschlagen. Bis zur Schule sei es ja noch ein ganzes Jahr hin und bis dahin könne sich viel tun. Am besten, wir sollten ihr ein Pony kaufen, das würde ihr Selbstbewusstsein stärken. Ein Pony erschien uns allerdings als das Letzte, was wir jetzt noch brauchten. Aber wir behielten diesen Vorschlag im Hinterkopf.

28. JULI

Die Kur war beendet und wir fuhren alle drei nach Hause. Der Medizinische Dienst der Krankenkasse hatte die Bewilligung einer Haushaltshilfe nicht weiter verlängert, aber irgendwie würde ich den Haushalt zu Hause schon schaffen, dachte ich. Sarah war sehr vernünftig und würde mir keine Probleme machen. Normalerweise regele ich sowieso gerne alle Dinge selbständig und hätte niemals eine Haushaltshilfe haben wollen, die mir meinen Dreck wegräumt. Leider war ich immer noch ziemlich schwach.

Doch ab jetzt war ich wirklich auf mich alleine gestellt.

AUGUST

In den nächsten Monaten führten wir eine weitere leichte Entgiftung durch. Ich ging regelmäßig spazieren und versuchte ab und zu sogar Ausflüge mit meinem Fotoapparat zu unternehmen. Ich habe eine digitale Kamera, die sich selbst scharf einstellt, deshalb war es nicht weiter schlimm, dass ich nichts richtig scharf sehen konnte. Inzwischen traute ich mich auch wieder, Sarah mitzunehmen; das Naherholungsgebiet lag in unmittelbarer Nähe unserer Wohnung.

Nun erinnerten wir uns an den Vorschlag des Arztes, Sarah ein eigenes Pony zu kaufen; wir lebten ja auf einem Reithof. Ein eigenes Pony kam aus finanziellen und zeitlichen Gründen allerdings nicht in Betracht, und schon gar nicht hätte ich die Kraft gehabt, mich noch um ein Pony zu kümmern; aber eine Reitbeteiligung wäre eine Möglichkeit. Jessica und ihr Pony Showday fielen uns spontan ein, wir kannten uns seit vielen Jahren. Wir sprachen sie an und fragten, ob wir uns nicht ab und zu mal Showday ausleihen dürften, und sie war sofort begeistert. Wir durften Showday jeden Tag, wann wir nur wollten, herausholen und mit ihm ins Gelände gehen. Das Gute dabei war, wir *durften* ihn jeden Tag herausholen, *mussten* es aber nicht, falls es mir mal einen Tag wieder gar nicht gut ging, denn Jessica kam abends sowieso noch. Sarah liebte Showday sofort und in den nächsten Monaten unternahmen wir viele Spaziergänge mit ihm. Wir befestigten eine Decke mit einem Gurt um seinen Bauch, und schon ging es los. Einen Sattel brauchten wir nicht, denn Reitunterricht wollten wir gar nicht mit ihm machen. Oftmals gingen Sarah und ich mit ihm an den See bei uns, ließen ihn dann Gras fressen, und ich erholte mich im Gras sitzend für den Rückweg. Jetzt bewährte sich Showday auch für mich. Erstens blieb Sarah, da sie ja auf seinem Rücken saß, nicht bei jeder Blume wieder stehen, wir konnten in einem Rutsch durchgehen. Zum anderen ging Showday genau in meinem Schrittempo und hatte eine so ideale Größe, dass ich meinen Arm um seinen Hals legen und mich so noch ein bisschen bei ihm abstützen konnte. So kamen wir gut voran.

Über den ganzen Winter haben wir das so gemacht, obwohl ich in dieser Zeit immer noch schrecklich müde war. Die Tage vergingen, und es wurde Herbst.

Oktober

In den nächsten Tagen hatten wir wieder viele Termine mit Sarah. Die neunte Vorsorgeuntersuchung stand an und wurde ohne Probleme gemeistert. Dabei sprachen wir jedoch die mangelnde Kontaktfähigkeit nochmals an und erhielten eine Überweisung in ein Spezialzentrum. Der zuständige Fachberater stellte im Endeffekt lediglich fest, wir hätten noch ein Jahr lang Zeit bis zur Schule und bis dahin könne sich noch viel tun. Auch in eine Hautklinik fuhren wir in den nächsten Monaten immer wieder zur ambulanten Sprechstunde, um Sarahs Hautzustand zu verbessern. Der Oktober war wirklich geprägt von Terminen für sie, die Carsten alle zusätzlich übernahm. Ich konnte solche weiten Strecken beim besten Willen noch immer nicht fahren.

27. Oktober

Carsten feierte seinen 39. Geburtstag. Wir bekamen zum ersten Mal wieder mehr Besuch von alten Freunden. Meine Eltern riefen an und erzählten uns, dass sie vorhätten, im Februar an die See zu ziehen. Spätestens jetzt wäre eine weitere Behandlung bei Frau Dr. Klein oder Dr. Krüger sowieso nicht mehr möglich gewesen.

7. bis 9. Dezember

Aufgrund meiner weiterhin andauernden Beschwerden erklärte ich mich bereit, Dr. Brauns Rat zu befolgen und eine dreitägige intensive Infusionstherapie bei ihm durchführen zu lassen. Bedrückend war, dass mein Mann mich, da er nicht schon wieder Urlaub nehmen konnte, bereits am Sonntagabend in der Pension in der Nähe der Praxis absetzen musste und dann wieder wegfuhr. Am zweiten Advent in der Vorweihnachtszeit möchte man irgendwie bei seiner Familie sein und nicht allein in einem leeren, fremden Zimmer herumhocken. Ich hatte nur mein Fahrrad bei mir, mit dem ich zur Praxis von Dr. Braun hoch radeln musste. Das Tempo meiner Radtour in Richtung Praxis hielt sich immer noch in Grenzen; jeder halbwegs fitte Achtzigjährige konnte mich derzeit noch überholen. Am Berghang zur Praxis hoch musste ich absteigen und das Rad schieben. Selbst fühlte ich mich inzwischen höchstens noch wie achtzig – nicht mehr wie fünfundneunzig!

Die Infusionen liefen durch, eine nach der anderen. Dr. Braun hatte mir vorab ein ganz spezielles Programm zusammengestellt. Dabei hörte ich Musik und fühlte mich einigermaßen gut dabei. Auch mit den anderen Patienten im Raum begann man das eine oder andere freundliche Gespräch. Es war eine sehr nette Runde und es tat gut, ein bisschen zu quatschen, während hin und wieder die Flaschen am Infusionsständer gewechselt wurden.

Die letzte Infusion vertrug ich jedoch ganz und gar nicht. Schon nach zwei Minuten langsamer Durchlaufzeit brach mir der Schweiß aus, ich wurde zittrig und fühlte mich elend. Das konnte ich mir gar nicht erklären. Klar, diese Infusionen sind anstrengend, aber diese Reaktion war zu heftig. Endlich, um 17.30 Uhr, es war schon lange dunkel draußen und ich war seit anderthalb Stunden als letzte Patientin alleine im Raum, konnte die Kanüle auch bei mir entfernt werden. Ich fuhr »nach Hause« in meine Pension zurück. Zum Glück ging es zurück nur bergab. Am Fuße des Berges angekommen, ging es mir so schlecht, dass ich fast die Orientierung verloren hätte. Ich konnte nicht mehr richtig sehen, noch schlechter als sonst. Kurze Zeit erfasste mich Panik. Dann riss ich mich zusammen. Notfalls würde ich mich eben zu meiner Pension durchfragen. Völlig erschöpft kam ich dort an, hatte kaum etwas zu essen da und wollte nur noch ins Bett. Die Pensionsinhaberin kümmerte sich rührend um mich. Sie wollte mir noch eine Wärmflasche bringen und mir eine Suppe warm machen. Ich wollte aber nur noch liegen und japsen. Froh, endlich in meinem Zimmer zu sein, schlief ich die Nacht über sehr schlecht und hatte heftigste Schweißausbrüche und Muskelzuckungen. Meine Bettdecke war klitschnass, doch diesmal konnte ich die Decken nicht wechseln. Ich mochte auch niemanden wecken. Die Arme und Beine fingen wieder an zu brennen. Konnte man sich einsamer fühlen als ich in dieser Nacht? Ich hatte nicht einmal ein Telefon im Zimmer und mit dem Handy konnte ich ja nicht telefonieren. Es ging mir schlecht, ich war allein und der nächste Morgen war noch so fern …

Am nächsten Tag fragte ich Dr. Braun nach der Ursache. Wir klärten, wann genau die Symptome begonnen hatten. Der Ursprung war dann schnell gefunden: Bei der letzten Infusionsflasche handelte es sich um den Wirkstoff, der Glutathion enthielt. Ich vertrug ihn also immer noch nicht. Wir ließen das Mittel in den nächsten beiden Tagen weg. Nach drei weiteren Tagen holte Armin mich nach Hause.

20. Dezember

Noch einmal war ich vor Weihnachten bei Dr. Braun. Wir wollten etwas Stabilität in meinen Zustand bekommen. Es war immer noch ein zu großes Hin und Her und es ging nicht so bergauf, wie Dr. Braun und ich es uns gewünscht hätten. Unterdessen schaffte ich es, im langsamsten Gang mit meinem Ergometer zehn Kilometer zu fahren. Auch mit Nordic Walking hatte ich auf Herrn Lehmanns Rat hin begonnen. Es sollte meine Schultermuskulatur lockern und dabei die Sehfähigkeit verbessern, außerdem würde es ziemlich viele Muskeln gleichzeitig ansprechen. Ganz allmählich sollte ich auf diese Art wieder zu Kräften kommen.

24. DEZEMBER

Weihnachten 2004 verbrachten wir friedlich und allein bei uns zu Hause. Ich hatte die Wohnung geschmückt und es uns so gemütlich wie möglich gemacht. Dr. Mutter schickte uns Weihnachtsgrüße. Er war über jede meiner Behandlungen stets weiter informiert worden und hatte immer noch zusätzliche Ratschläge parat. Immer wieder machte er mir Mut durchzuhalten. Er schrieb uns per E-Mail, er hoffe, dass es mir jetzt dauerhaft gut gehe, wenn nicht, den Rest könnte man mit einem nebenwirkungsfreien neuen Mittel, NDF[3], ausräumen. Wieder begann ein reger E-Mail-Kontakt mit Dr. Mutter.

ENDE DEZEMBER

Der Vater unseres Freundes Stefan kam als Notfall ins Krankenhaus. Es wurde Darmkrebs bei ihm diagnostiziert, in einem ziemlich hoffnungslosen Stadium. Ein riesiger bösartiger Tumor war bei ihm festgestellt worden. Jetzt war Stefan auf *unsere* Hilfe und Unterstützung angewiesen. An eine Silvesterfeier war auch in diesem Jahr nicht zu denken.

JANUAR 2005

Mir fiel mittlerweile auf, dass mich immer, wenn ich einige Male versucht hatte, Sport zu treiben, ein Infekt zwang, wieder aufzugeben. Immer wieder bekam ich eine Bronchitis, Fieber und Bakterien. Woran konnte das bloß liegen? So langsam reifte in uns die Idee, falls das Ganze hier einmal ein Ende hätte, Schadenersatzansprüche bei Ulrike einzufordern. Ich habe es lange nicht in Erwägung gezogen, aber die Folgen waren zu schwerwiegend für mich, um das alles einfach auf sich beruhen zu lassen. Es kam für mich noch hinzu, dass Ulrike sich kein einiges Mal nach meinem Gesundheitszustand erkundigt hat. Seit dem Telefonat mit Carsten, in dem sie uns die Privatärztin Dr. Neubauer vermittelte, hatten wir nie mehr ein Wort von ihr gehört. Es gab weder jemals eine Entschuldigung, noch sonst irgendein Lebenszeichen von ihr. Es war für mich, als würde sie gar nicht mehr existieren. Inzwischen war sie geschieden, und trotz dieser Tatsache hatte auch ihr Mann es vorgezogen, jeden Kontakt mit seinem Freund Carsten abzubrechen. All diese Dinge gaben mir zu denken. Es ging mir

[3] *Nanocoloidal Detox Factors – hierauf werde ich später noch ausführlicher eingehen.*

nicht um Rache, sondern um die Notwendigkeit, wenigstens einen Teil der Kosten, die Ulrikes Fehlbehandlung verursacht hatte, einzufordern.

Mittlerweile füllten meine Krankendaten den zweiten Ordner. Zum ersten Mal war ich im Weihnachtsurlaub dazu gekommen, die ganzen Unterlagen zu sortieren. Fünf Tage lang hatte ich sortiert und sortiert. Wer hat schon im akutesten Krankheitsverlauf zu so etwas noch Zeit, Kraft und Nerven? Aber ich wollte nicht alles verloren gehen lassen. Dabei fiel mir auch wieder mein Allergiepass in die Hände. Eindeutig war dort meine Allergie auf Amalgam und Thiomersal eingetragen. Gott sei dank, denn der Pass war lange verschwunden gewesen. Vielleicht würden wir ihn als Beweis für das Vorliegen der Allergie noch benötigen. In Ulrikes Praxis lag er in Kopie seit Jahren vor, aber die würde sie sicherlich nicht freiwillig herausgeben.

18. Januar

Nach langen Überlegungen und aufgrund der anhaltenden Sehschwierigkeiten entschlossen Carsten und ich uns jetzt einen Selbstversuch mittels Korianderextrakt zu machen, das wir für den Zeitpunkt, da das Bindegewebe endlich genügend entgiftet wäre, bereits zu Hause stehen hatten. Immer wieder wälzten wir Unterlagen und lasen uns durch, wie man so etwas zu machen hätte.

Ich konnte mir zu diesem Zeitpunkt gar nicht vorstellen, dass mir tatsächlich noch ein Medikament helfen würde, doch unmittelbar nachdem Carsten mir nur einen einzigen Tropfen der Koriandertinktur auf die Zunge getropft hatte, fing ich sofort an wie verrückt zu husten. (Erst später las ich Berichte von Dr. Klinghardt, dass dies die Reaktion auf das Quecksilber ist, das über die Lunge austritt.) Ich bekam sofort heftige, rasende Kopfschmerzen im hinteren Teil meines Kopfes und im Nacken. Ich fing an zu zittern und wurde richtig unruhig und nervös. Alle Symptome, die sich seit April 2003 anfangs sehr stark gezeigt hatten, kehrten unter der Koriandergabe in etwas abgeschwächter Form zurück. Das ließ Carsten und mich sehr aufhorchen. Also war ich doch immer noch stark vergiftet! Das erklärte uns auch, warum ich nicht so große Fortschritte gemacht hatte wie erwartet.

25. Januar

Als meine abnorme Müdigkeit immer schlimmer wurde, der Rest der Symptome sich aber stetig besserte, kam Dr. Mutter, nach einer verzweifelten E-Mail meines Mannes, auf den Gedanken, den Ferritinspiegel einmal testen zu lassen. Der Eisenwert im Blut sei ständig variabel und nicht besonders aussagefähig, informierte er uns, das Speichereisen Ferritin jedoch gebe eine klare Aussage über die Eisenwerte.

Dr. Schmidt nahm mir Blut ab. Er stellte fest, dass mein Ferritinspiegel lediglich 6 betrug. (Normalwerte liegen für Frauen zwischen 15 und 150; die Normwerte sind laborabhängig.) Es war der schlechteste Wert, den Dr. Mutter je gesehen hatte, und das erklärte meine abnorme, nicht mehr zu ertragende Müdigkeit. Ich bekam alles gerade so hin – ein bisschen Haushalt machen, ausruhen, ein bisschen einkaufen, ausruhen, Mittagsschlaf machen, danach ein bisschen weiter aufräumen, ausruhen, noch ein bisschen was tun. Um kurz vor sechs abends lag ich wieder auf dem Sofa zum Einschlafen, um mich dann später ins Bett zu schleppen.

26. Januar

Wir informierten Dr. Braun über unseren Versuch mit Koriander. Dabei erläuterten wir ihm Dr. Mutters feste Überzeugung, dass die Ursache meiner fortwährenden Probleme immer noch eine starke Schwermetallbelastung im Okzipitalhirn sei. Bei dem Selbsttest seien alle alten Symptome kurzfristig wieder aufgetreten und nach der Einnahme von Algentabletten wieder verschwunden, bis auf die bleierne Müdigkeit. Wir baten Dr. Braun, einen Koriandertest auf der Zunge durchzuführen. Vor der Koriandereinnahme kann man lediglich feststellen, wie viel Quecksilber noch im Bindegewebe eingelagert ist. Durch das Mittel kommt das Quecksilber aus der Nervenzelle heraus und lässt sich dann mit anderen Fängern wie Chlorella, Bärlauch oder DMPS abfangen. Dr. Braun gab uns sofort, noch vor seiner eigentlichen Sprechstunde, um 7.00 Uhr morgens einen Termin.

Kapitel 13

»Sie sind ja noch schwer vergiftet!«

28. JANUAR 2005

Dr. Braun stellte eine starke Quecksilberbelastung in der rechten Gehirnhälfte, im Nacken und im Darm fest. Bereits vor der Koriandereinnahme war die Schwere der Vergiftung für ihn deutlich testbar. Nach der Einnahme von Koriander auf die Zunge verschlimmerten sich die Testergebnisse nochmals. Endlich durfte ich Koriander einnehmen und durfte darangehen, auch mein Gehirn zu entgiften.

Von nun an kam richtig Bewegung in die Sache. Ich bekam ein völlig neues Programm an Medikamenten zusammengestellt, wobei ich auch einmal in der Woche wieder zwei DMPS-Reinstoffkapseln, die ich über Dr. Mutter bezogen hatte, einnehmen sollte. Darüber hinaus sollte ich Koriander, Algen und Bärlauch einnehmen sowie Selen und Zink in bestimmten Abständen. Ich fuhr nach Hause mit dem Gefühl, endlich einen riesigen Durchbruch erreicht zu haben. Es fiel mir ein felsengroßer Stein vom Herzen. Ich war doch nicht verrückt oder nur zu blöd, um wieder gesund zu werden. Es lag auch nicht daran, dass ich zu wenig Willen oder irgendetwas falsch gemacht hätte, sondern die Vergiftung war eben einfach immer noch da. Das in einer Stärke, die keiner mehr zu dieser Zeit erwartet hatte. Noch einmal nahm ich also meine ganze Kraft zusammen, um diese Zeit durchzustehen. Jetzt sollte es richtig bergauf gehen, nahm ich mir fest vor.

Und das tat es auch!

Immer wieder nahm ich reichlich Algen zu mir. An manchen Tagen, wenn die Dosis gesteigert werden musste[4], bis zu dreimal 30 Stück. Ich vertrug die Algen jetzt hervorragend. Allerdings merkte ich immer noch am gleichen Tag, wenn ich zu wenig Algen genommen hatte. Es setzte eine starke Müdigkeit ein und das Gefühl, es werde doch alles nie wieder richtig werden. Ich erhöhte die Algendosierung und sofort am nächsten Tag waren diese Gedanken so schnell verschwunden, wie sie gekommen waren. Es ist wirklich ein erstaunliches Phänomen. Wer es selbst nicht erlebt hat, glaubt es sicher nicht. Aber es ist wirklich

---

[4] *Näheres siehe Teil II*

so, Quecksilber beeinflusst die Psyche. Die Korianderdosis steigerte ich nur allmählich.

Es war eine sehr anstrengende Zeit, aber es ging endlich mit der Ausleitung der Gifte auch im Kopfbereich voran. Durch das eingelagerte Quecksilber hatten sich auch andere Giftstoffe bei mir eingelagert[5], und diese ganzen Giftstoffe musste mein Körper nun auch irgendwie mit ausleiten. Dr. Mutter hat an der Universitätsklinik in Freiburg einmal einen Test gemacht, wie viele Substanzen Koriander in der Lage ist zu lösen. Die Ärztegruppe, die diese Testung durchführte, kam, glaube ich, auf über fünfzig Substanzen. Unvorstellbar, was also bei einer derartigen Entgiftung auf den Körper alles zukommt.

Meine starke Müdigkeit nahm sogar noch zu. Ich stand praktisch den ganzen Tag lang völlig neben mir. Hatte ich früher kaum schlafen können, so schlief ich nun fast ständig, nur um mich ab 17.30 Uhr nach einem zweistündigen Mittagsschlaf kaum noch wach halten zu können. Hatte Carsten Spätschicht, so legte ich Sarah zu dieser sehr frühen Zeit bereits ins Bett. Ich schlief, während sie noch eine Kassette hörte, erschöpft neben ihr ein. Wieder einmal war ich froh, ein so verständnisvolles Kind zu haben. Weit über ihre Jahre hinaus, musste sie schneller eigenständig werden als andere Kinder.

31. Januar

Der Umzugstag meiner Eltern. Nach dem langen Verladen der Möbel in den Umzugswagen, machten sich meine Eltern mit dem PKW auf den Weg in ihre neue Heimat. Während meine Schwester und mein Schwager mit dem Umzugswagen weiter durch die Nacht fuhren und sich mit Kaffee über Wasser gehalten haben, waren bei meinen Eltern die Kräfte am Ende. Gegen Abend klingelte das Telefon. Noch in der Nacht kamen sie völlig erschöpft bei uns an und fuhren am frühen Morgen weiter. Wir hatten nicht beim Umzug helfen können, dazu fehlte uns einfach die Kraft. Nun lebten meine Eltern nicht mehr ganz so weit von mir entfernt. Es war eine richtige Entscheidung, wie sich noch in diesem Jahr herausstellen sollte.

9. Februar

Unter der Einnahme von Koriander traten bei mir Gedächtnisprobleme, Wortfindungsstörungen und Schmerzen in den Gelenken auf und die Zittrigkeit stellte sich wieder ein, so stark wie in der allerschlimmsten Anfangsphase im Juni 2003. Nach einer hoch dosierten Algeneinnahme gingen diese Beschwerden jeweils nach ein bis zwei Tagen wieder weg. Am auffälligsten war, dass

---

[5] *Näheres siehe Teil II*

meine fünfzehn Jahre lang bestehende chronische Bronchitis, die sich seit 2003 nicht mehr gemeldet hatte, wieder mit den gleichen Symptomen aufflammte. Dies sprach für uns konkret für einen Zusammenhang zwischen diesen Beschwerden und der bis dahin chronischen Amalgambelastung durch meine elf Amalgamfüllungen. Wir informierten Dr. Braun darüber. Er riet uns zu einer weiteren Erhöhung der Dosis auf zweimal zwei DMPS-Kapseln pro Woche und zu einer größeren Algeneinnahme. Daraufhin besserten sich die Beschwerden zusehends.

18. Februar

Ich nahm abermals DMPS-Kapseln ein und es stellte sich wieder ein Aha-Effekt ein: Schlagartig ging es mir so gut, dass ich trotz der 48-stündigen Wirkung des Medikamentes, also während der Ausleitungsphase, am nächsten Tag mit meinem Mann, Stefan und Armin in den Wald fahren konnte, um Holz für unseren Kamin zu schlagen. Ich half wenigstens ein bisschen mit und solche Kleinigkeiten bedeuteten mir sehr viel. Einfach wieder einmal dabei sein zu können! Solche positiven Auswirkungen hatte ich oft nach der DMPS-Einnahme, aber noch hielten sie nie sehr lange vor.

Carsten erzählte mir in dieser Zeit irgendwann, dass er damals tatsächlich große Angst um mich gehabt habe. Viele Monate befürchtete er, dass ich ihm vor seinen Augen wegsterben könnte. Auch später noch dachte er, dass ich wirklich nie wieder ganz gesund werden würde. Die Tatsache, dass er mir das jetzt so freimütig zugab, sagte mir mehr als alle seine Beteuerungen, dass ich inzwischen wirklich über den Berg war und auch wieder gesund werden würde.

März

Sarah hatte sich schon lange ein eigenes Tier gewünscht. Alle ihre Freunde hatten Tiere, nur sie nicht. Die hatten auch gesunde Mütter, das war uns wohl bewusst. Also stimmten wir grundsätzlich zu. Wir hatten hin und her überlegt und den Zeitpunkt des Erwerbs immer wieder hinausgezögert. Schließlich kam ich gerade so einigermaßen mit dem Haushalt klar und hatte eigentlich noch gar keine Kraft, mich zusätzlich um ein Tier zu kümmern. Carsten hatte versprochen, mir zu helfen, und Sarah versprach, sich selbst um das Tier zu kümmern, was sie auch bis heute gehalten hat. Sarah wünschte sich ein weißes Kaninchen, das stand für sie fest.

Ich nahm meine ganze Kraft und meinen ganzen Mut zusammen und fuhr die weiteste Autostrecke seither. Das war wieder ein Meilenstein für mich, dem noch viele folgen sollten. Jetzt begann der Aufstieg zurück ins Leben.

Zum ersten Mal fuhr ich zwanzig Kilometer ohne meinen Mann zur Tierhandlung. Dort fanden wir tatsächlich ein weißes Kaninchen, das wir mit nach Hause nahmen. Später kam dann noch ein schwarzes Schlappohr hinzu. Ich war hinterher total erschöpft, aber sehr stolz! Vor einem Jahr noch war Carsten mit mir auf der gleichen Strecke immer zum Reiki gefahren, und da hätte ich das beim besten Willen nicht geschafft.

Als Carsten nachts nach Hause kam, war er überrascht, dass wir das alles schon alleine bewältigt hatten. Wir hatten also jetzt ein Familienmitglied mehr.

14. März

Ich teilte Dr. Braun mit, dass ich sehr zufrieden mit den Fortschritten sei, wenn die bleierne Müdigkeit sich jetzt noch bessere. Es ging mir inzwischen, verglichen mit den letzten Jahren, ganz gut. Zwei Tage nach meiner Regel wurde ich jedoch wieder so müde, dass ich kaum vom Sofa hochkam. Ich war extremst blass, bis in die Lippen, die noch weißer waren als mein Gesicht. Die Haare fielen mir aus, waren stumpf und irgendwie auch gar nicht mehr so lockig wie sonst. Ich habe normalerweise eine dunkle Wallemähne mit Naturlocken und einer Haarfülle, die manche bei einer deutschen Frau nicht vermuten würden und um die mich viele Freundinnen beneiden. Das war aber jetzt nicht mehr zu erkennen. Ich war vergesslich, hatte ständig eingerissene Fingernägel, war energielos und erschöpft.

Oftmals bekam ich nach der Algeneinnahme irgendwo am Körper – meist am Bauch – einen rötlichen Ausschlag, der nach einer erhöhten Dosierung am nächsten Tag wieder verschwand, als wäre er nie da gewesen.

In den nächsten Wochen bekam ich nun ständig Vitamin B12 und Folsäure bei Frau Meyer gespritzt, in der Zeit vom 25. Februar bis zum 17. März ganze zwölf Mal. Dazu nahm ich Tabletten gegen den Eisenmangel ein. Ständig hatte ich starke, unregelmäßige Regelblutungen, und bald hatte ich das Gefühl fast keine Pausen mehr dazwischen zu haben. Immer wenn ich mich etwas weniger müde fühlte, stellte sich nach den Regelblutungen wieder eine abnorme Müdigkeit ein. Immer wieder wurde meine Hoffnung auf Besserung dadurch zerstört. Die Infekte gingen in diesen Monaten bei uns in der Familie wieder reihum und zogen sich oftmals wochenlang hin. Es gab eigentlich kaum noch eine Woche, in der nicht irgend jemand von uns krank war und mit Fieber und Husten im Bett lag. Sarah fehlte ständig im Kindergarten. Sie war entschieden mehr zu Hause als dort anwesend.

April

Dr. Schmidt erklärte sich bereit, mir Ferrlicitspritzen (Eisen) zu geben, nachdem weder die Tabletten noch andere orale Eisenpräparate und erst recht nicht die Spritzen durch Frau Meyer bei mir angeschlagen hatten. Die Gabe von Spritzen mit Eisen ist nicht so ganz ungefährlich, weshalb sie nicht von einer Assistentin oder vom Heilpraktiker, sondern nur vom Arzt selber durchgeführt werden dürfen. Es kann dabei ziemlich schnell zu einem Kreislaufkollaps kommen. Nach der ersten Spritze war ich zunächst völlig aufgedreht und zittrig, war aber am gleichen Tag bereits annähernd zwei Stunden länger »wach«. Die weiteren Spritzen vertrug ich dann ausnahmslos gut und meine Müdigkeit verbesserte sich zu meiner aller größten Freude plötzlich rapide. Oft konnte ich bereits am gleichen Tag eine merkliche Besserung feststellen. Leider fiel der Ferritinspiegel (Eisenspeicherwert) in den nächsten Monaten immer wieder stark ab. Die Regelblutungen waren immer noch extrem stark und völlig unregelmäßig.

Außerdem verbrauchte mein Körper aus irgendeinem anderen Grund noch zu viel Eisen oder es konnte durch die Vergiftung nicht richtig aufgenommen werden. Ich weiß es nicht genau, bemerkte diesen Abfall leider immer nur sehr schleichend, sodass der Ferritinspiegel oftmals schon ziemlich stark abgefallen war, bis ich wieder Eiseninfusionen erhalten konnte. Von der Feststellung der Müdigkeit über den Zeitpunkt, einen Termin für die Spritzen zu bekommen und zu warten, bis diese dann auch wieder angeschlagen haben, war ich jedes Mal erneut zwei bis drei Wochen lang bleiern müde.

Innerhalb von einer Woche bekam ich diesmal drei Spritzen mit Eisen. Das hatte enorme Auswirkungen auf meinen ganzen Körper. Ich fühlte mich so gut wie seit über zwei Jahren nicht mehr. Die Entgiftung war ja nun endlich vorangeschritten, sodass ich von dort immer weniger Probleme bekam. Nur die Tatsache, dass offenbar durch diese starke Entgiftung der Eisenspiegel in der Leber nicht gehalten werden konnte, machte mir sehr zu schaffen.

Diesmal machte ich jedoch einen regelrechten Sprung nach vorne. Das Eisen war erst mal aufgefüllt und ich fühlte mich gut.

3. Mai

Nachdem meine Sehfähigkeit sich immer noch nicht weiter besserte, suchte ich eine Augenklinik auf. Andere Ursachen wollte ich noch mal definitiv ausschließen. Zwei Tage lang wurden hier meine Augen geradezu auseinandergenommen, ohne jedoch einen Mangel daran feststellen zu können. Der Augenhintergrund wurde angesehen, dann scheibchenweise Schicht für Schicht Fotos von meinen Augen angefertigt. Über zwei Stunden lang bekam ich eine Art goldene Fäden zur Feststellung meiner Reaktionsfähigkeit in beide Augen eingelegt. Sie leiteten die Augenreaktionen beim Betrachten von endlosen Bildern am Bildschirm an ein Aufzeichnungsgerät weiter. Es waren sehr unangenehme Untersuchungen, bei denen mich alle Ärzte und Helferinnen freundlich unterstützten und sich sehr viel Mühe gaben. In der Abschlussbesprechung fragte mich der Arzt nach dem Beginn meiner Sehprobleme und der Symptomatik. Ich schilderte meine Quecksilbervergiftung und die derzeitige Behandlung. Und tatsächlich, der Arzt glaubte mir und machte sich eifrig entsprechende Notizen.

Alle Untersuchungen waren ohne Befund verlaufen, es war also wirklich zumindest mit meinen Augen alles in Ordnung. Das Gehirn selbst bzw. die geschädigten Nervenzellen waren also tatsächlich allein verantwortlich für meinen Zutand. Die nunmehr über zwei Jahre andauernde Einlagerung des Quecksilbers in meinem Kopf hatte dort erheblich viele Zellen beschädigt. Alleine die Ausleitung des Quecksilbers regenerierte meine Sehfähigkeit jedoch nicht, es musste auch eine Zellerneuerung der Zellen im Okzipitalhirn erfolgen. Wenn dort zu viele Zellen beschädigt sind, so ist der Mensch nicht mehr in der Lage, scharf zu sehen, auch ohne dass die Augen in Mitleidenschaft gezogen worden sind.

5. JUNI

Seit Langem hatten meine Eltern sich vorgenommen, dass wir endlich einmal ein Familientreffen mit allen Kindern, deren Partnern und Enkelkindern veranstalten wollten. Meine Eltern und meine Schwester lebten im selben Ort, der sich als Treffpunkt geradezu anbot.

Zum ersten Mal seit etlichen Jahren trafen wirklich *alle* zusammen. Das war mehr als überfällig. Aus ganz Deutschland reisten meine Geschwister an und wir verbrachten ein paar schöne Tage zusammen. Über zweihundert Fotos entstanden in diesen Tagen von uns allen, die heute bei mir ein ganzes Album füllen. Ich war immer und überall mittendrin. Dass ich das hier und heute erleben durfte, war einfach toll! Es gab Tage, da hätte ich nicht mehr damit gerechnet. Ich bin so stolz auf meine große Familie!

13. JUNI

Ich bezog nun auch das NDF (Nanocolloidal Detox Factors)[6], das wir zwischenzeitlich bestellt hatten, in die Behandlung mit ein. Dr. Braun ist immer bereit, die selbst mitgebrachten Medikamente des Patienten auf eine derzeit therapeutische Wirkung zu testen. Oftmals war dies bei mir der Fall.

---

[6] *Näheres siehe Teil II*

Es stellte sich heraus, dass ich auch dieses Mittel bestens vertrug. Schade, dass es so etwas im Jahre 2003 noch nicht gegeben hatte. Von den Heilkrisen, die während einer Schwermetallausleitung auftreten können, und die dieses Mittel verhindern soll, konnte ich inzwischen ein Lied singen. Ich nahm gleich zu Anfang täglich 10 Tropfen ein, da die Entgiftung bei mir schon weiter fortgeschritten war. Zusätzlich noch Korianderextrakt und immer noch einmal in der Woche eine Kapsel DMPS. Die Algen sollte ich dann weglassen. Jeden Tag versuchte ich, mit meinen Nordic-Walking-Stöckern bewaffnet, meine Kondition zu verbessern. Bislang war ich durch den Eisenmangel sehr infektanfällig gewesen, durch die damit verbundene Blutarmut fühlte ich mich nicht nur extrem schlapp, der Organismus war auch buchstäblich nicht so gut mit Sauerstoff versorgt. Während ich seit dem Winter ständig mit Infekten zu kämpfen hatte und mich trotz täglicher Übungen nur langsam wieder kräftiger fühlte, so änderte sich dies jetzt deutlich.

Es begann die Zeit, die manchen Besucher des Naherholungsgebietes zu einem Schmunzeln veranlasste. Meine Nordic-Walking-Phase veränderte sich nämlich. Auf dem Asphalt ging ich noch abwechselnd die Stöcker schwingend, so wie man es gewohnt ist. Schon dabei wird man ja immer noch angesprochen, ob man nicht seine Skier vergessen habe. Doch ich hielt, sobald ich auf sehr unebenem steinigem Boden lief, meine Stöcker seitlich am Körper in der Luft und fing an zu joggen. Man muss sich das ähnlich wie beim Skiabfahrtslauf vorstellen, nur dass ich damit joggte. Wo sollte ich auch sonst die Stöcker so lange lassen? Nachdem ich etwa zweihundert Meter auf diese Weise zurückgelegt hatte, wurde es wieder eben und ich konnte meine Stöcker wieder auf dem Boden mitschwingen lassen. Auf diese Weise legte ich jeden Tag ungefähr sechs Kilometer zurück. Die Zeit, die ich für diese Strecke brauchte, verbesserte sich von Mal zu Mal. So langsam wurde das erste Mal, wenn ich die Beine anspannte, wieder eine Art Muskel sichtbar. Minimal zwar und man musste schon genau hinsehen, aber es war für mich ein toller Erfolg. Ich war sehr stolz auf mich. Jetzt wurde zum ersten Mal ein großer Fortschritt für mich sichtbar.

Auch meine Sehfähigkeit verbesserte sich in dieser Zeit. Es ging zwar nicht rapide bergauf, aber ich hatte erste Erfolge zu verzeichnen. Das führte dazu, dass sich der Radius meiner Fahrzeugtouren nun *regelmäßig* auf ungefähr 20 Kilometer rund um unsere Stadt vergrößerte. Dies machte es mir möglich, nicht nur innerhalb der Stadt alle möglichen Besorgungen und die Einkäufe selbständig durchzuführen, ich konnte auch alleine wieder einen Tag mit Sarah im Zoo verbringen. Während sie auf dem riesigen Klettergerüst auf dem Spielplatz herumsprang, saß ich zwar auf der Bank und ruhte mich aus, doch auch hier bin ich eines Tages, auf Sarahs Wunsch hin, mit herumgeklettert.

Meine Mitarbeit im Haushalt entlastete jetzt endlich auch merklich meinen Mann. Er hatte sich nur mehr mit dem ganzen Papierkram herumzuschlagen. Wer würde welche Kosten noch übernehmen können, welcher Arzt könnte den ständig absinkenden Ferritinspiegel untersuchen, wer konnte eine Atemtherapie bescheinigen, woher das ganze Geld noch nehmen? Das waren so die Sorgen, die meinen Mann jetzt noch beschäftigten. Es war auch Etliches an Papieren liegen geblieben, die nichts mit meiner Erkrankung zu tun hatten. Früher hatte ich solcherart Dinge erledigt. Wir versuchten zu dieser Zeit auch, für Sarah eine Einschulung in eine andere als die uns wohnräumlich zugeteilte Schule zu erwirken. Es blieben also noch genug Erledigungen übrig, sodass bei keinem von uns Langeweile aufkam. Die beiden Autos waren jahrelang nicht gepflegt worden, alles, was kaputt gegangen war, blieb kaputt. Auch hier war viel nachzuholen.

Wir alle begannen die Fäden unseres Lebens langsam wieder aufzunehmen.

26. JULI

Wieder einmal begann der schönste Teil des Jahres, der Urlaub. Es sollte für mich der erste schöne Urlaub seit dem Jahr 2002 werden. Wir fuhren wieder mit dem Wohnwagen an die See. Nach der Ankunft war ich zunächst fix und fertig. Ich setzte auch hier mein Nordic Walking Programm fort, ein Gang zum nahe gelegenen Leuchtturm und wieder zurück war hierfür ideal. Man geht dort allein für sich und abseits aller Menschen auf einer Straße, an der entlang sich wunderschön blühende Felder erstrecken. Auch hier versuchte ich ab und zu die Stöcker anzuwinkeln und ein Stück weit zu joggen.

Selbst im Urlaub musste ich mein Medikamentenprogramm fortsetzen. Alleine die Tasche für meine Medikamente hatte einen derartigen Umfang, der »Normalsterblichen« als Gesamtgepäck vollkommen ausgereicht hätte. Wie gut, dass unser Auto groß und geduldig war. Ich nahm auch im Urlaub DMPS ein. Urlaub hin oder her, es musste vorangehen. Meine Haut besserte sich in dieser Zeit merklich. Zum einen durch die Medikamente, zum anderen natürlich durch die Sonne und Seeluft. Es blieben jedoch tiefe Narben im Gesicht zurück, die ich bis heute behalten habe. Insgesamt war der Urlaub ganz angenehm, wir ruhten uns viel aus und trafen uns mit Freunden, die ebenfalls dort Urlaub machten. Einmal bin ich mit den anderen zusammen zum Baden ins Wasser gegangen, doch die Nervenleitungen in meinem Körper waren immer noch zu stark geschädigt. Aber das würde sich auch noch erholen. Endlich konnte meine Familie sich einmal für vierzehn Tage erholen, und das ist uns auch gelungen.

18. AUGUST

Dr. Mutter riet mir, eine Mineralstoffanalyse meines Haares durchführen zu lassen. Die Haare würden mir einen guten Aufschluss über den Mineralhaushalt meines Körpers in den letzten Monaten geben und gäben auch Hinweise auf Giftstoffe. Da die Haare langsam über Monate aus der Kopfhaut wachsen, kann man auf diese Weise einen längeren Zeitraum verfolgen als durch andere Maßnahmen.

Am gleichen Tag führte der Hämatologe Untersuchungen bei mir durch und ließ erneut ein Blutbild anfertigen. In den nächsten Wochen suchte ich den Arzt noch mehrfach auf. Wir wollten endlich die Ursache meines Eisenmangelzustandes klären. Leider blieben alle Nachforschungen ohne Erfolg. Mir war damals durchaus bekannt, dass Eisenmangelerscheinungen auch die Folge von Schwermetallbelastungen sein konnten. Toxische Stoffe stören den gesamten Hormonhaushalt und verursachen damit auch unregelmäßige und verstärkte Regelblutungen, die ich ja bis zum Entfernen der Spirale nicht mehr gehabt hatte. Auch hier führte also die Vergiftung zu massiven Folgeerscheinungen. Diesen Zusammenhang sehe ich jedoch erst heute, in Ruhe. Heute führe ich den Eisenmangel auf die enorme Entgiftung des Körpers in dieser Zeit zurück. Nachdem die Entgiftung heute größtenteils abgeschlossen ist, sind alle diese Symptome plötzlich spurlos verschwunden.

22. AUGUST

Erneut suchten wir Dr. Braun auf. Ich fühlte mich plötzlich wieder ziemlich fix und fertig. Die Besuche bei ihm werden nicht vorab geplant, sondern je nach Bedarf des Patienten von diesem selbst bestimmt. Wir stellten fest, dass sich die Quecksilberbelastung seit der letzten Testung im Juni noch einmal halbiert hatte. Offensichtlich hatte ich in den letzten zwei Monaten noch einmal eine Menge an Quecksilber und anderen Stoffen ausgeleitet, aber mein Darm und meine Leber konnten die Giftstoffausleitung offenbar nicht mehr verkraften. Deshalb fühlte ich mich derzeit wieder so schlecht.

23. AUGUST

Einen ganzen Tag lang verbrachte ich in einer ambulanten Klinik, meine Stimmbänder sollten untersucht werden. Immer noch war ich seit April 2003 heiser. Außerdem brauchte ich ein Rezept für die Atemtherapie. Es zeigte sich, dass ich »ein mittelgradiges Stimmhandicap« hatte, welches sich der Klinik leitende Professor mit der Quecksilberintoxikation sehr gut erklären konnte. Auch diese Symptome sind heute restlos verschwunden.

24. August

Mein Gynäkologe besprach mit mir die Ursachen der unregelmäßigen und starken Blutungen. Er konnte mir nur homöopathische Mittel mitgeben, die aber leider nicht geholfen haben. Dabei ist er ein ganz ausgezeichneter Homöopath von der klassischen Sorte und ich halte sehr viel von ihm. Die toxischen Auswirkungen von Amalgam hat er, im Gegensatz zu vielen Kollegen, nie bestritten.

27. August

Unser Patensohn Lukas wurde eingeschult. Sarah war von der Einschulung für dieses Jahr zurückgestellt worden. Zu viel war auf sie eingeströmt und sie sollte noch ein Jahr im Kindergarten verbringen. Sie lief verstört und blass durch die Gegend, es war gar nicht mehr richtig mit ihr zu reden. Als ich bereits anfing mir Sorgen zu machen, klärte sich die Ursache an diesem Tag auf: Bei der Einschulungsfeier durften die Kinder feierlich in ihre Klasse einmarschieren. Nachdem alle Kinder verschwunden waren, war Sarah wieder schlagartig »normal«. Sie hatte gedacht, dass wir es uns im letzten Moment noch anders überlegen und sie ebenfalls einschulen lassen könnten. Man kann nicht genug darüber lernen, wie wichtig es ist, immer wieder mit seinem Kind eingehend über alles zu sprechen. Immer wieder hatten wir uns über die Einschulung lang und breit unterhalten und ihr erklärt, dass sie definitiv noch im Kindergarten bleiben durfte, aber sie hatte mir nicht geglaubt.

27. August bis 23. September

Frau Meyer verabreichte mir im Wechsel Infusionen und Injektionen, um meinen Körper wieder zu stabilisieren und das ganze System zu entlasten. Diese Maßnahmen schlugen gut an. Die Infusionen enthielten unter anderem Derivatio, ein allgemeines Entgiftungsmittel, im Wechsel mit Vitamin-B12-Spritzen. Immer noch Termine, Termine, Termine …

September

Stefans Vater kam erneut in ein Krankenhaus, nachdem er nach der ersten Operation ein Dreivierteljahr zu Hause verbracht hatte. Er musste bis dahin nur ambulant zu den Chemotherapien. Eine Zeit lang hofften alle, und es ging wirklich bergauf bei ihm. Doch nun hatte der Darmkrebs sich wieder gemeldet. Jetzt war nicht nur der Darm, sondern auch die Leber befallen, der Krebs hatte in den ganzen Körper gestreut. Die Chemotherapie war leider offenbar erfolglos geblieben. Sein Zustand hatte sich in den letzten Wochen rapide verschlechtert. Als er mit Schmerzen die Treppe zum wartenden Krankenwagen hinuntergetragen wurde, wusste er genau, dass er seine Wohnung nie wieder betreten würde. Trotz aller möglichen Versuche mit noch nicht ganz erprobten Therapien und einer weiteren schweren Operation kam der Tag, an dem ihm definitiv klar wurde, diesmal würde er sich nicht wieder erholen. Es ging nur noch darum, ihm ein möglichst würdevolles Sterben zu ermöglichen. Stefan hatte Angst, sein Vater könnte direkt an seinem (Stefans) Geburtstag am 15. September sterben. Jeder Tag bis dorthin war eine Qual für seinen Vater und trotzdem hoffte Stefan inständig, sein Vater möge wenigstens über diesen Tag hinaus durchhalten. Er wollte nicht, dass in Zukunft der Todestag seines Vaters immer mit seinem Geburtstag zusammenfallen würde. Wir versuchten so gut wir konnten Stefan moralisch zu unterstützen; seine Ansicht, jeder brauche einmal jeden, bewahrheitete sich jetzt. Stefan hing sehr an seinem Vater und er ist ihm auch äußerlich sehr ähnlich. Eine lange Wartezeit voller Traurigkeit für seine Familie begann, während sie um einen der äußerst raren Plätze in einer Sterbeklinik kämpften und ihn schließlich auch bekamen.

Kapitel 14

Allein zu Hause – unterwegs im Oldtimer

Carsten war mit Sarah in einer Spezialklinik für Neurodermiker, weil sich ihr Hautzustand dramatisch verschlechtert hatte. Allein zu Hause, bekam ich wieder Eiseninfusionen. Die Müdigkeit hatte mich wieder mal eingeholt. Auch dies war ein Grund für mich, zu Hause zu bleiben. Leider hatte sich mit dem Eisenmangel auch jedes Mal meine mühsam gewonnene Sehfähigkeit wieder verschlechtert, was ganz besonders bitter für mich war. Der mit dem Eisenmangel verbundene Sauerstoffmangel sorgte offenbar für eine schlechtere Durchblutung meines Gehirns. Mit der Beseitigung des Eisenmangels besserte sich meine Sehfähigkeit wieder.

OKTOBER 2005

In dieser Zeit konnte ich endlich einmal alles Erlebte der letzten zweieinhalb Jahre verarbeiten, und dies war ja nicht wenig. Auch brauchte ich dringend die wöchentlichen Eiseninfusionen. Nach langen Überlegungen und nach Rücksprache mit Dr. Braun hatte ich mich entschlossen, mir wieder eine Hormonspirale legen zu lassen. Zu groß war der ständige Blutverlust. Ich wollte nicht mein Leben lang von Infusionen abhängig sein und ständig immer wieder für Wochen in diese abnorme Müdigkeit verfallen, bis sie durch die Infusionen langsam wieder nachlassen würde. Die Gabe von Infusionen rein vorsorglich war finanziell nicht möglich. Es schien, als nähme auch dieser Zustand kein Ende. Einmal sagte ich zu Dr. Schmidt: »Nehmen Sie es nicht persönlich, aber ich kann keine Ärzte mehr sehen.« Meine Armbeugen sahen mittlerweile aus wie die eines Fixers, und zum ersten Mal hatte Dr. Schmidt beim Anlegen der Infusion Probleme, in die Ader des rechten Armes zu kommen, denn die ständigen Einstiche und dauerhaften Liegezeiten hatten sie verhärtet. Solche Dinge bekommt man noch gratis und ohne darum gebeten zu haben zu einer Erkrankung dazu. Allein im Oktober erhielt ich wieder drei Infusionen.

Kurz vor der Abreise meiner Familie war der Vater von Stefan endlich in die Sterbeklinik eingewiesen worden. Am 3. Oktober »feierte« er hier noch seinen 83. Geburtstag. Sarah hatte ihm zum Geburtstag ein Bild mit einem bunten

Schmetterling gemalt, das am Schrank neben seinem Bett mit Tesafilm angebracht war. Nun kam das lange Warten auf den Tod.

Stefan und ich sind beide sehr gerne stundenlang draußen in der Natur unterwegs. In diesem Jahr war der ganze Oktober strahlend schön, die Sonne lachte von einem tiefblauen herbstlichen Himmel herab. Es war eine Freude, jeden Morgen aufzustehen, wenn man endlich auf dem besten Wege war, gesund zu werden. Wir taten uns in diesen Wochen zusammen und fuhren gemeinsam mit Stefans knallrotem Oldtimer, einem Opel GT, Baujahr 1969, in die Natur hinaus.

Diese Wochen sind mir unvergesslich in Erinnerung geblieben. Ich saß neben Stefan in seinem Oldtimer und »sah« jeden Tag aufs Neue die schönsten Landschaften, wenn auch noch etwas verschwommen. Weit hinaus fuhren wir; manchmal stundenlang, und immer wieder stiegen wir irgendwo einfach aus und liefen durch die Felder und in den Wald. Wir entdeckten wunderschöne entlegene Ecken auf unseren Touren und begegneten kaum einmal einer Menschenseele. Dabei machten wir uns gegenseitig Mut. Jetzt sollte sich erweisen, dass Stefan wirklich unser *gemeinsamer* Freund ist. Alles hätte so schön sein können, doch das Bild seines Vaters begleitete uns in jeder Minute. Auf allen Touren lag das Handy ständig griffbereit. Diesmal ging es leider nicht anders. Bei jedem Klingeln jedes Mal die bange Frage: War das jetzt *der* Anruf, der Stefan informieren würde, dass sein Vater gestorben war oder dass es in den nächsten Stunden definitiv zu Ende ging? Hatte Stefan am 15. September noch aufgeatmet, weil sein Vater seinen Geburtstag überlebt hatte, so betete er jetzt, die Qual seines Vaters möge ein Ende haben. Wir nutzten die Zeit umso mehr für Ausflüge. Der Oldtimer war immer dabei; alle Leute freuten sich und blieben am Straßenrand stehen, wenn sie ihn vorbeifahren sahen. Einmal haben wir unvergesslich schöne Fotos von diesem wunderschönen Fahrzeug auf einer alten rostigen Holzbrücke gemacht. Das Leben konnte so schnell zu Ende gehen, also nutzten wir jeden Tag. Man kann nicht den ganzen Tag am Bett seines sterbenden Vaters verbringen.

Manchmal holten wir seine Mutter am Abend von der Klinik ab, um sie nach Hause zu bringen. Sie ist mir seit dieser Zeit sehr ans Herz gewachsen. Einmal durfte ich Stefans Vater noch in der Klinik besuchen. Es war eine große Ehre für mich. Das mulmige Gefühl verging, und beherzt reichte ich der schmal gewordenen Gestalt, in der ich nur schwer seinen Papa wiedererkannte, die Hand. Es war ein unvergessliches Erlebnis für mich und ich werde es mir gut bewahren. Eine Lehrstunde des Lebens. Unvorstellbar für all jene, die tagtäglich durch den Alltag hetzen.

Stefans Vater hatte noch lange zu kämpfen. Mehrere Zimmer der Sterbeklinik füllten und leerten sich mit sterbenden Patienten, immer wieder. Manche waren nur drei Tage lang in der Klinik, bevor sie bereits verstarben, während er noch immer am Leben blieb und dabei dünner und dünner wurde. Ein solches Sterben auf Raten ist für die Familie, die das alles nur hilflos mit ansehen kann, unvorstellbar grausam. Umso mehr wollte ich mit meinen kleinen und schwer erkämpften, aber merklichen Fortschritten zufrieden sein.

Immer meinen Fotoapparat im Schlepptau, machten wir auf unseren Ausflügen die schönsten Aufnahmen. Jeden Abend telefonierte ich eine Stunde lang mit Carsten und Sarah. Carsten berichtete mir über die neuesten medizinischen Ergebnisse und bevorstehenden Untersuchungen, Sarah von ihren neuen Freunden und was sie für ein tolles Geschenk von Papa bekommen habe, weil sie bei der Blutabnahme so tapfer gewesen sei.

Armin ging sehr häufig mit mir joggen. Zunächst hatte ich alleine für mich angefangen, ganz langsam ohne Stöcker um das Feld vor unserer Haustür zu joggen. Mit Armin versuchte ich meine Technik und mein Durchhaltevermögen zu verbessern. Mit ihm traute ich mich zu laufen. Mein großer Bruder sorgte dafür, dass ich mich einerseits nicht übernahm, andererseits riss mich sein Ansporn immer wieder mit: »Komm, das schaffst du, lauf einfach langsamer, zur Not auch auf der Stelle, bis dein Herzschlag sich wieder beruhigt hat, aber lauf weiter.«

Das erste Mal, das ich es zweimal um das Feld schaffte, hatte ich erst das Gefühl, mein Brustkorb würde zerspringen, dann ging mein Magen in die Knie und ich hatte das Gefühl mich jeden Moment übergeben zu müssen. Als dann noch meine Beine fast unter mir wegklappen wollten, hatte ich es tatsächlich geschafft. Ich erinnerte mich an den ersten Joggingversuch Monate zuvor mit Armin. Dreimal zweihundert Meter waren wir gekommen, wenn überhaupt. Ich fühlte mich damals wie der von Otto Waalkes in einem Film gezeichnete Springbock, der mittels vier Eimern Zement zum Standbock gemacht wird. Was für einen Fortschritt hatte ich jetzt gemacht! Vor meiner Erkrankung war ich immer sportlich aktiv gewesen, jederzeit bereit, für eine bessere Kondition auch mal so richtig zu kämpfen. Diese Eigenschaft und die Tatsache, dass ich nicht aufgegeben hatte, kamen mir jetzt zugute. Einmal ist der nächste Versuch eben doch der Durchbruch. Ha!

22. Oktober

An diesem Tag verlor Stefans Vater den Kampf gegen den Darmkrebs. Bis auf die Knochen abgemagert und bis obenhin mit Schmerzmitteln vollgepumpt, schlief er in den frühen Morgenstunden, umgeben und umarmt von seiner gesamten Familie, für immer ein. Bei seinem letzten Atemzug fiel der Schmetterling von Sarah von der Wand.

Alle fuhren erschrocken in die Höhe. Dieser Schmetterling wurde ihm später auf seiner letzten Reise mitgegeben. Es sollte wohl so sein. Ein letzter Gruß vom Leben der neuen Generation an die verschiedene. Ich wusste damals noch nicht, dass der Schmetterling das Sterbesymbol für Kinder ist. Es gibt ein Buch von Elisabeth Kübler-Ross zum Thema, wie Kinder mit dem Tod umgehen. Das Symbol, das Kinder dem Tod geben, ist häufig der Schmetterling. Wir hatten Sarah nur gebeten, ein Bild zu malen. Und sie hatte sich ausgerechnet dieses Tier ausgesucht …

27. Oktober

Da erhielt meine Mutter dieselbe Diagnose wie Stefans Vater – Darmkrebs im fortgeschrittenen Stadium! Es traf mich wie ein Schock, zumal ich gerade vor ein paar Tagen das Endergebnis einer solchen Diagnose miterlebt hatte. Sofortige Operation, eventuell das Legen eines künstlichen Darmausganges für ein halbes Jahr, lautete die erste Prognose. Eine halbjährige Chemotherapie sollte unmittelbar im Anschluss folgen. Armin und ich rückten in dieser Zeit noch näher zusammen. Wir fragten uns, ob unsere Mutter die schwere Operation überstehen werde. Gerade hatten wir genug über Darmkrebs erfahren, um den absoluten Ernst der Situation einschätzen zu können. Gott sei dank war der künstliche Darmausgang dann, wider alle Erwartungen der Ärzte, nicht notwendig. Die Operation verlief gut und die Chemotherapie und die Bestrahlungstermine wurden festgesetzt. Beim Aufwachen nach der Operation war Armin an der Seite unserer Mutter. Niemand von uns glaubte zu diesem Zeitpunkt, dass sie den Frühling noch erleben würde. Gott sei dank geht es ihr aber heute wieder gut. Sie hat sich tapfer durch die Therapie gekämpft und den Kampf gewonnen.

Weihnachten 2005

Das Weihnachtsfest verbrachten wir bei uns zu Hause zusammen mit meiner Schwiegermutter. Ich bereitete uns ein richtiges Festmahl zu und wir machten uns einen wunderschönen Abend. Meine arme Mutter lag am Heiligabend noch bis in die Nacht hinein am Tropf der Chemotherapie und wurde erst am späten Abend von meinem Vater nach Hause geholt. Sie musste in diesen Wochen immer wieder ins Krankenhaus zur Chemotherapie und Bestrahlung.

Den ganzen Winter hindurch versuchte ich bei jeder Gelegenheit zu laufen oder die Nordic-Walking-Stöcker zu schwingen. Armin war meistens dabei. Mittlerweile schaffte ich schon sechs Kilometer. Dieser Winter war geprägt von

Bronchialinfekten bei uns allen, sodass wir langsam annahmen, mit unserer Wohnung sei vielleicht etwas nicht in Ordnung. Mein Vater äußerte die Vermutung, es gebe irgendwo versteckte Schimmelbildung. Niemand konnte sich erklären, wieso wir ständig reihum krank wurden. Sarah bekamen der Pferdestaub, das Heu und Stroh auf dem Hof auch nicht besonders gut. Für einen Neurodermitiker sei dies auch ein unverantwortlicher Wohnort, wurden wir belehrt. Nach langen Überlegungen, wir fühlten uns dort seit über elf Jahren sehr wohl und gut aufgehoben, fiel die Entscheidung. Wir mussten uns schweren Herzens auf die Suche nach einer anderen Wohnung machen.

12. JANUAR 2006

Immer noch wurde ich in regelmäßigen Abständen von Herrn Lehmann behandelt. Oftmals verschlechterte sich danach mein Gesundheitszustand kurzfristig wieder, nach einer erhöhten Algendosis ging es mir aber sofort wieder besser. Offenbar löste die Behandlung immer noch Giftstoffe, die dann erst wieder beseitigt werden mussten. Das Lymphsystem profitiert ungeheuer von einer osteopathischen Behandlung und gibt seine Giftstoffe besser frei.

26. JANUAR

Zum ersten Mal begleitete ich die Kindergartenkinder zum Verkehrskasper bei der Polizei. Wir waren den ganzen Vormittag lang unterwegs. Auf dem Rückweg verkürzte ich die Wartezeit, indem die Kinder mich in der U-Bahnstation fangen durften. Ich war sehr stolz darauf, so etwas geschafft zu haben. Es ging wirklich endlich bergauf.

Wochenlang bekam ich in dieser Zeit regelmäßig die Eiseninfusionen weiter. Dr. Schmidt testete von Zeit zu Zeit die Ferritinwerte durch Blutabnahmen.

Kapitel 15

Ich stelle Schadenersatzansprüche

10. März 2006

Bald würde die Dreijahresfrist vorüber sein, die man zur Geltendmachung von Schadenersatzansprüchen unbedingt einhalten muss. Carsten und ich entschlossen uns daher, einen Rechtsanwalt mit der Wahrnehmung unserer Interessen zu beauftragen, der uns schon im Februar 2004 von Frau Dr. Klein empfohlen war. Auch Dr. Mutter und Dr. Braun kannten ihn. Carsten setzte sich nächtelang hin und wälzte unsere Unterlagen, stellte die Kosten zusammen und kümmerte sich um die Formalitäten. Wir baten sämtliche Ärzte um Berichte. Zu diesem Zeitpunkt fühlte ich mich auch emotional noch nicht gut genug, das alles bereits wieder aufzuwühlen. Carsten hatte, da er die ganzen Rechnungen und den Papierkram geordnet hatte, die bessere Übersicht in dieser Hinsicht. Der Termin beim Rechtsanwalt durfte diesmal ohne Sarah stattfinden. Stefans Mutter passte auf Sarah auf. Die beiden verstanden sich auf Anhieb gut.

An diesem Tag fuhren wir zunächst noch einmal zu Dr. Braun. Die Praxis und die Kanzlei liegen in benachbarten Orten, lediglich ein paar Kilometer voneinander entfernt. Dr. Braun zeigte sich erfreut über meine Fortschritte. Die Entgiftung sollte dennoch fortgeführt werden.

Beim Rechtsanwalt legten wir noch einmal in kurzen Worten meinen Fall dar. Er war entsetzt und meinte, nach einer derartigen Erkrankung würden viele Menschen niemals wieder auf die Beine kommen. Die psychische Belastung könnten die meisten Menschen nicht mehr vergessen und würden einen dauerhaften Schaden davontragen. Er wunderte sich, dass ich so offen und fröhlich vor ihm saß. Ich erwiderte, ich hätte es nicht bis hierher geschafft, um dann den Rest meines Lebens auch noch zu verschenken. Ich hatte genug Zeit mit meiner Familie verloren. Den Rest gedachte ich umso mehr zu genießen. Der Rechtsanwalt sagte, wir sollten uns jedoch keine allzu großen Hoffnungen machen und schon gar nicht unser Leben auf die Erwartung einer Entschädigung aufbauen. Das hatten wir auch keinesfalls vor. Auch ein Schmerzensgeld könne allenfalls geringfügig angesetzt werden, wir lebten in Deutschland und leider in diesem Fall nicht in Amerika.

8. April

In den Osterferien hatten Armin und ich Sarah zu unserer Schwester Tina gebracht. Unsere Eltern wurden erst vor Ort überrascht. Sie freuten sich sehr, uns plötzlich auf der Straße zu entdecken. Leider ging es mir zu Hause schon nicht ganz gut, aber ich wollte Sarah nicht Armin alleine überlassen. Deshalb fuhr ich selbst mit und brachte Sarah zu ihrer heiß geliebten Cousine Lisanne. Bleiben wollte ich selbst nicht, da sich bereits ein heftiger Infekt bei mir ankündigte. Meine Mutter wollte ich mitten in der Chemotherapiephase auf keinen Fall anstecken. Am Abend kämpften Armin und ich uns auf der Rückfahrt stundenlang durch einen Stau. Die Autoabgase gaben mir den Rest. Nachdem ich meine heile Ankunft zu Hause bei meinen Eltern angekündigt hatte, versagte mir gänzlich die Stimme. Alle Naturheilmittel halfen mir nicht mehr weiter. Dr. Schmidt überreichte mir beinahe schmunzelnd ein Antibiotikum: »Wenn Sie schon so etwas einnehmen, weiß ich, dass es Ihnen richtig schlecht geht.« Meine Bronchien fühlten sich an wie Beton.

Ende Mai

Meine Freundin Katharina würde nun definitiv nach Hamburg ziehen, wo ihr Mann bereits seit fünf Jahren arbeitete. Es kam die Idee auf, dass wir das Haus beziehen könnten. Noch vor einem halben Jahr wäre ein Umzug das Letzte gewesen, was ich mir hätte vorstellen können. Innerhalb von drei Tagen mussten wir uns entscheiden. Unsere Freunde würden Ende Juli definitiv aus unserer Stadt wegziehen. Konnten wir uns vorstellen, das Haus anzumieten? Mitten im Einzugsgebiet von Sarahs Schule gelegen und viel zentraler als unsere derzeitige Lage?

Wir entschlossen uns nach langen, gemeinsamen Gesprächen es zu wagen, trotz unserer Freundschaft. Zum 1. August mieteten wir das Haus an. Noch am gleichen Tag begannen das große Ausmisten und die Umzugsvorbereitungen. Es blieb nicht mehr viel Zeit, und schweren Herzens überbrachten wir unserem damaligen Vermieter unsere Kündigung. Dreizehn Jahre lang waren Carsten und ich bereits auf dem Pferdehof. Bevor Sarah geboren wurde, hatte ich eigene Pferde dort im Stall stehen gehabt. Am Rande unserer Stadt gelegen, war es ideal für Naturliebhaber wie uns, Armin als direkten Nachbarn nebenan zu haben war schön, den großen Garten hinter dem Haus nutzten wir gemeinsam. Das wäre dann alles vorbei.

Aber was nützt das alles, wenn die Tochter mit all dem Probleme bekommt? Eine solche Gelegenheit kommt nur einmal, dachten wir uns. Es war vielleicht kein Zufall, dass unser Umzug dann direkt in den unserer Freunde übergehen sollte. Besser ging es vom Zeitpunkt her nicht mehr.

30. Mai

Seit Wochen bekam ich nur noch im zweiwöchentlichen Rhythmus Eiseninfusionen, und regelmäßig dazwischen wurde mir Blut abgenommen. Diesmal sank der Eisenwert endlich nicht mehr ab! Bis heute hat er sich stabil gehalten. Offenbar hatte ich tatsächlich während der enormen Entgiftung das Eisen nicht in der Leber halten können. Meine Werte sind heute traumhaft gut. Es muss also irgendeinen Zusammenhang hierbei geben. Das kann man auch in medizinischen Fachberichten so nachlesen.

31. Mai

Sarah hatte ihren Schnuppertag in der Schule. Der Tag gefiel unserer Tochter richtig gut. Auf ihre Frage, wo denn die anderen Kinder nach der Schule hingehen würden, antwortete ihr Carsten: »Die gehen jetzt alle hier nach Hause, wo wir auch bald wohnen.« Das fand Sarah sehr schön. Sie wollte auch da wohnen, wo alle anderen Kinder aus ihrer Klasse sein würden. Jedoch liebte sie unser derzeitiges zu Hause über alles. Hier gab es Kröten im Keller, die Pferde (in dieser Reihenfolge) und ihren Freund von gegenüber. Als absolutem Gewohnheitsmensch fiel ihr der Umzug sehr schwer. Sie hatte sich in den letzten Monaten immer mehr auf dem Hof und dem Gelände ausgebreitet. Das war eine riesige Spielfläche, von Feldern umgeben. Damit war eine Ein-Familienhaus-Gegend natürlich nicht zu vergleichen. Auch mir fiel es als Reiterin verständlicherweise schwer, einen Pferdehof verlassen, auf dem ich so viel mit meinen eigenen und fremden Pferden erlebt hatte. Aber ich wollte nur noch nach vorne sehen. Außerdem war ich froh, überhaupt bis hierher gekommen zu sein. Andere Dinge erschienen mir da nicht mehr wichtig.

Kapitel 16

Urlaub, Umzug, Einschulung – ich bin wieder dabei

17. BIS 30. JULI 2006

Endlich, endlich, endlich fuhren wir in den wohlverdienten Sommerurlaub, wieder an unsere Lieblingsecke an der See. Am Freitag war Sarah zum letzten Mal in den Kindergarten gegangen, mit vollständig abgeheilter Haut, dank der vielen Mühen einer fähigen Heilpraktikerin, Frau Adler. Mir ging es gut, wenn ich auch ein bisschen ausgepumpt war. Diesen Urlaub hatten wir alle bitter nötig und wollten ihn auch entsprechend nutzen. Das Wetter war einfach toll. Die Sonne strahlte dreizehn Tage lang vom Himmel, als wollte das schöne Wetter nie mehr aufhören. Sollten jetzt wirklich bessere Zeiten für uns anbrechen? Ich nutzte den Urlaub, um meine Kondition für den Umzug zu verbessern. So abgearbeitet, wie ich mich jetzt fühlte, da mussten schon ein paar mehr Muskeln her, um das zu bewältigen. An jedem zweiten Tag joggte ich zum Leuchtturm und wieder zurück, also knapp fünf Kilometer.

Auch das Schwimmen konnte ich zum ersten Mal wieder richtig genießen. Ich hatte keine Probleme mehr, ins Wasser zu gehen, die Nervenenden waren weitestgehend wiederhergestellt. Da ich eine absolute Wasserratte bin, war ich überglücklich, mich wieder in die Fluten stürzen zu können. Carsten und Sarah schnorchelten und tauchten nach Krebsen, Steinen und Muscheln. Sarah hatte genug Gelegenheit, ihre Schwimmfähigkeiten weiter zu verbessern. In diesem Sommer hatte sie gerade erst ihr Seepferdchenabzeichen gemacht. Sie tauchte und tauchte in diesem Sommer mit ihrer neuen Taucherbrille und dem Schnorchel und kannte überhaupt keine Angst. So braun und glücklich war sie noch nie gewesen. Cousine Lisanne immer im Schlepptau, verbrachten die beiden Tag und Nacht zusammen. Selbst abends liefen sie noch bis zum Einbruch der Dunkelheit in den Dünen herum. Meine Eltern besuchten uns in diesem Urlaub zweimal. Das erste Mal kamen sie nur für einen Tag. Früh am Morgen, ich saß gerade noch im Nachthemd im Vorzelt, erscholl die im Schweizer Dialekt »verstellte« Stimme meines Vaters vor dem Zelt: »Ackermann, haben Sie auch Ihren Platz bezahlt?« Mein Vater liebt diesen Namen und wendet ihn an, wo er nur kann. Meine Freude war groß und ich schoss aus dem Vorzelt, um meinem Vater um den Hals zu fallen. Meine Mutter hatte sich noch bei meiner Schwester festgequatscht. Wir verbrachten einen schönen Tag am Strand zusammen und abends fuhren sie wieder nach Hause, mit dem Versprechen, wiederzukommen. Beim zweiten Besuch in diesem Urlaub blieben sie dann gleich drei Tage lang. Wir genossen diese Zeit umso mehr, als wir noch alle den Schrecken der Darmkrebsdiagnose unserer Mutter in den Knochen stecken hatten.

Seit März hatte ich mit meiner Vergiftung keine großen Einbrüche mehr gehabt. Der Eisenspiegel war immer noch stabil. Noch immer nahm ich entgiftende Medikamente ein, hatte jedoch mittlerweile außer einer gelegentlichen Müdigkeit und meiner noch nicht wieder vollständig hergestellten Sehfähigkeit kaum noch gesundheitliche Probleme. Auch meine chronische Bronchitis war völlig verschwunden. Ungefähr zwölf bis fünfzehn Jahre hatte ich damit zu kämpfen gehabt (obwohl ich mein Leben lang Nichtraucherin war). Allerdings kann ich bis zum heutigen Tag keinen Ohrschmuck mehr tragen, auch nicht die reinsten Edelmetalle. Meine Ohren schwellen spätestens nach zwei Minuten an und werden knallrot und heiß. Vor der Vergiftung hatte ich solche Probleme nicht, und es ist sehr schade für mich als Frau.

31. Juli

Unser erster Tag im neuen Haus begann. Als wir uns umblickten, waren wir ein bisschen erschrocken über die ganze, allein zu bewältigende Arbeit. Es sah alles gut aus, aber das Haus hat sechs Zimmer plus Küche die alle zu streichen waren. Der Umzug sollte in fünf Tagen stattfinden. Würden wir das alles schaffen? Aber unsere Organisation war hervorragend. Während ich mit Sarahs Hilfe begann, ihr Kinderzimmer und danach unser Schlafzimmer zu streichen, fuhr Carsten mit dem Auto und dem Anhänger unserer Vermieter die ersten Sachen hin und her. Wir wollten am ersten August bereits die Betten aufstellen, um schon im Haus übernachten zu können. Mangels abendlichem Kinderaufpasser konnten wir so vor Ort bleiben, Sarah irgendwann ins Bett bringen und dann noch bis tief in die Nacht weiterarbeiten.

Als der erste Tag zu Ende ging, hatte ich zwei Zimmer und eine Decke fertig gestrichen. Dass ich das wieder konnte, erschien mir fast wie ein Wunder – ich war sehr stolz auf mich.

August

In den nächsten Tagen übertrafen Carsten und ich uns selbst. Bereits vor dem Urlaubsantritt hatten wir den größtmöglichen Teil der Sachen in Kartons verpackt. Bei jedem Einkauf bin ich mit Sarah losgezogen und habe noch jede Menge Bananenkartons organisiert. Es war ein Wettlauf zwischen Katharina und mir, die ja auch im Umzug begriffen war. Über dem ganzen Stress hatten wir in den letzten Wochen vor dem Urlaub leider kaum mehr Zeit füreinander gehabt. Ein ganzes Zimmer unserer Wohnung im Erdgeschoss war mit Kartons und bereits vor dem Urlaub zerlegten Schränken und Regalen nur so vollgestopft.

Geschafft! Wir feierten die Einweihung des Hauses für alle Umzugshelfer. Natürlich ging es dabei nicht ohne Pannen ab: »Carsten, ist das normal, dass der ganze Keller unter Wasser steht?«, fragte ich, als ich zufällig einmal die Tür nach unten öffnete.

Aber im Katastrophenbewältigen waren wir ja inzwischen einsame Spitze. Während ich später mit einem Freund im Keller den Schaden besichtigte – das Hauptabwasserrohr war defekt –, brannte mir oben auch noch das Essen an. C´est la vie. Irgendwann lacht man nur noch darüber. Es wurde ein schöner Abend, trotz der Tatsache, dass Carsten bis eine Stunde vor der Feier noch damit beschäftigt war, die in den letzten Tagen die Toilette hinuntergespülten Hinterlassenschaften aufzukehren. Das war nämlich alles stecken geblieben. Nicht einmal duschen konnte er sich danach, denn das Rohr lag offen und das Duschwasser würde dadurch unweigerlich wieder in den Keller fließen. Also hatte Carsten flugs Seife mit in den Garten genommen, den Gartenschlauch abgerollt und sich das eiskalte Wasser über den Körper geschüttet. Das war meine Idee. Not macht erfinderisch, und so lecker und appetitlich riechend wollte ich ihn nicht wieder ins Haus lassen.

2. September

Die Tage rasten dahin und die Sommerferien näherten sich dem Ende. Die Einschulung nahte. Ich hakte noch ein letztes Mal meine ganzen Besorgungslisten ab. Meine Eltern und meine Schwester wollte mit Lisanne kommen. Oma Falke, mein Bruder Armin, die gesamte Familie Brandt, mit Freundin Katharina, also unsere jetzigen Vermieter, und Stefan mit Mama. Sie alle wollten versorgt werden und ich stand bis nachts in der Küche. Schließlich würden alle Leute bei uns zu Hause eintreffen, während wir noch mit Sarah zum Einschulungs-Gottesdienst in der Kirche waren. Da konnte ich nicht gleichzeitig noch irgendein Essen fertig machen.

Es klappte alles und der Tag begann. Ein wenig Aufregung war sicher bei uns allen dabei. Auch Carsten und ich hatten diesem Tag lange aufgeregt entgegengeblickt. Wir wussten nicht was Sarah in der Schule erwartete, allerdings hatten wir für diesen Tag alles getan, was in unserer Macht stand. Wieder einmal freute ich mich, diesen Tag überhaupt noch erleben zu dürfen. Auch dass Sarah sich freute, war nicht selbstverständlich. Noch vor dem Schnuppertag im Mai hatte sie das Thema Schule weit von sich gewiesen. Erst danach durfte man dieses Wort in ihrer Gegenwart überhaupt benutzen. Die geliebte Lisanne war dabei und Sarah saß stolz in der Vorhalle der Schule. Lukas war Hauptdarsteller des aufgeführten Theaterstückes und er war dafür extra noch einmal aus Hamburg angereist. Der Einmarsch in die Klasse wurde feierlich zelebriert und bei so manchem Zuschauer kamen eigene Erinnerungen hoch. Die Erinnerungen von Stefans Mutter fielen sehr zu Ungunsten ihres eigenen Einschulungstages aus. Ganze siebzig Jahre war das jetzt bei ihr her. Wir feierten anschließend zu Hause auf unserer Terrasse. Katharina ging durch das Haus und war dabei mehrfach den Tränen nahe. Aber wir mussten jetzt beide mit unserer Entscheidung klarkommen. Es tat mir sehr leid, aber ich fand es besser, wenn wir hier wohnten und gut auf ihr Haus aufpassten. Auch für mich war es am Anfang sehr gewöhnungsbedürftig, kannte ich das Haus doch bereits sechseinhalb Jahre von Besuchen her …

Es war Sarahs großer Tag. Die Geschenke nahmen kein Ende. Viel zu wenig Fotos haben wir gemacht. Auf diesen Tag hatten wir zwei Jahre lang hingearbeitet. Jetzt durften Carsten und ich die Früchte unserer Arbeit ernten. Stefan grinste uns während der Einschulungszeremonie an. Er wusste genau: Jetzt kommt das große Loslassen. Sarah würde nie mehr ein Kindergartenkind sein. Am späten Nachmittag löste sich die Gesellschaft auf. Mein Vater musste die Familie noch nach Hause zurückfahren. Ab Montag begann für Sarah »der Ernst des Lebens«.

Kapitel 17

Ich kann wieder reiten

Nachdem nun alle endlich wieder ihren geregelten Tätigkeiten nachgingen, erfüllte ich mir einen seit dreieinhalb Jahren gehegten Wunsch: Ich nahm all meinen Mut zusammen und fragte auf unserem Reithof herum, ob jemand vielleicht eine Reitbeteiligung gebrauchen könne. Ilona, die ich bereits von früher aus der Berufsschule und aus der Zeit mit meinen eigenen Pferden kannte, suchte jemanden für ihr Pferd Rasputin. Sie suchte schon über zwei Monate lang und hatte offenbar immer noch niemanden für ihn gefunden. Ab Oktober musste Ilona ganztags arbeiten und die Zeit drängte, jemanden zu finden. Wir verabredeten einen Termin zum Ausprobieren.

12. SEPTEMBER 2006

Vormittags hatte ich einen Termin bei Herrn Lehmann. Ich war ziemlich aufgeregt und erzählte ihm von meinem Vorhaben, wieder aufs Pferd zu steigen. Das sei eine tolle Sache, ich solle das auf jeden Fall machen, riet er mir. Sein Vater züchtet in Holland selbst Pferde und daher ist er reiterlich sehr versiert, und gab mir zwischendurch immer ein paar Tipps. Bislang hatte er mir immer vom Reiten abgeraten. Jetzt hielt auch er den Moment für gekommen, es wieder zu versuchen!

Annähernd 1300 Tage hatte ich auf keinem Pferd mehr gesessen – Sie sehen, ich habe sogar nachgezählt! Nun war der Tag endlich da. Das hatte ich mir immer und immer wieder vorgestellt. Carsten war als mein »Maskottchen« mitgekommen und sah Ilona erleichtert grinsen. Da wusste ich, ich hatte gewonnen. Von nun an hatte ich wieder eine Reitbeteiligung und durfte zweimal in der Woche aufs Pferd steigen. Bis heute haben wir das so beibehalten. Was für ein unbeschreibliches Glücksgefühl!

Am nächsten Tag erwachte ich mit dem schlimmsten Muskelkater, den ich seit Beginn meiner ersten Reiterkarriere je gehabt hatte. Nicht einmal nach dem langen Aussetzen während der Schwangerschaft war der Muskelkater so schlimm gewesen. Einerseits hatte ich ganz gute Kondition durch das regelmäßige Joggen, andererseits waren meine Reitmuskeln überhaupt nicht mehr vorhanden. Beim Reiten werden ja ganz andere Muskeln angesprochen als beim Laufen. Zwar hatte ich sofort eine ganze Stunde lang so einigermaßen auf dem

Pferd durchgehalten, doch wussten das meine Reitmuskeln nicht zu schätzen und meldeten sich umso deutlicher. Ganze zwei Wochen lang war ich nicht in der Lage, Rasputin beim Leichttraben (federndes Aufstehen und Hinsetzen des Reiters mit der Bewegung des Pferdes) zu lösen. Ich musste immer angaloppieren, weil ich vor Schmerzen nicht in der Lage war, auf dem Pferderücken aufzustehen. Danach hatte ich das Schlimmste überstanden.

SEPTEMBER

Stefan musste an seinem Oldtimer Opel GT einige Reparaturen durchführen. Dazu stellte er das Fahrzeug bei einem Freund ab. Da der Wagen ein paar Tage nicht fahrbereit sein würde, holte ich Stefan von dort ab. Hin und zurück fuhr ich an diesem Tag rund einhundert Kilometer weit. Das war meine weiteste und längste Strecke seit über dreieinhalb Jahren. Wieder war ich richtig stolz auf meine Leistung.

5. OKTOBER

Erstmalig setzte nun unser Rechtsanwalt Ulrike von unser Schadenersatzforderung in Kenntnis und zeigte seine Vertretung in unserem Fall an. Nach sechseinhalb Wochen, am 20. November 2006, meldete sich endlich die Haftpflichtversicherung von Ulrike, um zunächst bis zum 30. Juni 2007 auf die Verjährung meiner Schadenersatzansprüche zu verzichten. Ein Schreiben vom 18. Oktober 2006 wurde diesem Schreiben in Kopie beigefügt, das aber bei meinem Rechtsanwalt zuvor nicht angelangt war. Zur Klärung des Sachverhaltes, wurden wir informiert, sei noch ein persönlicher Gesprächstermin mit Ulrike notwendig. Fragen nach der Kostenerstattung der Krankenkasse (ab wann nicht mehr) wurden gestellt. Wir sollten mitteilen, von welchem Zeitpunkt an die Krankenkasse die weitere Kostenübernahme abgelehnt habe. Mein beruflicher Werdegang wurde nachgefragt. Beginn und Ende des Erziehungsurlaubes, das Ende des letzten Arbeitsverhältnisses und vieles mehr.

Dann fragte der Versicherer an: *»Wäre Ihre Mandantin bereit, sich erforderlichenfalls einer gutachterlichen Untersuchung zu unterziehen?«* Das würde ich selbstverständlich tun, denn ich hatte absolut nichts zu verbergen.

19. OKTOBER

Ich suchte wieder einmal Dr. Braun auf. Meine Schilddrüsenwerte waren offenbar durch den Dauerstress beim Umzug völlig durcheinandergeraten. Er gab mir eine Spritze direkt in die Schilddrüse hinein. Ich verbrachte in den Herbstferien wieder eine ganze Woche bei Dr. Braun zur weiteren Entgiftung. Das stellte mich wieder auf die Beine und hat mir noch einen größeren Engergieschub eingebracht als vorher.

Meine Eisenwerte bei Dr. Schmidt erwiesen sich als erstklassig. Offenbar war die Erschöpfung immer noch die Folge der Vergiftung gewesen, wie ich bereits angenommen hatte. In den letzten Monaten hatte ich wohl mit der Medikamenteneinnahme zu sehr geschludert. Danach war ich wieder kuriert von solchen Rückfällen und passte seitdem besser auf, mich nicht derart zu verausgaben.

Dezember

Mein Rechtsanwalt brachte nun die entsprechenden Informationen der Versicherung bei. Er schlug der Versicherung vor, einen gemeinsamen Gutachter zu bestimmen und schlug einen neutralen Sachverständigen vor: »Er ist lange Zeit als Universitätskliniker und in seiner Privatpraxis mit umweltmedizinischen und toxikologischen Problemstellungen befasst gewesen. Er hat eine Vielzahl von wissenschaftlichen Veröffentlichungen in In- und Ausland zu diesbezüglichen Themen veröffentlicht. Er hat zudem auch maßgeblich den Gutachtenstandard im Bereich der Nephrologie mitgeprägt. So ist er Mitautor des vom Verband der Deutschen Rentenversicherungsträger herausgegebenen Buchs 'Sozialmedizinische Begutachtung in der gesetzlichen Krankenversicherung', welche nach wie vor Verwendung findet«, wurde die Haftpflichtversicherung informiert.

Der Stellungnahme, so mein Anwalt, werde nunmehr bis Ende Januar 2007 entgegengesehen.

24. Dezember

Es wurde dann ein ruhiger, schöner Heiligabend für uns. Der schönste seit Jahren. Zum ersten Mal seit drei Jahren traute ich mich, ein Gläschen Wein zu trinken. Lange saßen Carsten und ich noch vor dem Kamin. Sarah entdeckte vor der Bescherung schon ihre Geschenke. Nach der Bescherung schlief sie erschöpft auf dem Sofa ein.

31. Dezember

Silvester hatten wir in diesem Jahr eine Einladung bei Markus. Es war eine richtig fröhliche Feier. Sarah und ich haben bis 1.30 Uhr nachts durchgehalten. Alle bestätigten mir, dass ich endlich wieder viel besser aussähe. Die Feier machte mir riesigen Spaß, und zum ersten Mal konnte ich endlich, endlich wieder mitfeiern!

Kapitel 18

Was soll die Zukunft bringen? Wieder auf Jobsuche

25. JANUAR 2007

Dieses Jahr würde ich meiner beruflichen Zukunft widmen. Das stand für mich fest. Die Richtung, die ich einschlagen wollte, wusste ich bereits. Ich würde gerne etwas im naturheilkundlichen Bereich machen wollen. Das wünschte ich mir bereits, seitdem es mir wieder etwas besser ging. Zunächst wollte ich jedoch einmal feststellen, was sich bis dahin spontan für mich an Jobs anbieten würde.

Gleich zu Jahresanfang ergab sich eine Gelegenheit. Eine Zeitung suchte in ihrem eigenen Anzeigenteil eine Redaktionsassistentin, zunächst auf 400-Euro-Basis mit späterer Option auf eine Halbtagseinstellung. Also schrieb ich eine Bewerbung. Es war wieder ein Meilenstein der Entwicklung für mich, endlich traute ich mir wieder zu, einen Job anzunehmen. Ich freute mich darauf, wieder selbst Geld verdienen zu können, und brachte die Bewerbung frohen Herzens eigenhändig bei der Zeitung vorbei.

28. JANUAR

Meine Schwiegermutter feierte an diesem Tag ihren sechzigsten Geburtstag. Nachdem sie uns in der Vergangenheit immer beigestanden hatte so gut sie nur konnte, fuhren wir zu ihr nach Hause und ich backte ihren Geburtstagskuchen. Endlich konnte ich ihr einmal für all ihre Mühe und Fürsorge etwas zurückgeben. Alle Gäste freuten sich mit mir, wie gut ich wieder aussah.

8. FEBRUAR

Dann feierte auch meine Mutter ihren vierundsechzigsten Geburtstag. Es ging ihr gut und bislang waren alle Tumormarker und Nachsorgeuntersuchungen immer in bester Ordnung. Ich war so froh für sie.

Am selben Tag erstellte ich meine zweite Bewerbung. Ich wollte mich jetzt initiativ in unserem Raum bewerben und zog dabei auch eine Bewerbung als Versicherungskauffrau, meinem eigentlichen Beruf, in Betracht.

15. FEBRUAR

Mein Rechtsanwalt wurde von der Versicherung meiner Zahnärztin informiert, dass »sich die Erstellung des Gutachtens des von uns beauftragten Sachverständigen etwas verzögert« habe. Die Versicherung lehnte sämtliche Schadenersatzansprüche ab und stellte eine Klage anheim, wobei sie »im Falle einer gerichtlichen Auseinandersetzung (…) umfassend bestreiten« wolle, dass Ulrike oder ihre Assistenzärztin irgendein Verschulden treffe. Ulrike hatte, ohne eine ärztliche Schweigepflichtsentbindung von mir erhalten zu haben, meine gesamte Karteikarte vom Beginn meiner ärztlichen Behandlung im Jahre 1997 bei ihr, der Versicherung und somit dem Gutachter großzügig zur Verfügung gestellt. Der Sachverständige, der ohne unser Einverständnis plötzlich hinzugezogen wurde, war in der Lage, ohne mich jemals selbst untersucht zu haben, eine Beurteilung über mich abzugeben. Eine interessante und enorme Leistung dieses Professors, die für die Seriösität spricht, mit der die Versicherung in diesem Fall vorgangen ist. Es war wirklich unglaublich, mit welcher Dreistigkeit hier versucht wurde, eine Geschädigte regelrecht im 08/15-Stil abzuwürgen. Frei nach dem Motto: Wer krank ist, hat sowieso kein Geld mehr und noch weniger Nerven, auch noch einen Prozess durchzustehen.

Ein Behandlungsfehler von Ulrike bzw. Frau Dr. Schulte wurde bestritten. Die Füllungen seien korrekt ausgebohrt worden. Die Dauer der Behandlung sei auf die Zahl der zu entfernenden Amalgam-Füllungen zurückzuführen. Die Füllungen seien auch keineswegs »herausgebrochen« worden, sondern *»wie in anderen Fällen auch* (das stimmt sogar, denn es wurden bereits mehrere Personen von ihr geschädigt) fein herausgeschliffen.« Wie gut, dass dies zugegeben wurde! (Zum Vergleich: Unser neuer Zahnarzt hat bei meinem Mann kürzlich für das Entfernen von drei Plomben nur fünf Minuten gebraucht und die waren sogar noch größer als meine.) Ein Herausbrechen der Füllungen sei wegen des hiermit verbundenen erheblichen Zahnfraktur-Risikos selbstverständlich nicht lege artis (kunstgerecht), durfte ich nun erfahren. Eine Kopie der Beschreibung des Clean-Up-Systems, welches verwendet wurde, sollte uns die »Wirksamkeit« eines solchen Gerätes verdeutlichen. Wie gut, das dieses Gerät bei der Behandlung so toll funktionierte hatte. Da war ich aber wirklich erleichtert, zumal ich nun endlich die tatsächliche Ursache all meiner Beschwerden von der Versicherung erfahren durfte: Ich hätte eine »depressive Grunderkrankung aus Angst vor der Rückkehr in den Beruf«.

Diese Erkrankung bescheinigte mir der mit dem Gutachten beauftragte Professor. Er hatte mich nicht einmal gesehen, geschweige denn untersucht, um eine solche Diagnose abgeben zu können. Wieder eine von diesen »Amalgamvergifteten«. Schublade auf – vorgefertigte Textbausteine für alle Geschädigten rein, vielleicht noch mal gucken, ob der Name richtig geschrieben wurde – fertig ist das »Gutachten«. Auf meine tatsächliche Erkrankung wurde mit keiner Silbe eingegangen.

In verschiedenen Studien wird regelmäßig versucht, die hohe Heilungsrate nach einer durchgeführten Amalgamentfernung unter Schutzmaßnahmen als Placeboeffekt hinzustellen. Allerdings ist eine so hohe Heilungsrate von 70 % mit einem Placeboeffekt nicht vereinbar. Auch nicht die dauerhafte Heilwirkung für Jahre. Auch ist die Erstverschlimmerung, die Patienten sogar nach geschützter Amamgalentfernung während des Ausbohrens vorrübergehend erleiden, nicht mit einem Placeboeffekt zu erklären. [2]

70 % aller Personen, die unter amalgambedingten Beschwerden litten, werden langfristig durch eine mit Schutzmaßnahmen durchgeführte Entfernung des Amalgams geheilt. [3]

Dr. Schmidt war ebenfalls fassungslos. Er kannte mich bislang als große Kämpfernatur und glaubte mir meine Geschichte voll und ganz, zumal er feststellen kann, dass es mir heute definitiv wieder gut geht, leider noch nicht sehr gut. Wir sehen uns nicht mehr so oft, da ich im ganzen letzten Jahr seine Hilfe lediglich einmal benötigt habe. Bis auf die immer noch eingeschränkte Sehfähigkeit, die sich ebenfalls von Monat zu Monat zunehmend bessert, und so ein paar Kleinigkeiten. Ein Gutachten, bei dem der Sachverständige den Patienten nicht untersucht hat, würde er als Hausarzt gar nicht akzeptieren. Es wäre für ihn aus medizinischer Sicht völlig bedeutungslos.

Dr. Mutter erklärte sich spontan bereit, ein Gegengutachten zu erstellen, würde mich dazu jedoch zunächst einmal untersuchen wollen. Die Zeit reichte leider nicht mehr aus, bevor definitiv die Frist bis zum Ende der Verjährung am 30. Juni 2007 abgelaufen wäre. Ohne Untersuchung wäre ein Gutachten aber völlig wertlos, informierte er mich.

Der Entschluss, dieses Buch zu schreiben, wurde nun in die Tat umgesetzt. Eine faire Behandlung der Versicherung war das Mindeste, was ich erwartet hatte. Als Versicherungskauffrau war ich jahrelang im Schadenbereich tätig und habe dabei auch Personenschäden bis zu 100.000 DM bearbeitet. Daher weiß ich, wie eine korrekte Sachbearbeitung auszusehen hat.

Die Versicherung gab sich nicht einmal die Mühe, sich sachlich über meinen Schadensfall aufklären zu lassen. Als Geschädigte hatte ich durch meinen Rechtsanwalt mehr als genug Unterlagen dort eingereicht, um hinreichend ernst genommen zu werden.

Dutzende meiner langjährigen Mitreiterinnen können bestätigen, wie schrecklich ich für mindestens zwei Jahre lang ausgesehen habe. Ich war geradezu totenbleich, klapperdürr, hatte stumpfe Haare, ständig einen angestrengten

Blick, dem man seine eingeschränkte Sehfähigkeit geradezu ansah, und eine starke Akne im Gesicht. Das alles war für niemanden zu übersehen. Noch heute zeugen die Narben von der starken Akne. Meine Haut ist nicht mehr so glatt und schön wie früher, eine bleibende Erinnerung an die schlimmste Zeit meines Lebens. Die riesige innerliche Narbe sieht man natürlich nicht.

Der Versicherung meiner Zahnärztin lagen genügend Laborbefunde, ärztliche Stellungnahmen und ein umfassender Krankenbericht vor, um meinen »Schadenfall« absolut ernst zu nehmen. Meines Erachtens wird vonseiten der Haftpflichtversicherung absichtlich und mit Wissen um die Gefährlichkeit dieser Erkrankung versucht, die an sich völlig berechtigten Schadenersatzansprüche abzulehnen. Zu hoch sind unsere Forderungen. Auch der hinzugezogene Gutachter weiß, meiner Überzeugung nach, um die Gefährlichkeit einer derartigen Erkrankung und stellt trotz allem eine gutachterliche »Unbedenklichkeitsbescheinigung« für das Amalgam aus. Dann wird, um sich der berechtigten Forderung zu entledigen, jegliche Haftung abgestritten und eine »depressive Grunderkrankung, aus Angst vor der Rückkehr in den Beruf« vorgeschoben. Der Versuch, einen – vermeintlich psychisch labilen – Menschen, der zudem meistens noch von seiner Erkrankung geschwächt ist, so lange als Hypochonder hinzustellen, bis er entweder kein Geld oder keine Kraft mehr hat (oder beides), dagegen anzugehen, ist gar zu offensichtlich. Pech für Versicherer und Gutachter ist es nur, dass ich eben *nicht* depressiv bin. Bis vor kurzem habe ich auch noch gedacht, die Art meiner Erkrankung sei tatsächlich unbekannt und es gebe Gegner und Befürworter von Amalgam. Nun durfte ich mich jedoch durch einen anderen Betroffenen, der ebenfalls ein Buch darüber geschrieben hat, eines Besseren belehren lassen. Ich bin, gelinde gesagt, geschockt. Tatsächlich verhält es sich sogar so, dass fast allen Beteiligten sehr wohl bewusst ist, was Amalgam im Menschen verursacht. Es wird also wissentlich und mit der Absicht zu manipulieren eine an sich durchaus bekannte Tatsache bestritten. Dafür werden Ärzte und Professoren auch noch bezahlt! Die Haltung des hier tätig gewordenen Professors zum Thema Amalgam (alles Hypochonder …) wie auch der Klinik, in der er angestellt ist, ist offenbar in Fachkreisen hinreichend bekannt. Wer den Namen gehört hat, wusste auch, was in meinem Gutachten steht, ohne es gelesen zu haben. Wie kann das denn sein? Überdies ist der Gutachter ein Zahnarzt, kann sich also zu schwersten neurologischen Störungen definitiv kein Urteil bilden, weil sie gar nicht in sein Fachgebiet fallen.

Ich verfasste also eine 17-seitige Stellungnahme zu diesem Gutachten. Da ich mittlerweile wieder ganz gut für mich selbst einstehen konnte, würde ich nun für mein Recht kämpfen. Jahrelang war ich darauf angewiesen gewesen, dass mein Mann mich stützte und mir half. Diese Zeit war jetzt vorbei.

9. April

Bereits bei meiner zweiten Bewerbung, die ich bereits am 8. Februar versandte, bekam ich mein zweites Vorstellungsgespräch. Dieses Datum wird sich vielleicht noch einmal als sehr wichtig herausstellen in Anbetracht der Unterstellung, ich hätte alle Symptome lediglich aus Angst vor der Rückkehr in den Beruf gehabt. Das war mir zu diesem Zeitpunkt aber noch nicht klar. Die Gespräche liefen gut, die Firma würde mich gerne einstellen. Ich bin viel mutiger und lockerer in solchen Dingen geworden als früher. Die Einstellung scheiterte lediglich an den unmöglichen Arbeitszeiten. Von 12.30 bis 18.00 Uhr täglich kann ich als Mutter leider nicht arbeiten. Eigentlich habe ich auch seit Langem einen anderen Berufswunsch …

Kapitel 19

Eine zweite Chance, ein neues Leben

11. April 2007

Mein 38. Geburtstag wurde wunderschön. Carsten hatte sich extra zwei Tage lang nur für mich Urlaub genommen. Der Geschenketisch war diesmal besonders liebevoll dekoriert. Sarah und ich hatten die letzte Woche alleine bei meiner Schwester an der See verbracht. Den Abend verbrachten wir in gemütlicher Runde am Kamin. Armin und Stefan waren gekommen. Von Müdigkeit diesmal keine Spur! Wir lachten und alberten herum und schmiedeten Pläne für die Zukunft. Der Weg stand mir wieder offen und ich würde ihn nutzen.

12. April

Am nächsten Tag erfüllte ich mir mit Carstens Hilfe einen weiteren großen Herzenswunsch. Schon in den letzten Jahren hatte ich mir überlegt, wenn ich all das hinter mir hätte, was wäre dann ein riesengroßer Wunsch? Da fiel mir ein, dass ich immer schon einmal ein richtig schickes Designerkleid haben wollte. Wir fuhren deshalb zu einem Second-Hand-Laden, der ziemlich weit von uns entfernt lag. Endlich einmal fahren aus *Freude* über die Ankunft am Ziel. Das Geschäft hatten wir uns vorher im Internet herausgesucht. Die schönsten Kleider reihten sich aneinander, eines schöner als das nächste, und viele davon habe ich anprobiert. Das war einfach nur schön.

Ich entschied mich dann für ein todschickes schwarzes Cocktailkleid. Es wird sicher das schönste sein, das ich je besitzen werde. Den ganzen Tag lang nahm Carsten sich nur für mich alleine Zeit. Ich konnte bestimmen, wo es als nächstes hingehen sollte. Wir fuhren kreuz und quer durch die Stadt und haben dabei vieles gesehen, auch die wunderschöne Natur in der Umgebung, die Flüsse, Seen und Felder, und die Sonne strahlte vom Himmel. Ich genoss all das in vollen Zügen! Sehen, riechen, mich wieder wohlfühlen … Dieser Tag wird mir unvergesslich in Erinnerung bleiben.

Das Leben hatte mich endlich wieder!

Inzwischen wurden meine Schadenersatzansprüche von Ulrikes Versicherer endgültig abgelehnt. Begründung: »Es wurde fachgerecht gearbeitet.« Ich sei bereits vor der zahnärztlichen Behandlung geradezu »wegen einer festgestellten

Darmkrebsdiagnose undefinierbar dahingesiecht«. Deshalb hätte ich Ulrike geradezu gedrängt, mir die Amalgamplomben zu entfernen. Das Kleinschleifen der Plomben sei als notwendig erachtet worden, weil ansonsten die Zahnsubstanz beschädigt worden wäre.

Nun beschreiten wir den Klageweg und in diesen Tagen im Oktober 2007 ist eine entsprechende Klage, einschließlich dieses Buchmanuskriptes, bei Gericht eingereicht worden. Carsten und ich haben sage und schreibe *fünf* Tage lang gebraucht, sämtliche Arztrechnungen und anderes Material für den Anwalt zu kopieren, alles zu sichten und einzureichen.

Meine Krankenberichte füllen inzwischen mehr als zwei Ordner und mein Rechtsanwalt teilte dem Gericht in seiner 36 Seiten umfassenden Klageschrift abschließend mit: »Für die Klägerin ist insofern auch bisher nicht ersichtlich, dass ihr schweres Leidensgeschehen auch nur ansatzweise ernsthaft überprüft wurde.« Davon bin ich sicher nicht allein betroffen, sondern teile mein Schicksal mit vielen anderen Leidensgenossen.

Auf den Ausgang der Klage darf man gespannt sein. Sicherlich kann man daraus keinen Präzedenzfall für alle machen, denn meine Beschwerden und der Grad meiner Vergiftung sind mit den chronischen Vergiftungen durch das bloße Tragen von Amalgamfüllungen nicht im Entferntesten vergleichbar. Ich werde Sie über den Ausgang der Klage informieren. Auf der Internetseite *symptome.ch*, in der *Autorenecke*, können Sie mich persönlich anschreiben.

Ich reite zweimal in der Woche auf dem Hof unserer alten Heimat und laufe, sooft ich die Zeit dazu habe, zwei- bis dreimal in der Woche. Demnächst will ich endlich mal über zehn Kilometer kommen. Daneben plane ich bereits ein weiteres Buch zu schreiben. Eine erste Ideensammlung steht bereits. Man weiß nicht, zu welchen Leistungen man fähig ist, wenn man es nicht einfach ausprobiert. Am Ende des Lebens wird man nur die Dinge bedauern, die man bis dahin nicht getan hat! Beruflich habe ich mich in die Richtung bewegt, in die ich mich gedanklich schon seit längerer Zeit gewandt habe: Ich beginne eine Ausbildung zur Heilpraktikerin. Genügend positive Beispiele dafür gibt es um mich herum und ich glaube, ich mache mir keine falschen Vorstellungen von diesem Beruf. Außerdem sehe ich ja, wie wenige Menschen sich in unserer gesamten Umgebung mit Vergiftungen auskennen; da ist wirklich Handlungsbedarf!

Da ich fest vorhabe, diesen Beruf gründlich zu erlernen, nicht nur so als Fernstudium mit dem bloßen Ziel, die Prüfungsfragen beantworten zu können, habe ich mir extra eine Schule ausgewählt, die größten Wert auf praktische Erfahrungen und eine fundierte Ausbildung legt. Dadurch dauert die Ausbildung drei Jahre anstatt die üblichen zwei. Frau Adler unterstützt mich bereits jetzt, wo sie nur kann, und ich war mit ihr bereits bei einer ersten Schulung, noch bevor meine Schule eigentlich losging.

Mittlerweile kann ich so lange, wie ich möchte, mit meiner Tochter herumtoben. Wir tun dies ausgiebig und mit einem Riesenspaß. Ich bin froh, dass sie noch nicht zu alt ist, um noch Spaß daran zu haben, und liebe es, wieder genug Kraft für sie zu haben. Mehr, als ich sagen kann! Mal sehen, was die Zukunft mir noch so bringt.

In diesen Tagen bin ich zum siebten Mal Tante geworden. Das Leben geht weiter. Meine Erkrankung hat mich nicht verbittert, wie so manchen anderen. Dass ich überlebt habe, verdanke ich einigen Menschen, bei denen ich mich am Ende des Buches herzlich bedanken möchte. Aus dieser zweiten Chance werde ich ganz sicher etwas machen.

Meine Erkrankung hat uns bis heute über 30.000 Euro gekostet!

Nun mag manch einer meinen, das sei doch ziemlich viel. Doch man muss dabei bedenken, dass die Suche nach geeigneten Therapeuten manchmal auch ein *Versuch-Irrtum-neuer-Versuch*-Erfolg ist. Besonders bei einer so schwerwiegenden akuten Erkrankung. Wer akut derart krank ist, hat oftmals nicht die Zeit, noch monatelang nach geeigenten Therapeuten zu suchen. Damit Ihnen das nicht passiert, habe ich dieses Buch durch einen zweiten Teil ergänzt. Der Großteil der Kosten war jedoch absolut gut investiertes Geld!

Vollständig werden wir die Kosten wohl nie mehr zusammenrechnen können. Zu viel kam in den schwersten zwei Jahren an Rechnungen abhanden.

Auch Sarah leidet durch die von mir bereits im Mutterleib durch die Plazenta an sie abgegebene Dosis Schwermetall. Die Plazenta ist leider durchlässig für Schwermetalle und die Mutter entgiftet sich während der Schwangerschaft zu 60 % über ihr Kind. Durch das in den Impfungen enthaltene Konservierungsmittel Thiomersal bekam sie meiner Meinung nach noch den absoluten Rest verpasst. »Zufällig« erlitt sie am Tag nach der Masern-Mumps-Röteln-Impfung eine »spontane« Neurodermitis, die erst nach einem Dreivierteljahr nicht mehr das ganze Kind zerfetzte und die bis heute noch immer ihr Leben bestimmt. Sie leidet, vielleicht sogar lebenslang, an einem nicht intakten Immunsystem. Aber auch da bleiben wir am Ball und leiten Giftstoffe und die Impfungen aus, mit Erfolg! Das sollte auch Ihnen Mut machen. Ich will hier keinesfalls den Nutzen von Impfungen verdammen, dazu habe ich nicht das Recht. Doch eines weiß ich mit absoluter Sicherheit: Thiomersal steht aufgrund einiger wissenschaftlicher Studien seit Jahren in Verdacht, bei Kindern unter anderem Autismus auszulösen. [84 – 88]. Unsere Kinder werden im Alter von einem Vierteljahr mit Thiomersal, also Quecksilbersalzen[7], vollgepumpt, und

[7] *Siehe Seite 170*

dies mehrfach. *Thiomersal hat als Konservierungsmittel in Impfstoffen absolut nicht das Geringste zu suchen!* Zu dieser Aussage stehe ich und jeder kann mir gerne das Gegenteil beweisen!

Seit Frühling 2004 war die Krankenkasse nicht mehr bereit, noch irgendwelche Kosten für meine Erkrankung zu übernehmen. Lediglich die Eiseninfusionen wurden noch erstattet, da ich einen schulmedizinisch nachgewiesenen Mangel vorzuweisen hatte. Der Medizinische Dienst der Krankenkassen (MDK) war der Meinung, meine Krankheit hätte nun vorüber zu sein. Punkt. Kein noch so sachlicher und belegbarer Einwand drang bis zum MDK vor. Mangels anderer Ärzte war ich geradezu gezwungen, mich um andere ärztliche Behandlungen zu bemühen, die leider dann eben durch Privatärzte oder Heilpraktiker erfolgten. Das sucht man sich sicher alles nicht so aus. Aber wir haben bisher keinen einzigen Arzt gefunden, der Entgiftungen auf Krankenkassenkosten durchführt, denn solche Dinge sind im Leistungskatalog der Kassen nicht enthalten, weil es sie nicht gibt …

Die von mir durchgeführten Behandlungen waren jeden Cent wert. Arm stirbt es sich eben schneller in Deutschland. Wir haben leider eine Zwei-Klassen-Medizin. Als Kassenpatient bekommt man das medizinisch Notwendigste, manchmal noch weniger. *Wer früher stirbt, ist eben länger tot!* So scheint mir das Motto zu sein, mit dem vielfach an die Erstattung von Kosten schwerwiegend erkrankter Personen herangegangen wird. Vielleicht hat die Kasse ja »Glück«, und der Patient ist bereits verstorben, bevor sie dann doch gezwungen wäre zu zahlen. Lässt sich die Sache nicht noch ein bisschen hinauszögern? Entsprechende Berichte lassen sich in den Medien verfolgen. Was schert da jemanden das Grundsatzurteil des Bundesverfassunsgerichtes vom 6. Dezember 2005 (1 BvR 347/98)? »Es ist mit den Grundrechten aus Art. 2 Abs. 1 GG in Verbindung mit dem Sozialstaatsprinzip und aus Art. 2 Abs. 2 Satz 1 GG nicht vereinbar, einen gesetzlich Krankenversicherten, für dessen lebensbedrohliche oder regelmäßig tödliche Erkrankung eine allgemein anerkannte, medizinischem Standard entsprechende Behandlung nicht zur Verfügung steht, von der Leistung einer von ihm gewählten, ärztlich angewandten Behandlungsmethode auszuschließen, wenn eine nicht ganz entfernt liegende Aussicht auf Heilung oder auf eine spürbare positive Einwirkung auf den Krankheitsverlauf besteht« … (die sogenannte Hoffnungstherapie).

Bei den Therapien, die ich aus eigener Tasche bezahlen musste, handelte es sich erwiesenermaßen um medizinisch nachvollziehbare, hilfreiche und anerkannte Therapien. Das Mittel DMPS steht im Arzneimittelverzeichnis und darf offiziell vom Arzt verschrieben werden. Allerdings stehen Entgiftungstherapien, auch wenn sie Leben retten, nicht im Leistungskatalog und können deshalb leider nicht anerkannt werden. Allerdings besteht die Institution, die festlegt, was in den Leistungskatalog aufgenommen wird, zu über die Hälfte aus Krankenkassenmitgliedern.

Leider wird hier ganz offensichtlich am falschen Ende gespart. Bei mir hätten fünf Krankenhausaufenthalte mit zum Teil teuersten medizinischen Untersuchungen sowie etliche Kosten für Fachärzte und nutzlose Medikamente vermieden werden können.

In Deutschland haben wir in meinen Augen eine der schlechtesten Gesundheitsvorsorgen aller Industrienationen in Europa. Prävention, also Vorbeugung und Aufklärung der Bundesbürger über Möglichkeiten, sich gesund zu erhalten, werden hier ganz kleingeschrieben. Warum eigentlich? Da ist jeder Mensch wirklich selbst gefragt, auf sich Acht zu geben, so gut er es eben weiß und kann. Was macht aber derjenige, der gar nicht weiß, dass seine Lebensweise falsch ist? Die Vorstellungen davon, was gesund ist und was nicht, sind in meinem weiteren Bekanntenkreis zum Teil haarsträubend falsch. Eine bessere und effektivere Schulung und Aufklärung bereits unserer Kinder ist dringend überfällig!

Ein kurzes Statement am Schluss:

Wer heute noch wissentlich Amalgam als völlig unbedenklich einstuft, sollte sich seine Argumente sehr gut zurechtlegen. Die Vehemenz, mit der die Unbedenklichkeit eines Materials immer noch lauthals öffentlich ausgesprochen wird, obwohl zahlreiche, inzwischen über 17.000 streng wissenschaftliche Studien das genaue Gegenteil belegen und das Material bereits von Anbeginn seiner Verwendung an immer wieder in die Kritik geraten ist, ist mir persönlich völlig unbegreiflich. Leider muss ganz offensichtlich von Gegnern des Materials wie bei einem Angeklagten bewiesen werden, dass Amalgam aus Zahnfüllungen ein hoch toxischer Stoff ist. Als Maßstab gilt hier leider nicht, im Zweifel für die vielen Patienten, denn ihnen sollte geholfen werden, sondern die Kostenausgaben, die daraus resultieren könnten, sind wichtiger. Dass das eine sehr kurzsichtige Denkweise ist, wird im zweiten Teil deutlich. Bedingt durch die unvorstellbar enormen Folgekosten ist Amalgam der bei weitem teuerste Zahnfüllstoff, der jemals eingesetzt wurde. Bei einer derartig groß angelegten Problematik von weltweiter Bedeutung sollte sich das Verbot des Einsatzes von Amalgam eigentlich von selbst verstehen. Das Mittel muss vom Markt genommen werden. Schweden hat bereits eindrucksvoll vorgemacht, wie es geht!

Es gibt dagegen bislang keine einzige wissenschaftliche Studie, die die *völlige Unbedenklichkeit* von Amalgam *ohne den geringsten Zweifel* belegen konnte. Immer wieder werden bei solchen Studien die gleichen Fehler gemacht. Vermeintlich amalgamfreie, weil zahnlose Probanden werden dort regelmäßig mit Amalgamträgern verglichen. Dabei gilt auch noch als amalgamfrei, wer 0 – 4 Füllungen hat. Tatsächlich stellt sich in solchen Studien heraus, dass es den Amalgamträgern sogar besser geht. [89] – [91] Also ist Amalgam gut, vielleicht bessert es sogar die Gesundheit? Sollten wir uns ruhig noch mehr davon einbauen lassen damit es uns endlich gut geht? Leider wird dabei regelmäßig nicht berücksichtigt, dass die zahnlosen Probanden gerade deshalb zahnlos sind, weil sie sehr schlechte Zähne hatten, die oh Wunder vor der Entfernung sogar umso mehr Zahnamalgamfüllungen aufgewiesen hatten. Auch wird in solchen Studien nicht nach der Dauer der Amalgameinwirkung gefragt. 30 Jahre Amalgamplomben im Mund und jetzt gar keine Zähne mehr – so jemand gilt als ein amalgamfreier Proband. Dasselbe Spiel bei der »Widerlegung« einer Einwirkung von Amalgam auf Alzheimer: Es stellte sich dabei heraus, dass das Alzheimerrisiko umso größer sei, je weniger Zähne die Probanden hätten. Schlussfolgerung: Amalgam kann nicht zu Alzheimer führen, denn die Probanden mit Alzheimersymptomen hatten ja gar keins im Mund. Dass sie vielleicht vor dem Zahnverlust den ganzen Mund voll Amalgamfüllungen hatten, wurde auch hier nicht gefragt. Jeder kann sich über die Schlussfolgerung selbst ein Urteil bilden. In allen Studien wurden nicht ein einziges Mal echte amalgamfreie Probanden mit solchen, die Füllungen hatten, verglichen. Außerdem wurden zur Beurteilung meist die Quecksilberwerte im Blut und im Urin herangezogen. Raffiniert bei einem Speichergift, denn da kann es ja dann auch gar nicht sein. Diejenigen, die schlecht ausleiten können, haben ja erst recht kein Quecksilber im Urin, geschweige denn im Blut, weil sie es nicht so gut wie andere wieder abgeben …

Doch was hat das Ganze nun mit Ihnen zu tun? Sehr viel mehr, als man auf den ersten Blick meinen möchte; und damit komme ich zum zweiten Teil meines Buches.

Teil II

Fragen und Antworten zum Amalgam

Auf den nachfolgenden Seiten habe ich versucht, die wichtigsten Fragen zum Thema Amalgam für Sie zu beantworten. Alle Daten und Fakten wurden nach bestem Wissen und Gewissen wiedergegeben und sorgfältig recherchiert. Sie erheben dennoch keinen Anspruch auf Vollständigkeit. Als medizinischer Laie, der ich trotz meines großen Wissens über Amalgam ja immer noch bin, blickt man durch die Vielzahl von Studien und Forschungsarbeiten über Amalgam manchmal gar nicht mehr richtig durch. Zumal viele medizinische Fachbegriffe das Verständnis zusätzlich erschweren. Jeder Betroffene muss deshalb selbst ein bisschen zum Experten werden. Erwarten Sie jedoch keine wissenschaftliche Abhandlung von mir. Ich habe lediglich Material zusammengetragen und eigene Erfahrungen mit einfließen lassen. Falls die Entgiftungsmöglichkeiten für Sie hier zu kurz kommen: Dazu gibt es wirklich hervorragende Fachliteratur, insbesondere das Buch von Dr. Mutter[8], in denen die Entgiftung ausführlich behandelt wird. Die Therapie sollte man besser den Experten überlassen. Deshalb möchte ich mir auch keinesfalls anmaßen, konkrete Therapieempfehlungen zu geben, sondern lediglich Anhaltspunkte, was bei einer Entgiftung alles zu berücksichtigen ist.

Die von mir aufgezeigten Sachverhalte zu unserer medizinischen Situation bei Amalgamvergiftungen stellen im Übrigen meine persönliche Meinung zu diesem Thema dar. Auch hier noch mal in aller Deutlichkeit: Es geht mir nicht darum, Personen, Institutionen, Organisationen und Behandlungsmethoden zu diffamieren. Dennoch muss dringend ein Amalgamverbot her und Patienten dürfen nicht länger mit ihren eindeutigen Vergiftungssymptomen allein gelassen werden. Deshalb werden mögliche Zusammenhänge mit gesundheitlichen Problemen sowie die Folgen einer immer noch andauernden Verwendung von Amalgam auch ganz konkret angesprochen. Wissen ist Macht. Und das Wissen ist in diesem Fall mehr als überfällig – für jeden von uns!

Bitte haben Sie Verständnis dafür, dass die zusammengestellten Fragen nur eine erste Anregung zur Auseinandersetzung mit diesem komplexen Thema sein können. Dass Antworten auf Fragen neue Fragen nach sich ziehen, wird sich nie ganz vermeiden lassen.

Über 17.000 wissenschaftliche Studien zur Giftigkeit von Amalgam, das nicht fest gebunden im Mundraum ist, können sich nicht irren! [4] Auch nicht die Heilungsquote von über 70 % nach Entfernen der Füllungen und ordnungsgemäßem Ausleiten der Giftstoffe. [3]

---

[8] *Siehe Buchempfehlungen auf Seite 243*

Zur Geschichte des Amalgams und der Quecksilberverwendung

Amalgam kommt vom arabischen *al malagma*, also »erweichende Salbe«. Laut Duden ist damit eine Legierung eines Metalls mit Quecksilber gemeint.

Seine Verwendung lässt sich bis zum alten China vor zweitausend Jahren zurückverfolgen, wo die Zahnfäule bereits durch Plombieren mit Amalgam behandelt wurde. Diese Technik nannte man »silberner Teich«, der aus 100 Teilen Quecksilber, 45 Teilen Silber und 900 Teilen Zinn bestand. Nach dem Einbau in die Zahnlöcher wurde das Material so fest wie Silber.

Nach alten Schriftquellen soll der noch unausgegrabene, ursprünglich 100 Meter hohe Grabhügel des ersten Quin Kaisers Qin Shi Huangdi (259 – 210 v. Chr.) einen unterirdischen Palast mit einer Grabkammer beherbergen, die zum Schutz vor Eindringlingen mit einem Quecksilbersee umgeben sein soll. Tatsächlich konnten chinesische Bodenuntersuchungen dort erhöhte Quecksilberwerte feststellen.

Der als *Paracelsus* bekannte Arzt (1493 – 1541) nahm seinerzeit an, viele Krankheiten des Menschen seien auf eine Störung des Gleichgewichts von Schwefel, Salzen und Quecksilber im Körper zurückzuführen. Leider führte seine Ansicht dazu, dass er und viele Mediziner seiner Zeit ihren Patienten neben Quecksilbersalben auch innere Anwendungen verordneten. Syphilis-Kranke wurden damals mit Quecksilberoxidsalbe eingeschmiert oder sogar stundenlang Quecksilberdämpfen ausgesetzt.

Der berühmte Arzt und Naturwissenschaftler Georgius Agricola (1494 – 1555) berichtete von einer Quecksilberkrankheit, die Minenarbeiter betraf. Er beobachtete bereits damals negative gesundheitliche Auswirkungen und hat seine Erkenntnisse vielfach schriftlich dokumentiert.

Jahrhunderte später wurde Quecksilber als Quecksilbersulfat in Pulverform zur Behandlung verschiedener Leiden, unter anderem der Syphilis, eingesetzt (Kalomel). Das Mittel Kalomel wurde noch vor 1933 als Zahnungshilfe für Säuglinge verwendet, bis von dessen Gebrauch offiziell abgeraten wurde. Jahre später, selbst noch 1947, wurde es als Wurmmittel benutzt und ausgerechnet als Spülmittel für Windeln von Säuglingen. Das führte zur einer oftmals tödlichen Erkrankung, der sog. Akrodynie, die den Tod von mehr als 500 Babys in Großbritannien zur Folge hatte. Erst ab 1953 wurde endlich das Quecksilber aus den Zahnungsmitteln entfernt, was einen drastischen Rückgang der Akrodynie zur Folge hatte. Allerdings können auch heute noch Phenyl-Quecksilberacetat in Latexfarben, Impfstoffen und zerbrochenen Leuchtstoffröhren das Krankheitsbild von Akrodynie verursachen. Heute ist jedoch kaum noch ein Arzt mit dem Beschwerdebild vertraut.

Das Zahnamalgam selbst wurde in Frankreich durch die Franzosen Regnat 1818 und 1825 durch Taveau bekannt. Die ersten Ärzte, die das Amalgam in Amerika auf den Markt brachten, wurden verhaftet und als Scharlatane bezeichnet. Daher kommt auch die Bezeichnung »Quacksalber«. Der Gebrauch von Amalgam wurde 1840 in den USA verboten, und jeder Zahnarzt, der Amalgam verarbeitete, wurde für fünfzehn Jahre von der Kammer ausgeschlossen. Es entbrannte ein regelrechter Amalgamkrieg, der Deutschland allerdings nicht erreichte.

Prof. Dr. Stock, Leiter des Kaiser-Wilhelm-Instituts für Chemie in Berlin, belegte bereits 1926 durch zahlreiche Forschungsarbeiten, dass Quecksilber aus Amalgamfüllungen austreten kann und dabei vom Körper aufgenommen wird. Er selbst war durch seine Arbeit und durch eigene Amalgamfüllungen in den Zähnen von einer Quecksilbervergiftung betroffen und riet, das Material für die Zahnmedizin möglichst nicht mehr zu verwenden. [5] Er belegte seine Behauptung mit wissenschaftlichen Arbeiten an über 20.000 Amalgamvergifteten.

Dazu führte Prof. Stock aus: *»Es wird einmal festgestellt werden, dass das gedankenlose Einführen von Amalgam als Füllstoff für die Zähne ein schweres Vergehen an der Menschheit gewesen ist.«*

Seine Arbeiten wurden seinerzeit so vielfältig veröffentlicht, dass es mit großer Wahrscheinlichkeit schon damals zu einem Verbot von Amalgam als Zahnmaterial gekommen wäre, wenn nicht der zweite Weltkrieg dazwischen gekommen wäre. Doch Prof. Stock starb 1946. Danach wurde in den 50er Jahren leider weiterhin Amalgam eingesetzt, ohne seine wissenschaftlichen Arbeiten weiter zu beachten. Schlimmer noch, die Amalgamverwendung nahm aufgrund der seit 1950 gehäuft aufgetretenen Karies nach dem 2. Weltkrieg sogar noch stark zu. Bis in die 70er Jahre hinein gab es nur sehr wenige Kritiker von Amalgamfüllungen. Doch in den vergangenen Jahren mehren sich kritische Stimmen über die toxische Wirkung von Amalgam erneut.

1950 – 51 wurde in der Ukraine ein Medikament, entwickelt, das Schwermetalle, unter anderem auch Quecksilber, aus dem Körper herausbringen kann. Die dortigen Grubenarbeiter im Erzabbau erreichten aufgrund einer Vergiftung mit Schwermetallen nur ein Durchschnittsalter von 30 Jahren. Die Behandlung mit der **Di**mercapto**p**ropan**s**ulfonsäure (DMPS) hob ihre Lebenserwartung immerhin um zwanzig Jahre.

Amalgam wird als *reiner Füllstoff* für Zahnlöcher bereits seit annähernd 180 Jahren verwendet, obwohl in der Geschichte des Amalgams von Beginn seines Einsatzes an immer wieder regelrechte »Kriege« um bzw. gegen seine weitere

Verwendung entbrannten. Heute wird es nach wie vor in unsere Zähne eingebaut.

Häufig gestellte Fragen zum Amalgam

Was ist Amalgam?

Zahnamalgam besteht ungefähr zu 50 % aus flüssigem Quecksilber, zum anderen Teil aus einem Pulver, das sich aus etwas Quecksilber, Silber, Kupfer, Zinn, Zink und zum Teil Spuren anderer Schwermetalle, manchmal auch Nickel, Kadmium und Palladium zusammensetzt. Das vom Hersteller angelieferte Pulver wird beim Zahnarzt mit dem flüssigen Quecksilber vermischt. Dabei entsteht eine gut zu verarbeitende Paste. Alle Substanzen des Amalgams für sich genommen sind bereits giftig, zum Teil hochgiftig (Quecksilber und Zinn) oder auch allergisierend (Nickel) oder sogar beides.

Seit den 70er Jahren wurden die sogenannten »gamma-2-freien« Amalgame eingesetzt, weil sie weniger korrodieren und den Randspalt zwischen Zahn und Füllung besser verschließen sollen. Diese Gamma-2-Amalgame wurden 1992 wegen der höheren Quecksilberabgabe vom Bundesgesundheitsamt verboten, auch weil das Material offenbar schlechtere Werkstoffeigenschaften hatte. Dieses Verbot wurde jedoch 1995 wieder aufgehoben. Gamma-2-Amalgame geben während der Dauer ihrer Liegezeit deutlich mehr Quecksilber als die älteren Füllstoffe ab, weil sich an ihrer Oberfläche kleinste Quecksilbertröpfchen bilden, die verdampfen. Wenn der Zahnarzt die Oberfläche dann noch schlecht poliert, nimmt die Oberfläche wegen der mikroskopisch kleinen Unebenheiten noch zu und es verdampft dadurch noch mehr Quecksilber.

Quecksilber ist das giftigste nicht radioaktive Element und kann auch in niedrigsten Mengen schädlich sein. Der Körper benötigt es nicht für irgendwelche Stoffwechselvorgänge, im Gegensatz zum Beispiel zum Zink. Hervorgehoben wird es hier immer wieder, weil es den höchsten Anteil am Amalgam hat und außerdem ganz besonders giftig ist. Auch die anderen Amalgambestandteile sind giftig und bewirken sogar noch eine Steigerung der Quecksilbergiftigkeit (Toxizität). Insbesondere das Zinn, das ein weiteres Drittel der Amalgamfüllung ausmacht und mindestens ebenso giftig ist wie das Quecksilber.

Oft hört man, Amalgam enthalte nur 3 % Quecksilber. Wie kommt das?

Das ist definitiv falsch. Diese Aussage beruft sich auf die Informationsschrift einer öffentlichen Insititution vom Januar 2005: »Das Legierungspulver gamma-2-freier Amalgame enthält (…) maximal 3 % Quecksilber (…)«. Solche Falschinformationen bleiben dann leider in der Öffentlichkeit hängen, zumal wenn sie noch von Testzeitschriften so übernommen werden. Im Nachhinein wurde diese Informationsschrift still und leise korrigiert. Dadurch konnte man dann so tun, als wären einige Ärzte nicht in der Lage, richtig zu lesen …

Tatsächlich verhält es sich so: Dem Zahnarzt wird vom Hersteller ein Legierungspulver aus ca. 40 % Silber, 28 % Zinn, 27 % Kupfer, 3 % Zink und ca. 3 % Quecksilber geliefert. Die Mengen variieren je nach Hersteller etwas. Er mischt das Pulver dann 1:1 mit reinem, flüssigen Quecksilber – fertig ist das Amalgam. Nach der Zusammenfügung entsteht zunächst eine Konsistenz, die mit weichem Knetgummi zu vergleichen ist. Sie kann gut in das Zahnloch eingearbeitet werden. Bis sich die ersten Aushärtungen zeigen, vergehen Minuten. Zeit genug für den Zahnarzt, das Amalgam ordnungsgemäß in den Zahn einzubringen und zu verstreichen. Während der vollständigen Aushärtung dehnt sich das Material um rund 0,1 % aus. Dadurch wird der Randspaltenbildung vorgebeugt. Das Amalgam im Mundraum hat dann einen Quecksilberanteil von ca. 51 – 53 %.

Mit 12 Füllungen hat man ca. 3 – 4 Gramm reines Quecksilber im Mund. Dabei reichen 0,2 bis 1 Gramm beim Einbringen ins Blut als tödliche Dosis bereits aus. Das sind allerdings nur die Werte für Erwachsene. Für Kinder muss entsprechend weniger angenommen werden.

Mein Zahnarzt behauptet, Amalgam sei ein fest gebundenes Material, stimmt das?

Nein, das wird immer wieder gern behauptet. Stimmt aber keineswegs. Längst ist nachgewiesen worden, dass sich aus einer mittelgroßen Amalgamfüllung im Mund täglich Kleinstmengen von etwa 17 Mikrogramm Quecksilber lösen, bei großflächigen Füllungen entsprechend mehr. Es ist definitiv eine flüchtige Substanz, auch im festen Zustand. Es verdampft bereits bei Raumtemperaturen von 20 Grad, erst recht im Mundraum, der 37 Grad Celsius erreicht. Vermehrt wird es sogar beim Kauen, besonders Kaugummikauen, und beim Genuss von sauren und heißen Getränken und Speisen gelöst. Nach dem Verzehr einer Banane ist der Quecksilbergehalt im Speichel für zwei Stunden lang drastisch erhöht und ein erhöhter Quecksilberspiegel ist im Blut messbar. [6] Nicht zu vergessen nächtliches Zähneknirschen, bei dem sich ein erhöhter Abrieb ergibt (und das seine Ursache offenbar in einem mit Quecksilber belasteten Trigeminusnerv hat). Wenn der Speichel zu sauer ist, und das ist heute aufgrund unserer Ernährungsweise die Regel, verstärkt sich die Korrosion von Amalgamfüllungen. Auch beim Zähneputzen erfolgt ein täglicher Abrieb durch das Bürsten und durch die Zahnpasta. Besonders die sogenannten »Weißmacher« fördern den Abrieb.

Dr. Daunderer hat zur Messung des Quecksilbergehaltes im Speichel den sogenannten Kaugummitest entwickelt. Man sammelt zunächst nüchtern Speichel, sodann den Speichel nach 10- bis 15-minütigem Kaugummikauen. Das Testergebnis hängt direkt von der Anzahl der Amalgamfüllungen ab und gibt Aufschluss über die persönliche Belastung. Dabei wurden bei einem Versuch mit 20.000 Personen in 30 % aller Fälle Werte von 40 bis 300 µg Quecksilber pro Liter Speichel gemessen. Bei 44 % der Testpersonen wurde eine tägliche Belastung festgestellt, die sogar höher lag als der von der Weltgesundheitsorganisation angegebene Grenzwert von 45 µg pro Tag. Spätestens nach diesen Ergebnissen dürfte jedem klar sein, dass Quecksilber eben nicht fest in den Füllungen gebunden ist. [7]

Man kann anhand dieser Werte also davon ausgehen, dass die Belastungswerte eines Amalgamträgers, der sich täglich zweimal die Zähne putzt, zwei Kaugummis kaut, drei Mahlzeiten und zusätzlich zwei heiße Getränke am Tag zu sich nimmt, täglich weit über den von der WHO angegebenen Grenzwert hinausgehen. Nicht hinzugerechnet ist dabei die Daueraufnahme von Quecksilber während der übrigen Zeit.

Spätestens jetzt bleibt wohl beim Lesen dieses Buches jedem, der noch Füllungen aus Amalgam trägt, das Kaugummi im Hals stecken und der heiße Kaffee will auch nicht mehr so ganz schmecken …

Die Quecksilberdämpfe sind dabei noch weitaus gefährlicher als die flüssige Form von Quecksilber. Flüssiges Quecksilber verdampft allerdings bereits an der Luft bei ca. 20 Grad Celsius Raumtemperatur innerhalb von zwei Tagen vollständig.

Warum bekommt man nichts davon mit?

Die Quecksilberdämpfe sind unsichtbar, geruchs- und geschmacklos, was sie umso gefährlicher macht. Auf diese Weise bemerkt man als Träger von Amalgamplomben vom Abrieb und den entstehenden Dämpfen aus den Füllungen absolut nichts. Der metallische Geschmack, von dem manche Amalgamträger berichten, wird durch die anderen Metalle und Bestandteile des Amalgams hervorgerufen, nicht durch das Quecksilber.

Dann müsste bei einem fortlaufenden Abrieb die Füllung ja mit der Zeit kleiner werden?

Das ist auch der Fall. Nach fünf Jahren verlieren die Füllungen im allgemeinen 25 % ihres Quecksilberanteils, spätestens nach zehn bis fünfzehn Jahren (manche sprechen sogar von sieben Jahren) befinden sich in Amalgamfüllungen nur noch 50 % des ursprünglich eingebauten Quecksilbers, wodurch die Füllung kleiner wird und Randspalten entstehen. Darin können sich wiederum Bakterien festsetzen und es entsteht Karies unter der Füllung. Das hat fast jeder schon einmal erlebt und das ist auch der Grund, warum Amalgamfüllungen von Zeit zu Zeit erneuert werden müssen.

Gibt es Alternativen zum Amalgam?

Diese Frage sollte ein guter Zahnarzt eingehend mit Ihnen besprechen. Vonseiten einiger Zahnärzte konnte ich in Erfahrung bringen, dass inzwischen zumindest akzeptable Behandlungsalternativen zu finden sind. Optimal ist allein der eigene Zahn. Alles andere kann naturgemäß, da es nicht vom Körper selbst hergestellt wurde, früher oder später ebenfalls Auswirkungen auf Ihre Gesundheit haben. Es gibt leider kein einziges Zahnmaterial, das wirklich für uns alle gut ist. Allerdings sind die Auswirkungen von Alternativmaterialien mit den schweren gesundheitlichen Belastungen durch den Zahnfüllstoff Amalgam auch nicht *ansatzweise* zu vergleichen. Ausnahmen gibt es auch hier, zum Beispiel beim Palladium, dem sogenannten »Spargold«, dessen Einsatz verheerende Auswirkungen hatte und für viele noch immer hat.

Hier trotzdem einige Anhaltspunkte für eigene Überlegungen:

Zunächst sollten alle Alternativen vorher mittels Epicutantest auf ihre Verträglichkeit getestet werden, und zwar einschließlich der Kleber und aller anderen Materialien, die eingesetzt werden. Die genaue Zusammensetzung eines Zahnmaterials in Erfahrung zu bringen ist schwierig, aus zwei Gründen:

1. Wir als Patienten können die Zahnmaterialien nicht direkt beim Hersteller kaufen. Das betrifft allerdings auch den Zahnarzt und das Zahnlabor, auch sie kaufen nur bei einem Dentaldepot (Zwischenhändler). Einige Dentalla-

bore verfügen über eine Fachkundenberatung für die Zahnärzte und Labore.

2. Die Hersteller geben generell keine Informationen über ihre Erzeugnisse an Nicht-Kunden ab. Sie möchten natürlich ihre Mischungsverhältnisse zur Vermeidung einer Nachahmung der Konkurrenz nicht offenlegen.

Es gibt einige Kunststoffe , die aber früher oder später auch zu Allergien führen können, *nicht müssen.* Dabei hat sich leider gezeigt, dass Allergien gegen Kunststoffe mittlerweile gehäuft auftreten. Auch die Kleber, die für den Einbau von Kunststofffüllungen notwendig sind, wirken häufig allergisierend und zum Teil sogar selbst toxisch. Bei Keramik- oder Glaskeramikfüllungen besteht eine Schwierigkeit, sie passgenau einzusetzen, und man kann über die Haltbarkeit offenbar noch keine genauen Angaben machen. Manche Keramikarten können sogar ihrerseits giftige Metalle freisetzen. Achten Sie daher auf metallfreie Glaskeramik (nachfragen)..

Andere Metalle werden zumeist von Patienten, die bereits durch Quecksilber erkrankt sind, auch nicht gut vertragen, sodass diese Personen nicht wieder mit Metallen behandelt werden dürfen. Wer einmal auf Metalle reagiert hat, wird das auf andere Metalle ebenso tun. In vielen Fällen entstehen nach mehrjährigem Tragen von Titanimplantaten sehr häufig Allergien gegen das Material. Hier ist es bereits zu schlimmsten Folgeerkrankungen durch unerkannte Eiterherde an den Implantaten gekommen. (Beobachtungsstudien beziehen sich hier zumeist nur auf einen Zeitraum von sechs Monaten, die Folgen zeigen sich aber erst vielfach nach Jahren.) Die Sensibilisierung auf das Metall lässt sich dabei durch einen LTT (Lymphozyten-Transformationstest, siehe Seite 182) gut nachweisen. Durch den Epikutantest sind übrigens in diesem Fall selbst bei heftigsten Beschwerden durch verschiedene Implantatmetalle regelmäßig keine Allergien nachweisbar gewesen. Inzwischen gibt es offenbar auch die Möglichkeit von Kunststoffbrücken. Natürlich ist der Arbeitsaufwand der Zahnärzte dadurch größer. Alle Alternativen verlangen vom Zahnarzt eine größere Genauigkeit beim Einpassen und damit einen erhöhten Arbeitsaufwand, den sie mit den Kassen nicht angemessen abrechnen können.

Auch mehrere verschiedene Metalle gleichzeitig im Mundraum zu haben wirkt sich ungünstig aus. Das weniger edle Material korrodiert und löst sich langsam auf. Außerdem entstehen Kriechströme im Mund, die als unangenehm empfunden werden. Nach der Entfernung des Amalgams ist durch die Beseitigung dieser Wechselwirkungen schon die eine oder andere Migräne überraschend schnell verschwunden (Seite 191). Selbst gleichartiges Material mit verschiedenen Legierungen hat sich als problematisch erwiesen. Am besten, man verwendet in einem solchen Fall alle Füllungen genau aus der gleichen

Herstellung (Nummer aufschreiben). Zumeist muss man als Patient einiges dazuzahlen, sodass es auch eine Frage des individuellen Geldbeutels ist.

Es gibt ein Material auf Kohlenstoffbasis, das sich bereits bei Knie- und Hüftprothesen bewährt haben soll. Der Knochen soll damit so gut verwachsen sein, dass den Prothesen Markierungen aufgemalt wurden, um sie im Röntgenbild unterscheiden zu können. Es muss also auch nicht immer ein Zahnimplantat aus Titan sein. Mittlerweile werden selbst künstliche Halswirbel aus diesem Material hergestellt. Fragen Sie ruhig Ihren Zahnarzt danach.

Eine echte Alternative ist bis heute meines Wissens nicht auf dem Markt, was die Amalgamfrage zusätzlich so problematisch macht. Leider wird die Forschung auf diesem Gebiet meiner Meinung nach immer noch nicht genügend vorangetrieben. Das Problem ist also sehr vielschichtig, Prävention umso notwendiger. Am besten hat man erst gar keine Löcher in den Zähnen. Denken Sie dabei besonders an Ihre Kinder. Vermeidung ist bei weitem die bessere Lösung!

Was macht das Quecksilber so gefährlich?

Quecksilber ist ein sogenanntes Speichergift. Für diese Art von Giften besteht nicht, wie bei anderen Giftstoffen, eine Dosis-Wirkungsbeziehung. Das bedeutet, bereits geringste Mengen schädigen den menschlichen Organismus erheblich und *es gibt keinen Wert, unterhalb dessen toxische Wirkungen ausgeschlossen sind.* Dies konnte in zahlreichen Studien festgestellt werden [8].

Es lagert sich im Bindegewebe ein, im Gehirn und Rückenmark sowie in allen Organen und ist deshalb nicht bzw. nur vorübergehend im Blut und Urin feststellbar. Seine Halbwertszeit im Blut beträgt 2 – 3 Tage. Das ist eines der Hauptprobleme im Zusammenhang mit Quecksilber und macht seinen Nachweis im Organismus äußerst schwierig. Wo nichts gefunden wird, kann nach der immer noch herrschenden irrigen Meinung vieler Pro-Amalgam-»Sachverständigen« auch nichts sein. Dass Quecksilber ein Speichergift ist, wird immer noch abgestritten. Dabei wurden mit Quecksilberwerten durch den Einsatz von Chelatbildnern tausende von Beweisen für das Gegenteil erbracht. In einem Fall wurde sogar der absolut bis dahin nie erreichte Höchstwert von 70.200 µg Quecksilber mit dem Urin ausgeschwemmt. [75]

Sobald der Quecksilbergehalt im Blut absinkt, lagert sich das Gift also dafür in den Organen, im Organismus und im Gehirn ab. Dabei verteilt es sich leider nicht gleichmäßig im Körper.

Der Körper nimmt Quecksilber und andere Amalgambestandteile auf und gibt sie aus dem Blut mit weiteren Nahrungsabfällen über die Verdauungssäfte der Leber in den Darm ab. Dort verwandeln es sich durch den Stoffwechsel in anorganisches Quecksilber, vermischt sich mit dem Speisebrei und wird vom Dickdarm ins Blut zurückresorbiert. Der Organismus versucht wiederholt die Schwermetalle über die Leber zu entgiften. Dieser Vorgang belastet das Immunsystem stark. Es entsteht der sogenannte enterohepatische Kreislauf (Leber-Darm-Kreislauf), dem der Körper damit zu entgehen versucht, indem er die toxischen Schwermetalle in aufnahmebereite Gewebe abgibt. Dort werden sie dann eingelagert. Dieser Kreislauf wird leider ständig wiederholt, denn täglich muss der Körper die bereits zirkulierenden Schwermetalle verarbeiten und zusätzlich noch mit den neuerlichen Mengen an gelösten Schwermetallen aus den noch liegenden Amalgamplomben fertig werden. Dabei erfolgt zunächst noch eine Ablagerung ins Unterhautfettgewebe. Der Körper versucht mit allen Mitteln das Gehirn von toxischen Stoffen fernzuhalten, was jedoch schwierig ist, aufgrund der Lage der Giftstoffe nur wenige Zentimeter vom Gehirn entfernt. Dabei wird unter Experten auch über eine Einwirkung vom Mundraum direkt ins Gehirn immer wieder diskutiert. Wenn diese Gewebe gefüllt und nicht mehr aufnahmefähig sind, und das ist bei Amalgamträgern eher die Regel, und wenn die Zellwände beschädigt sind, dann werden die Stoffe notgedrungen vom Organismus in das Nervensystem eingelagert. Was folgt, sind schwerste neurologische Störungen. Der Körper kann durch bestimmte Enzyme, die Methylgruppen, das Quecksilber methylisieren. Dabei entsteht das hochgiftige Methylquecksilber. Organische Quecksilberverbindungen sind nicht wasserlöslich, sondern fettlöslich, deshalb sind sie in der Lage, das zentrale Nervensystem und die Blut-Hirn-Schranke des Gehirns zu durchbrechen.

Dabei gibt es eigentlich keine echte Halbwertszeit für das Quecksilber, also die Zeit, in der der Organismus in der Lage ist, solche Fremdstoffe selbständig wieder abzubauen. (Voraussetzung dafür ist natürlich keine weitere neue Belastung durch noch liegende Füllungen.)

Die Halbwertszeiten für Quecksilber werden dabei immer wieder kontrovers diskutiert. Man kann davon ausgehen, dass jahre- und sogar jahrzehntelange Halbwertszeiten gelten. Für das zentrale Nervensystem gelten 15 bis 28 Jahre oder mehr, je nach Ausscheidungsfähigkeit des Organismus. Für die einzelnen Organe gelten die jeweiligen *organspezifischen* Halbwertszeiten, die für die Entwicklung von Folgeerkrankungen von zentraler Bedeutung sind. Also bleibt dieser Zustand der Quecksilbereinlagerung ohne eine fachgerechte Ausleitung und Entgiftung (Seite 203) im schlimmsten Fall für Jahrzehnte oder sogar lebenslang erhalten. Wenn *ständig* neues Quecksilber, etwa aus Amalgamfüllungen, aber auch aus der Ernährung und der Umwelt auf den Körper hinzukommt, dann nimmt die Quecksilberkonzentration im Gehirn ein Leben lang zu.

Aus dem Gehirn kann Quecksilber über den Tod hinaus nicht mehr eigenständig und ohne die Hilfe von Entgiftungsmitteln entfernt werden!

Hinzu kommt die Tatsache, dass auch die Giftstoffe in unserer Umgebung sich in den letzten Jahrzehnten geradezu drastisch vervielfältigt haben, weshalb die Folgen einer Quecksilbervergiftung umso schwerwiegender werden. (Seite 226)

Weshalb wurde überhaupt Amalgam für die Zähne verwendet, wenn doch Quecksilber darin enthalten ist?

Es ist ein sehr gut zu verarbeitendes Material, das sich bestens in alle Ecken optimal verteilen lässt und so das Loch im Zahn, bevor wieder Speichel und damit Kariesbakterien hineingeraten, fest verschließt. Es härtet nicht sofort aus, ist minutenlang verstreichbar und gut bearbeitungsfähig, weshalb es vom Zahnarzt nicht so schnell verarbeitet werden muss wie zum Beispiel die verschiedenen Kunststoffe und auch kein großes Können und Passgenauigkeit beim Einsetzen erfordert wie zum Beispiel Keramik. Entscheidend kommt noch hinzu, dass es das *billigste* Material ist (ich glaube, 500 Gramm Hg kosten nur 10 Euro, wenn man die enormen Folgekosten nicht mitrechnet) und es offenbar immer noch an kostengünstigen Alternativen fehlt. Allerdings kann ich als Laie bislang nicht erkennen, dass von den verantwortlichen Stellen die Suche nach solchen Alternativmöglichkeiten wirklich ernsthaft vorangetrieben wird. Das liegt sicherlich auch daran, dass bislang von Befürwortern des Amalgams immer noch davon ausgegangen wird, dass das Quecksilber fest gebunden ist. Die erhebliche Gefahr und Toxizität für die Bevölkerung wird geleugnet, die Forschungen nach Alternativmaterialien daher auch nicht für so dringend notwendig befunden. Ein weiteres Hauptproblem in der gesamten Thematik Amalgam.

Hierzu noch eine Anmerkung:

Bei meinen Recherchen zu diesem Thema fand ich Berichte von Zahnärzten im Internet, die die Giftigkeit von Amalgam mit einer Vehemenz bestreiten, die erschreckend und völlig unkundig der tatsächlichen Gegebenheiten ist. Es wurde dagegen eingehend auf die Unverträglichkeiten durch Kunststoffe und Keramik hingewiesen, das Amalgam hingegen propagiert, *weil es sich so schön schnell verarbeiten lässt* und *insbesondere für Kinder, die noch nicht so geduldig sind bei der Zahnarztbehandlung, umso besser sein soll.* Unfassbar! Amalgam muss hier für eigene Unzulänglichkeiten des Zahnarztes herhalten. Also auch das ein Grund für den weiteren Einsatz des Giftes.

Wie kommt das Quecksilber in den Körper?

Es gibt drei Wege, über die man die Bestandteile aufnimmt:

- Durch *Einatmen des Quecksilbers* aus den Füllungen, was besonders beim Legen und Entfernen des Amalgams der Fall ist. Beim Ausbohren entstehen Partikel, die kleiner als 10 µg sind und dadurch eingeatmet werden können. Auch beim täglichen Kauen lösen sich Quecksilberteilchen, und der von den Füllungen aufsteigende Quecksilberdampf gelangt in die Lungenbläschen und damit in den Lungenkreislauf.
- Die zweite Belastung besteht darin, dass sich Amalgambestandteile im Speichel lösen, die durch *Hinunterschlucken* über den Magen in den Darm und von dort aus ins Blut aufgenommen werden. Das heißt also genauer: Durch die Mundschleimhaut gelangen sie in den Blutstrom und in die roten Blutkörperchen. Sie werden dort zu etwa 80 % resorbiert (manche sprechen sogar von 86 %) und oxidieren schon nach wenigen Sekunden im Blut zu der sehr toxischen organischen Verbindung Methylquecksilber. Innerhalb von Stunden oder Tagen wird dieses Quecksilber dann in alle Körperteile transportiert. Bis zu 95 % der Menge, die sich im Körper befindet, werden dort über das Blut und von dort vor allem ins Gehirn transportiert. Das hat schwerste Schädigungen des Zentralnervensystems mit zum Teil nicht mehr zu beseitigenden Seh- und Hörstörungen zur Folge. Im Gehirn wird es Bestandteil anorganischer Quecksilberverbindungen, wird dort unbeweglich und kann von dort auf normalem Wege durch die eigene Körperregulation kaum wieder ausgeschieden werden.
- Drittens dringt es aus den liegenden Füllungen *direkt in die Zahnsubstanz* ein. Die gängigen Vorschriften einer Zementunterfüllung werden aus Zeitnot von einigen Zahnärzten zumeist nicht eingehalten. Das hat zur Folge, dass die Bestandteile des Amalgams durch die feinen Dentinkanälchen, über die jeder Zahn verfügt, in die Zahnsubstanz eindringen und dadurch in den Kiefernknochen gelangen. Allerdings haben Untersuchungen belegt, dass auch eine fachgerecht gelegte Unterfüllung keine ausreichende Schutzfunktion bietet.

Wie wirkt sich das Quecksilber auf unseren Körper aus?

Es zerstört oder blockiert die Nervenzellen und behindert sie in ihrer Funktion, was zu einer Mangelernährung der Zelle führt. Wenn man sich die Zelle wie einen Schlauch vorstellt, dann bewegen sich in diesem Schlauch auch andere Substanzen, darunter auch die Nährstoffe, die der Nerv braucht, um richtig funktionieren zu können. Durch das Eindringen von Quecksilber in diesen Schlauch wird seine Funktion gestört. Der Nerv lebt noch, aber die Schlauchfunktion wird letztlich zerstört, weshalb dann auch der Nerv sterben kann. Dr. Klinghardt vergleicht die Nervenzellen zur Verdeutlichung, was beim Einbringen von Quecksilber in die Zellen passiert, mit einem Lebewesen: Die Zelle kann sich zum einen nicht mehr richtig ernähren und zum anderen kann sie ihre Exkremente nicht mehr richtig loswerden. Darüber hinaus öffnet sich dann die Nervenzelle einseitig für alle anderen Zellgifte, was die Folgen umso verheerender für den Körper macht. Also können alle anderen Gifte (z. B. PCP, Formaldehyd, Wohnraumgifte, Pestizide, Gifte aus Autoabgasen etc.) ebenfalls in die Zelle hineingelangen, jedoch *nicht wieder hinaus*. Besonders fatal ist dabei, dass Quecksilber in der Lage ist, die sogenannte Blut-Hirn-Schranke zu überwinden. Selbst hoch giftig, können nun noch andere Schwermetalle und Nerventoxine in den Kopf gelangen. Mit schwerwiegenden gesundheitlichen Folgen für viele. [6]

Schwermetalle wirken in den Zellen als Enzymgifte, daher entstehen durch die sich häufenden schädlichen Stoffwechselprodukte zum Beispiel die sogenannten freien Radikale. Die Enzyme, die für deren Abbau sorgen, sind blockiert, weshalb es zu Zellschäden kommt. Die freien Radikale häufen sich im Körper, führen zu oxidativem Stress, der letztlich zu Immunschäden, vorzeitiger Alterung und erhöhter Neigung zu Tumorbildung und Entzündungen führt. Wenn Quecksilber-Atome sich in Enzyme einbauen, führt das dazu, dass das Immunsystem die körpereigenen Zellen als Fremdkörper erkennt und sie deshalb bekämpft. Es entstehen Autoimmunerkrankungen. Auch harmlose Fremdkörper werden mit erhöhten Abwehrreaktionen bekämpft, verursachen also Allergien.

Die Symptome des Nervensystems sind dabei sehr unterschiedlich, je nachdem, an welcher Stelle des Nervensystems die Funktion blockiert ist. Dadurch können Depressionen, Schüttellähmung, Taubheitsgefühle oder andere Symptome entstehen.

Mancher Körper zeigt jahrelang keinerlei Probleme trotz Amalgamfüllungen im Mund. Wenn dann aber die ersten Symptome auftreten, dann ist das Gift bereits im ganzen Körper verteilt und es dauert oftmals Jahre, mit einer fachgerechten Entgiftung das Quecksilber aus dem Körper wieder auszuleiten.

Wo lagert sich das Quecksilber bevorzugt an?

Lediglich in der akuten Vergiftungsphase ist Quecksilber im Blut, Urin, Stuhl, Schweiß und in anderen Körperflüssigkeiten feststellbar.

Überwiegend lagert es sich zunächst im Bindegewebe an, von dort aus geht es ins Rückenmark. Vom Rückenmark geht es direkt ins Gehirn.

Besonders für schlanke Menschen ist das ein Nachteil, denn zunächst speichern die *Fettzellen* und das Bindegewebe so viel Gift wie möglich, um den Körper von diesen Giftstoffen so möglichst lange freizuhalten. Danach ist das zentrale Nervensystem betroffen.

In bestimmten Organen lagert sich das Amalgam dabei bevorzugt ab: in den Nieren, im Gehirn, im (Kiefer-)Knochen, in der Leber, in der Plazenta (damit Weitergabe an das ungeborene Kind) und in die Mundschleimhaut. Aber auch in den Nebennieren (verursacht u. a. chronische Müdigkeit), Lunge, Schilddrüse (dadurch Dysregulation, Symptom: kalte Hände und Füße), in der Hypophyse (Hirnanhangdrüse; der Teil des Gehirns, der u. a. für die hormonelle Steuerung zuständig ist. Das betrifft insbesondere die Zahnärzte selbst), im Pankreas und in den Geschlechtsorganen.

Kanadische Wissenschaftler setzten in verschiedenen Forschungsversuchen zunächst Schafen und später Affen Amalgamfüllungen ein. Das Quecksilber wurde mit einer radioaktiven Substanz markiert. Deshalb konnte die Verteilung des Quecksilbers mit einer Spezialkamera beobachtet werden. Nach nur 24 Stunden zeigte sich die Substanz bereits im Gehirn. Bereits vier Wochen später fanden die Wissenschaftler hohe Mengen Quecksilber in der Lunge, im Darm und im Kiefer. Später auch in den Nieren, der Leber, dem Gehirn, in der Hypophyse (Hirnanhangdrüse), der Schilddrüse, den Nebennieren, Bauchspeicheldrüsen und in den Eierstöcken. *Dabei blieben die Blut und Urinwerte normal!* [9] Diesen Versuch hat man später mit Affen wiederholt. [10] Ein Jahr später hat man diese Versuche mit trächtigen Mutterschafen durchgeführt. Bereits nach wenigen Tagen konnte im Fötus Quecksilber nachgewiesen werden, wobei der Gehalt während der Schwangerschaft kontinuierlich zugenommen hat. Außerdem reicherte sich in den Lämmern nachweislich weiteres Quecksilber durch das Säugen bei den Mutterschafen an. [11]

Schwedische Forscher untersuchten den Stuhl amalgamtragender Patienten und fanden Ausscheidungswerte von 300 – 1900 Mikrogramm (WHO-Toleranzgrenze 45 Mikrogramm, zur Erinnerung) wenige Tage nach dem Legen *von nur einer einzigen Amalgamfüllung* beim Menschen. [12] und [13]

Die Vergiftung: Bin ich selbst betroffen?

Welche Symptome lassen auf eine chronische Quecksilbervergiftung schließen?

Nach Dr. Max Daunderer (aus »Handbuch der Amalgamvergiftung«) sind die Symptome folgende: Allergie, Hautekzem, allgemeine Schwäche, Herzrhythmusstörungen, Asthma, Hörstörungen, verwaschene Aussprache, Infektanfälligkeit, Aufbrausen, Kopfschmerzen, Migräne, Bauchschmerzen, Leberschaden, blauvioleletter Saum an den Zahnhälsen, Lungenentzündung, hypochrome Blutarmut, Menschenscheu, niedriger Blutdruck, reduzierte Merkfähigkeit, Bronchitis, Metallgeschmack, Depressionen, Magenschmerzen, Zungenbrennen, Durchfälle (Colitis), Empfindungsstörungen, Missempfindungen, Mundzuckungen, Energielosigkeit, Ermüdung, Nierenschaden, Frösteln, Psychosen, gehetztes Tempo, Reizbarkeit, Gelenkschmerzen, Schilddrüsen-Überfunktion, Gewichtsverlust, Haarausfall, hartnäckiger Schnupfen, Schwindel, Trigeminus-Neuralgie, Schreckhaftigkeit, Unentschlossenheit, Schüchternheit, Wahnvorstellungen, Sehstörungen, Zittern an den Augenlidern, Speichelfluss, Stammeln, Stimmungsschwankungen, Zitterschrift.

Quecksilber kann allerdings praktisch jede biologische Funktion des Körpers beeinträchtigen!

AUFFÄLLIGKEITEN BEI KINDERN:

Bei Kindern äußern sich chronische Belastungen durch Füllungen der Mutter vielfach durch körperliche oder geistige Entwicklungsstörungen, psychische Auffälligkeiten, Allergien, Asthma und auch Hauterkrankungen, hierbei vor allem Neurodermitis.

Vielfach brechen solche Erkrankungen dann besonders nach Impfungen erst richtig aus. Der bereits bis zur Grenze vorbelastete Organismus kann diese neuerliche Belastung (Thiomersal) nicht mehr abfangen.

Achten Sie bereits bei den ersten Impfungen, sofern Sie sie vornehmen lassen (Diskussionen über den Nutzen von allen Impfstoffen sprengen den Rahmen dieses Buches), auf »kleinere Symptome« wie zum Beispiel plötzliche Bauchschmerzen direkt nach der Impfung, Fieber, Unruhezustände. Dies alles können Anzeichen sein, dass der Körper die neuerliche Belastung nicht mehr verkraften kann und vielleicht beim nächsten Mal *völlig* überreagiert. Folgt man den Empfehlungen der STIKO (Ständigen Impfkommision) am Robert-Koch-Institut in Berlin, dann bekommt ein Säugling nach meinem Kenntnisstand unter Umständen bis zum 15. Lebensmonat zwischen 37,2 µg und 173,6 µg Ethylquecksilber (als Konservierungsmittel), je nachdem, welche Impfstoffe verwendet werden. Besonders bei Säuglingen kann man wahrscheinlich von einer annähernd 100 %igen Aufnahme des Quecksilbers in den Körper ausgehen.

Und wie äußert sich eine akute Vergiftung?

Diese Erkrankung tritt weitaus seltener auf, weshalb ich sie zunächst hintenangestellt habe. Aber sie ist um so brisanter in ihrem Krankheitsbild, zumal sie tödlich enden kann. Sie tritt zumeist nur bei berufsbedingter Arbeit mit Quecksilber auf, ist aber auch bereits beim Spielen von Kindern mit *alten* Fieberthermometern vorgekommen. Wenn diese beschädigt werden, verdampft daraus das Quecksilber, das als Anzeigesäule enthalten war. Eine akute Vergiftung ist aber auch durch äußerst widrige Umstände nach einem Zahnarztbesuch möglich (siehe Teil I).

DIE SYMPTOME:

Nach Dr. Daunderer: Speichelfluss, Mundschleimhautentzündung, akute Magen-Darmentzündung mit blutigen Durchfällen oder Verstopfung, Nierenschäden mit Gefahr des akuten Nierenversagens, Lähmungen, Seh- und Hörstörungen, Muskelkrämpfe und Tod.

Wie kann ich selbst herausfinden, ob mein Problem mit Amalgam zusammenhängt?

Aufmerksam sollten Sie werden, wenn sich gesundheitliche Beschwerden beim Legen oder Entfernen von Amalgamfüllungen einstellen oder sich bereits vorhandene Beschwerden noch verstärken! Manchmal kommt es aber auch zu einer schleichenden Zunahme der Beschwerden nach dem Einlegen der Füllungen oder auch nur einer einzigen neuen Füllung. (Das Fass ist voll ...) Versuchen Sie sich zu erinnern, wann die Beschwerden begonnen haben. Vielfach haben sich bestimmte Faktoren summiert, mit denen der Körper gerade noch fertig werden konnte, doch dann kommt noch *eine* Sache hinzu; Dr. Braun-von Gladiß beschreibt das in seinem Buch *Ganzheitliche Medizin*[9] als sogenannten Überlaufeffekt. Den kleinsten Tropfen kann der bereits vorgeschädigte Körper dann nicht mehr abfangen und bricht zusammen. Wann aber haben die ersten leisen Beschwerden begonnen, Probleme zu machen?

Oftmals können auch *typische Nebenbefunde bei Quecksilbervergiftungen* einen Anhaltspunkt auf die eigentliche Ursache geben: Häufig besteht ein Se-

[9] *auf S. 127 seines Buches; siehe meine Buchempfehlungen Anhang, S. 244*

len- und Zinkmangel (das ist gut im Blut feststellbar), die Aluminiumspiegel sind erhöht, ein unnormaler Lymphozytenstatus wird festgestellt (Blut), unnormaler Status der Glutathion-Transferasen ist möglich, große Kupfer- und Zinndepots im Organismus lassen sich feststellen (als weitere Bestandteile von Amalgam), hohe Konzentrationen von zirkulierenden Immunkomplexen, Nerven-Antikörper, um nur einiges zu nennen.

Im Buch von Dr. Mutter (*Amalgam – Risiko für die Menschheit*) findet sich ein sehr guter Selbsttest. Wer auch als Laie Genaueres über die Zusammenhänge von Amalgam und seine Folgen erfahren möchte, kommt kaum an diesem Buch vorbei. Dr. Mutter listet dort 176 verschiedene Symptome auf, manche doppelt, weil jeder Mensch seinen Zustand etwas anders beschreibt. Gegliedert hat er sie nach verschiedenen Kriterien (Stimmungen, Schlaf, Organe, Sinne, Verdauungssystem u. a. m.), was dem Lesenden einen guten Überblick über die gesamte Symptomatik verschafft. Dabei fallen auch Beschwerden ins Gewicht, die man selbst, da sie sich ganz allmählich eingeschlichen haben, vielfach gar nicht mehr registriert. Vielleicht verfügen auch Selbsthilfegruppen inzwischen über solch einen Selbsttest. Auch wer sich bei den genannten *chronischen* Symptomen hier wiederfindet, sollte eine Vergiftung in Betracht ziehen.

Nicht bei jedem Einzelnen ist immer eine vollständige Heilung zu erreichen, das hängt von allzu vielen Faktoren ab und wäre in manchem Fall unrealistisch. Jedoch ist in vielen Fällen nach einer Entgiftung eine erhebliche Verbesserung zu erwarten. In der einschlägigen Literatur wurde selbst von einzelnen Fällen berichtet, in denen Patienten mit Muskelschwund (ALS) wieder vollständig genesen sind.

Längst nicht immer ist nur das Amalgam für alle gesundheitlichen Beschwerden verantwortlich, allerdings ist das weitaus häufiger der Fall, als man denkt. Selbstverständlich muss man als Therapeut auch andere Möglichkeiten in Betracht ziehen. Allerdings steht definitiv fest, dass unzählige Menschen nach einer derartigen Entgiftungstherapie wieder gesund geworden sind.

Der Naturheilkundler vergleicht den menschlichen Körper mit einem Fass (Fassmodell). Tut man in dieses Fass ständig zu viel Stressfaktoren – Medikamente, allergene Nahrungsmittel, Umweltbelastungen, Chemikalien, Elektrobiologie u. a. –, hinein, so belastet man damit den menschlichen Organismus. Der Körper ist bis zu einer bestimmten, leider vorher nicht bekannten Grenze bereit, das alles gerade noch zu kompensieren. Schließlich bringt jedoch der berühmte kleine Tropfen das »Fass« zum Überlaufen.

Und nun wirken sich alle anderen Faktoren, die vorher abgefangen wurden, sehr stark aus. Wer also ansonsten auch nicht gerade sehr gesund lebt oder beruflich starken Belastungen und Giftstoffen ausgesetzt ist, ist natürlich im Allgemeinen anfälliger für Vergiftungen. Aber keine Regel ohne Ausnahme!

ACHTUNG:

Wenn Sie Wochen oder Monate nach Diät- und Fastenkuren mit plötzlich aufgetretenen chronischen Krankheiten reagiert haben, könnte das folgende Gründe haben: Bei einer Schwermetallbelastung werden die im Fettgewebe eingespeicherten Giftstoffe mobilisiert. Sofern der Körper diese nicht durch Ausleitungsmittel ausgeschieden hat, haben sich vermutlich die freigesetzten Stoffe im Körper verschoben und anderweitig ablagert. Je nachdem, an welchem Ort, machen sich dann die Störungen unterschiedlich an Organen bzw. Symptomen bemerkbar.

Das bedeutet auch umgekehrt: Keine Diät- und Fastenkuren während der Entgiftung bei vorher schwerwiegenden Beschwerden! Das bedarf in jedem einzelnen Fall der Absprache mit dem Therapeuten. Die grundsätzliche absolut positive Wirkung von Heilfasten wird hier nicht in Frage gestellt.

Was hat es mit den Krankheiten, die alle durch Quecksilber verursacht sein sollen, auf sich?

Es gibt eine schier unglaubliche Fülle unterschiedlichster Krankheitssymptome:

- Quecksilber schädigt das Immunsystem, was zu Allergien und multipler chemischer Sensibilität (MCS) führen kann. Dabei wird es offenbar als Schadstoff selbst selten vom Immunsystem angegriffen. Das Metall ist dafür zu klein. Vielmehr verbindet es sich mit Zellbestandteilen, die das Immunsystem sodann als fremd erkennt. Daraufhin greift es oft die ganze Zelle an und zerstört sie.
- Es verursacht Resistenzen gegenüber Antibiotika. Quecksilber kann offenbar als einziger Stoff, außer den Antibiotika selbst, Resistenzen gegenüber Antibiotika erzeugen.
- Es durchbricht schnell die Blut-Hirn-Schranke (BHS), was zu Gehirnschäden und gleichzeitiger Beeinträchtigung der BHS führt, sodass das Gehirn umso mehr auch anderen toxischen Chemikalien ausgesetzt ist. Gleichzeitig wird die Aufnahme von wichtigen Aminosäuren ins Gehirn vermindert.
- Quecksilber verstärkt die Bildung der sogenannten freien Radikale.
- Es verursacht eine erhöhte Empfindlichkeit für Elektrosmog.
- Quecksilber wirkt erbgutverändernd. Eine Schädigung der Erbsubstanz im Zellkern kann die körpereigenen Abwehr- und Reparaturmechanismen beeinträchtigen und so dazu beitragen, dass andere Faktoren zur Entstehung, Wachstum und Metastasierung von Krebszellen führen

können. Es kann aber offenbar auch direkt Krebs erzeugen, indem es zum Beispiel den Zellkern schädigt.

- Die Anlagerung von Schwermetallen an Eiweiße führt dazu, dass dort Strukturveränderungen stattfinden, weshalb die veränderten Eiweiße von den T-Lymphozyten als Fremdkörper angesehen und von ihnen bekämpft werden. Das ruft Autoimmunaggressionen in Form von Entzündungsreaktionen im Körper hervor und diese Entzündungsreaktionen können ein Leben lang bestehen bleiben.
- Quecksilber schädigt die Nebennierenrinde, wodurch die körpereigene Produktion der Korticoide gestört wird. Daher muss medizinisch künstliches Kortison zur Unterdrückung von Entzündungen eingesetzt werden.
- Schwermetallverbindungen lagern sich bevorzugt im Lymphsystem ab, was die Schwellung der Lymphknoten, insbesondere im Kopfbereich, zur Folge hat. Das verringert die Widerstandsfähigkeit des Körpers. Folgen können zum Beispiel immer wiederkehrende Erkältungen oder die Neigung zu Eiterbildung sein.
- Quecksilber sammelt sich auch im Rückenmark, im Hypothalamus (von dort aus wird das autonome/vegetative Nervensystem gesteuert), im limbischen System (dem Sitz der Emotionen) sowie in der Hypophyse (Hirnanhangsdrüse) an und schädigt sie. Das hat Depressionen und Angsterkrankungen zur Folge.
- Quecksilber schädigt den Jodstoffwechsel der Schilddrüse, was zumeist Schilddrüsenunterfunktionen zur Folge hat.
- Es beeinträchtigt die Fortpflanzungsfähigkeit. Nachweislich konnte durch organische Quecksilberverbindungen in Zellkulturen eine chromosomenschädigende Wirkung festgestellt werden.
- Schwermetalle verursachen Pickel, Abszesse, Tumore, Herde u. a. m., sammeln sich also in Gewebe-Degenerationen an. Der Körper versucht das ZNS und das Gehirn freizuhalten. In Laboruntersuchungen konnten extrem hohe Schwermetall-Konzentrationen in diesen Gewebeproben festgestellt werden.
- Quecksilber lagert sich in den Knochen ein. Durch die Alterskrankheit Osteoporose (Knochenschwund) wird es dann später wieder freigesetzt. [14]

Welche Krankheiten stehen in Verdacht, durch Amalgam ausgelöst oder verstärkt zu werden?

Welche Art von Krankheit auftritt und mit welchen Symptomen, hängt von dem Bereich der Schädigung und zum Teil auch von den Vorschädigungen ab. Dr. Klinghardt ist der Ansicht, dass durch Schwermetalle im extrazellulären Raum Schmerzen, Brennen, Darmprobleme und die meisten anderen Symptome auftreten, während die Schwermetalle im intrazellulären Raum keine offensichtlichen Symptome hervorrufen. Diese führen dann allerdings, da das Immunsystem Fehlfunktionen aufzeigt, eher *langfristig* zu *ernsthaften* Erkrankungen.

Bei Alzheimer-Patienten fanden sich vielfach deutlich erhöhte Quecksilberwerte im Gehirn. Multiple Sklerose (MS) scheint in den Industrieländern gehäuft aufzutreten, also offenbar eine Erkrankung zu sein, die mit den Ernährungsgewohnheiten und mit Giftstoffen zusammenhängt. Nach einer schonenden Amalgam- und Metallentfernung konnten MS-Beschwerden gebessert oder sogar zum Verschwinden gebracht werden. Ein Zusammenhang von Amalgam und MS wird inzwischen sogar von etlichen Toxikologen und Neurologen diskutiert. [52] Auch die Parkinson-Krankheit (Schüttellähmung) und die Amyotrophe Lateralsklerose (ALS) sind hier zu nennen. Bei *allen* Autoimmunerkrankungen sollte *immer* an einen Zusammenhang mit Amalgam gedacht werden, da Amalgam hier eine immer größere Rolle spielt. Die meisten Autoimmunreaktionen werden durch Quecksilber in der Niere beobachtet. Quecksilber schädigt die Nervenzellen, die der eigene Körper dann als »Feind« erkennt und eliminieren will. Dadurch zerstört er sich dann letztlich selbst. Schilddrüsenerkrankungen (Basedow-Krankheit), Diabetes Typ I, MS, Guillain-Barré-Syndrom, Morbus Crohn und Colitis Ulcerosa (entzündliche Darmerkrankungen) und weitere sind die Folge.

Bei Kopf- und Rückenschmerzen, *chronischen* Schmerzen (nicht bei akuten), psychischen oder psychosomatischen Störungen, dem chronischen Erschöpfungssyndrom (CFS), der Fibromyalgie sowie der Multiplen chemischen Sensivität (MCS) wurde inzwischen nach einer Ausleitung über erhebliche Besserung berichtet. Dr. Dietrich Klinghardt konnte in einer Studie über Fibromyalgie nach einer effektiven Schwermetallausleitung alle 1000 teilnehmenden Fibromyalgiepatienten innerhalb von vier Monaten sogar vollständig heilen. Eine Erfolgsquote von 100 %. Hier sind die Schwermetalle und Giftstoffe offenbar in den Gelenken eingelagert.

Nach Dr. Joachim Mutter ist *fünf Jahre* nach der Amalgam- und Metallentfernung, bei *70 %* der Patienten eine *Heilung* zu erwarten. [74]

Auf einige Erkrankungen gehe ich im Folgenden noch einmal besonders ein, da sie eine enorme Vielzahl von Personen betreffen:

- Infektanfälligkeit: Quecksilber im Gewebe unterdrückt das Immunsystem. Dies ist besonders im Blick auf chronische bakterielle Infekte (wie z. B. der Nasennebenhöhlen oder der Bronchien) sowie Viruserkrankungen (z. B. der Epstein-Barr-Virus (EBV), Herpes Zoster u. a.) wichtig zu wissen. Deshalb kann man regelmäßig bei einer fortschreitenden Entgiftung eine Stärkung des Immunsystems beobachten.
- Resistenzen gegenüber Antibiotika: Träger von Amalgamfüllungen haben (auch nach der Entfernung) oftmals mit Resistenzen verschiedener Bakterien gegen Antibiotika zu kämpfen. Ärzte, die sich mit diesen Resistenzen eingehend befasst haben, schließen aus Studien, dass, außer den Antibiotika selbst, Quecksilber als einzige Substanz eine Resistenz gegenüber Antibiotika verursachen kann. In Fachkreisen ist die Resistenzenbildung von Antibiotika höchst besorgniserregend.
- Pilz- und Bakterienbelastungen: Dr. Klinghardt beschreibt eine Beobachtung, die Rückschlüsse darauf zulässt, dass sich die Zellen mit Pilzen und Bakterien auf einen regelrechten Handel einlassen: Quecksilber verhindert, dass die Zelle richtig »atmen« kann, was den Zelltod verursacht. Das Immunsystem »freundet« sich deshalb mit den Pilzen und Bakterien an, die große Mengen giftiger Metalle im Körper binden. Dadurch bleibt die Zelle weiterhin in der Lage zu atmen. Allerdings muss der Organismus zum einen für diese Pilze und Bakterien Nährstoffe bereitstellen, zum anderen wird er auch noch deren Stoffwechselprodukten (Toxinen) ausgesetzt. Dr. Klinghardt schließt daraus, dass die meisten – wenn nicht alle – chronischen Infektionskrankheiten nicht durch einen Defekt des Immunsystems hervorgerufen werden, sondern »Ausdruck einer »bewussten« Anpassung des Immunsystems an eine sonst letale, schwermetallbelastete Umwelt sind«. (Das sogen. »Klinghardt-Axinom«.)

Es gibt inzwischen immer mehr ernst zu nehmende Hinweise, dass Quecksilber (sowie Thiomersal und Aluminiumhydroxid) u. a. bei Autismus und Sprachstörungen eine Rolle spielt.

Gibt es Wechselwirkungen von Amalgam mit anderen Giften?

Das ist ganz sicher der Fall. Quecksilber öffnet die Zellen einseitig für andere Giftstoffe. Einem bereits mit Quecksilber chronisch vergifteten Organismus ist es leider nicht egal, ob gleichzeitig noch aus den Möbeln in der Wohnung Petachlorphenol (PCP) ausströmt oder ob die Pressholzmöbel vielleicht noch Formaldehyd und dergleichen mehr enthalten. Auch nicht, ob das Obst und Gemüse mit Pestiziden verseucht ist, ob der Mensch Insektiziden, Düngemitteln, Holzschutzmitteln ausgesetzt ist, um nur einige Dinge zu nennen. Die Wirkung verstärkt sich. Umgekehrt ist natürlich auch ein bereits schadstoffbelasteter Organismus, dessen Entgiftungsorgane bereits vorgeschädigt sind, durch zusätzliches Legen von Amalgamfüllungen in die Zähne nicht mehr so gut in der Lage, auch noch diese Stoffe zu verarbeiten.

Bei quecksilberbelasteten Personen können sich andere Umweltgiftstoffe um das 30- bis 100-Fache mehr anreichern. Alle Giftstoffe potenzieren sich in ihrer Wirkung gegenseitig. Dadurch wird die Giftigkeit dieser Stoffe selbst bis zu 2500 Mal gesteigert (Dr. Joachim Mutter, Amalgam – *Risiko für die Menschheit*). Auch andere Metalle im Körper, insbesondere Blei, Kupfer und Zink, erhöhen die Giftigkeit von Quecksilber um ein Vielfaches.

Dabei erhöhen offenbar im Körper gespeicherte Verbindungen aus Quecksilber und Zinn, das sich ebenfalls in Amalgamfüllungen findet, das Krebsrisiko. In jedem Krebsgewebe wurden nach Dr. Daunderer extrem hohe Werte von Amalgam nachgewiesen. Je höher die Organspeicherung, desto höher das Krebsrisiko. Nachzulesen unter www.toxcenter.de, u. a. Artikel über Krebstumore durch Amalgam. In Brustkrebsgewebe fanden sich vermehrt Quecksilber und andere Metalle [70], wobei Quecksilber (mit Ausnahme von Zinn) mit Abstand das giftigste Metall ist.

Mein Arzt streitet einen Zusammenhang zwischen Amalgam und meinen gesundheitlichen Beschwerden immer noch ab. Wie soll ich reagieren?

Das liegt daran, dass immer wieder davon ausgegangen wird, dass sich Amalgam wieder vollständig aus dem Körper ausscheiden lasse. Begründet wird das mit den Blut- und Urindaten, die regelmäßig keinen Nachweis auf Quecksilber und andere Amalgambestandteile erbringen. Auf (genetisch) empfindliche Personen trifft dies besonders zu (die sogenannte paradoxe Korrelation): Sie haben eine schlechtere Entgiftungsfähigkeit.

Versuchen Sie sachlich Ihren Arzt über das Thema Amalgam zu informieren. [Leihen Sie ihm doch dieses Buch ;-)] Nicht alle Ärzte bestreiten jeglichen Zusammenhang. Wer seinen Hausarzt bereits jahrelang kennt und gut mit ihm zurechtkommt, der kann versuchen ihn zu überzeugen, damit er Ihnen wenigstens zuhört, Ihnen vielleicht sogar Glauben schenkt und im besten Fall mit Ihrem Therapeuten zusammenarbeitet, indem er den Teil der schulmedizinischen

Untersuchungen und Medikamente übernimmt. Allerdings wird er Sie in den meisten Fällen trotzdem nicht entgiftend behandeln können.

Leider sieht die Realität meistens so aus:

Trotz einer überwältigenden Fülle von Fachliteratur, einschlägigen Studien und Forschungsarbeiten, die eine ursächliche Störung in Form von Amalgamvergiftungen und Schwermetallbelastungen im Allgemeinen bei vielen Erkrankungen aufzeigt, besteht das Hauptproblem in der Schulmedizin bisher darin, die Diagnose einer Schwermetallvergiftung überhaupt erst einmal ernsthaft in Erwägung zu ziehen. Dazu müsste auch eine entsprechende Diagnostik beim Patienten eingeleitet werden. Hier ist noch eine Menge Aufklärungs- und Schulungsbedarf notwendig. So lange wird man als Patient leider auf andere Therapeuten zurückgreifen müssen.

Informieren Sie sich zunächst über die Zusammenhänge Ihrer gesundheitlichen Beschwerden und dem Amalgam selbst weiter, z. B. mittels der im Anhang genannten Internetadressen (Informationen ausdrucken). Fragen Sie Ihren Arzt, wie es zusammenpasst, dass derzeit die Durchsetzung eines EU-weiten Amalgamverbotes für das Legen neuer Plomben diskutiert wird. In Schweden ist der Einsatz von Amalgam bereits seit 1999 nicht mehr im Leistungskatalog der Krankenkassen enthalten und wird daher weitestgehend auch nicht mehr eingesetzt. (Seite 231) Schwangeren Frauen wird dort von Amalgamplomben generell abgeraten.

Auch in Deutschland gibt es inzwischen Empfehlungen, Amalgamplomben bei Schwangeren und Kindern sowie Nierenkranken zu vermeiden.

Dazu noch eine Informationshilfe von höchster Stelle:

Der Petitionsausschuss des Deutschen Bundestages hat in seiner Veröffentlichung 14/5882 vom 9. Mai 2001 auf die »Forderung nach dem Verbot schädlicher Dentalwerkstoffe« bereits beschlossen, dass »*ernst zu nehmende Anhaltspunkte dafür vorliegen, dass durch Amalgamfüllungen zumindest in Einzelfällen gesundheitliche Beeinträchtigungen entstehen können*«. Der Ausschuss sprach sich daher »*für eine Vermeidung von Amalgam und anderen Metallen, wann immer es möglich ist*« aus. Das geforderte generelle Amalgamverbot wurde leider abgelehnt: »*Hierzu fehlt es auch an qualitativ gleichwertigen Alternativmaterialien ...*« Zumindest wurde die Notwendigkeit gesehen, »*... die Forschung nach qualitativ gleichwertigen, finanziell tragbaren Alternativstoffen zu Amalgam und anderen Metallen zu intensivieren, um zumindest für die Zukunft hierdurch bedingte Erkrankungen zu vermeiden. Auch sollten die Behandlungsmöglichkeiten für derartig Erkrankte dringend weiterentwickelt werden.*« Bedeutet im Klartext: giftig ja, aber billiges Ersatzmaterial muss erst gefunden werden. So lange ist es eben nicht so giftig, nur für manche.

Dr. Daunderer bezeichnet das Quecksilber als »das häufigste und ernsteste Nerven- und Immungift für den modernen Menschen …«

Für die eigentliche Entgiftung sollte man sich unbedingt einen geeigneten Therapeuten suchen, auch wenn man ihn derzeit leider immer noch aus der eigenen Tasche bezahlen muss. Durch eigene Erfahrungen weiß ich, wie sich Beharrlichkeit und eine gezielte Suche letztlich auszahlen.

Aber wie kommt es überhaupt dazu, dass mein Arzt mir den möglichen Zusammenhang meiner Beschwerden mit Amalgam nicht glauben will?

Dazu muss man Folgendes verstehen: Wenn Sie zu Ihrem Arzt in die Praxis kommen und einen Zusammenhang zwischen Quecksilber bzw. Amalgam und Ihren gesundheitlichen Beschwerden vermuten, schickt er Sie entweder zu einem Psychologen oder Sie erhalten eine Überweisung zu einem Allergologen, der mittels Epicutantest eine Allergie auf Amalgam dann leider in den meisten Fällen nicht feststellen kann (Gründe dafür Seite 182). Im besten Fall lässt er Ihren Urin und Ihr Blut auf Quecksilberbestandteile hin untersuchen und findet: nichts. Denn Quecksilber ist lediglich für kurze Zeit während bzw. nach einer *akuten* Vergiftung im Blut und im Urin (aber auch im Stuhl, Schweiß und in anderen Körperflüssigkeiten) feststellbar. Solange der Arzt keinen Zugang zu den Zellen hat, kann er natürlich keinen Zusammenhang mit Quecksilber feststellen. Also ist für ihn der Beweis erbracht, dass ihr Körper frei von diesen Stoffen sei. Leider haben die wenigsten Ärzte und auch die Zahnärzte eine toxikologische Zusatzausbildung; und falls doch, so wird die Gefahr von Amalgamfüllungen dort nicht gelehrt, weil sie nicht dem »derzeitigen Stand der medizinischen Erkenntnisse« entspricht. In Bezug auf Amalgam sind wir leider weiter entfernt von einer Anerkennung seiner Toxizität, als man das bereits zu Zeiten von Prof. Dr. Stock 1926 gewesen ist. Das nennt sich Fortschritt …

Quecksilber bleibt nur wenige Tage im Blut, dann wird es bereits im Körpergewebe abgelagert und nur zum kleinen Teil wieder ausgeschieden. Es zirkuliert eben *nicht frei im Körper*.

Es kommt noch erschwerend hinzu, dass beim chronischen Vergiftungsprozeß der zeitliche Zusammenhang zwischen Ursache und Wirkung fehlt. Wer denkt schon als Patient oder auch Arzt daran, gesundheitliche Beschwerden im Zusammenhang mit einer zahnärztlichen Behandlung vor zehn Jahren zu sehen? Oder, noch schlimmer, mit den Amalgamfüllungen der Mutter? (Seite 192)

Übrigens sind die Zahnärzte selbst ganz besonders betroffen, da sie beruflich jeden Tag bei Amalgamentfernungen den entstehenden Dämpfen ausgesetzt sind. Sie weisen meist eine 10-fach erhöhte Menge an Quecksilber auf als die anderen Amalgamträger im Durchschnitt. Dabei wurde nicht einmal berücksichtigt, dass bereits die anderen Amalgamträger ebenfalls erhöhte Quecksilberwerte im Gehirn haben. Man geht davon aus, dass die Werte bei Zahnärzten also um das bis zu 40-fache erhöht sind im Vergleich mit den Werten von Menschen, die gar keiner Belastung ausgesetzt sind. [15]

Nimmt man nun einmal unabhängige Studien von Amalgambefürwortern unter die Lupe, dann stellt man Folgendes fest: Wenn die Tatsache, dass Quecksilber ein Speichergift ist, missachtet wird, kann ein Forscher nicht mehr zwischen den mit Quecksilber belasteten Probanden und den nicht belasteten Probanden unterscheiden. Statt dessen vergleicht man Menschen, die sich subjektiv krank fühlen, mit solchen, die sich nicht krank fühlen, und stellt fest, dass labortechnisch keine signifikanten Unterschiede vorliegen. Also muss es die Psyche sein. [16]

Dabei ist Quecksilber extrem neurotoxisch (Gehirn- und Nerven schädigend) und zytotoxisch (vergiftet die Körperzellen)!

Weshalb streiten die Schulmediziner die Giftigkeit ab, während die naturheilkundlichen Mediziner und auch die Umweltmediziner, die meistens nicht kassenärztlich arbeiten, eine Behandlung anbieten?

Dazu muss man wissen, dass der Begriff Schulmedizin für wissenschaftlich erforschte und erprobte Methoden steht, an denen sich die staatliche Gesundheitspolitik orientiert, die in der ärztlichen Ausbildung gelehrt und von den Krankenkassen bezahlt werden. Zur Definition, was als wissenschaftlich gilt und der Schulmedizin zugerechnet wird, tragen leider auch Professoren- bzw. Gutachtermeinungen bei, die offenbar von interessierter Seite, vor allem der pharmazeutischen Industrie und den Amalgamherstellern, finanziert wurden. [92] Allerdings ist der Begriff »wissenschaftlich anerkannt« bei näherer Beleuchtung nur Schall und Rauch. Denn tatsächlich existiert gar keine Institution, die festlegt, was wissenschaftlich anerkannt ist und was nicht. [78] Ebenfalls ein Problem ist die Tatsache, dass Fachärzte nicht fachübergreifend tätig sind, deshalb wird der große Komplex der auftretenden Symptome beim Einzelnen auch nicht fachübergreifend wahrgenommen. Darüber hinaus haben die wenigsten Fachärzte, ebenso wie die Allgemeinmediziner (und auch die Zahnärzte), eine toxikologische Ausbildung. Allerdings muss man, wenn man genauer nachdenkt, kein Toxikologe sein, um die Gefahr, die von Quecksilber ausgeht, zu erkennen. Es genügen eigentlich gute Grundkenntnisse in Chemie und Physik wie die eines normalen Abiturienten. Außerdem wären zwei Dinge zu überwinden: das Obrigkeitsdenken aus dem Studium (»Mein Professor hat damals gesagt, das gibt es nicht, dann ist das auch so«) und die eigene Bequemlichkeit: Wenn es nicht so vorgegeben worden ist, dann ist es auch nicht giftig …

Wenn Naturheilkundler Methoden anwenden und Medikamente verordnen, für die bislang kein wissenschaftlicher Nachweis erbracht werden konnte, liegt das unter anderem daran, dass die dafür notwendige Forschung nicht nur zu wenig mit Geldern gefördert, sondern auch zum Teil gezielt behindert wird.

Jeder dritte Wissenschaftler unterschlägt, fälscht oder interpretiert Studienergebnisse um, um den Interessen der Auftraggeber zu genügen. [17] Dies hat die renommierte Zeitschrift »Nature«, eine der weltweit höchstrangisten (von über 9.000 Zeitschriften auf dem Markt), in einer veröffentlichten Studie gezeigt.

Auch jeder dritte Verfasser aus medizinischen Fachgesellschaften, die schließlich medizinische Leitlinien veröffentlichen, hat Interessenskonflikte. [18]

Was sagen die Krankenkassen zur Kostenübernahme?

Das ist in der Tat ein großes Problem, denn die Krankenkassen erkennen bislang (anders als bei Allergien gegen Amalgambestandteile) offenbar keine diagnostische Methode an, mit der eine *chronische* Quecksilbervergiftung nachgewiesen werden könnte. Damit ist der Patient geradezu gezwungen, sich den sogenannten »Alternativmedizinern« zuzuwenden. Das führt allerdings zu enormen Folgekosten für die Kassen (so wie bei mir). Die Suche nach weiteren Fachärzten, und damit Doppelt- und Dreifach-Untersuchungen, Krankenhausaufenthalte zur Abklärung, vermeidbare Operationen, teuer verschriebene Medikamente, manchmal für Jahrzehnte, gehen ungeheuer ins Geld. Das leuchtet jedem Normalsterblichen sofort ein – warum nicht auch den offiziellen Stellen?

Erstattet werden bislang lediglich die Kosten für den Austausch der Füllungen gegen ein gleichwertiges Material (Kunststoff, Gold oder Keramik, zum Teil mit entsprechenden Zuzahlungen des Patienten) unter folgenden Voraussetzungen:

- bei einer nachgewiesenen Allergie gegen Amalgam
- wenn eine Schwangerschaft vorliegt und beschädigte Füllungen ausgetauscht werden müssen, aufgrund der Empfehlungen der WHO (Weltgesundheitsorganisation) für diesen Fall
- bei bestimmten drohenden Nierenerkrankungen, die hier durch einen Bluttest nachgewiesen werden können
- wenn die alten Füllungen schadhaft sind und ersetzt werden müssen.

In den allermeisten Fällen erfolgt *keinerlei Kostenerstattung für jegliche Entgiftungsmaßnahmen.* Zum Teil wurden verschreibungspflichtige Medikamente sogar aus dem Leistungskatalog gestrichen. Dazu fehlt leider wiederum das Verständnis, dass Amalgam ein Speichergift ist. (Meine *persönliche* Meinung: Die Bestätigung einer Giftigkeit von Amalgam würde zu einer Diskussion über die Finanzierungspflicht eines Austauschs von Amalgamplomben bei der gesamten Bevölkerung führen – angesichts des ohnehin mehr als belasteten Gesundheitssystems natürlich ein Unding.

Was ich auch noch erwähnenswert finde, ist die Tatsache, dass für alle anderen Fälle Amalgam immer noch das Mittel der ersten Wahl ist. Lehnt man als Patient den Einsatz – wohl wissend um die Folgen – ab, dann darf man die Kosten des alternativen Materials aus eigener Tasche finanzieren. Dabei wird nicht einmal der Kostenanteil des Amalgams von den Kassen erstattet. Das bedeutet besonders für die sozial schwache Bevölkerung, sie hat kaum eine andere Wahl, als das Amalgam einbauen zu lassen. Fazit: Besser reich und gesund als arm und krank …

Die Institution, die festlegt, was in den Leistungskatalog der gesetzlichen Krankenkassen aufgenommen wird, besteht übrigens nach meiner Kenntnis zu 50 Prozent aus Personen, die selbst Krankenkassenmitglieder sind.

Dabei ist sogar im *Pschyrembel* (anerkanntes medizinisches Fachbuch) unter chronischer Quecksilbervergiftung folgendes aufgeführt:

»Oft zunächst Mattigkeit, Kopf- und Gliederschmerzen, Hypersalivation, Stomatitis u. Gingivitis mit Zahnausfall, Diarrhöe, Albuminurie u. a., später zentralnervöse Sympt. einer Enzephalopathie wie Stimmungslabilität, Angst, Erregung (Erethismus mercuralis), Muskelzucken (Tremor mercuralis), Seh-, Hör-, Sprach- und Gangstörungen, Merkschwäche u. Persönlichkeitsabbau sowie Sympt. der sensiblen, distal betonten symmetrischen Polyneuropathie. Vgl. Akrodynie, Minamata-Krankheit.«

Ich vermute, dass Amalgam für meine gesundheitlichen Beschwerden verantwortlich ist, welche Möglichkeiten habe ich, das feststellen zu lassen?

Ich nenne hier die häufigsten Möglichkeiten, den Rest überlasse ich dem geeigneten Therapeuten:

Die direkteste und einfachste Methode stellt sicherlich der von Dr. Daunderer entwickelte Kaugummitest dar. Den Test kann man auf der Internetseite von Dr. Daunderer, www.toxcenter.de, als »Formular für Kaugummitest« ausdrucken. Hier findet man auch Angaben zum durchführenden Labor. Man sammelt dafür zunächst *nüchtern* Speichel, dann ein zweites Mal den Speichel nach 10- bis 15-minütigem Kaugummikauen. Das Testergebnis hängt direkt von der Anzahl der Amalgamfüllungen ab und gibt Aufschluss über die persönliche Belastung.

Dann gibt es die Möglichkeit, einen Epicutantest beim Allergologen durchführen zu lassen. Quecksilber kann *sowohl durch Vergiftungen*, als auch durch eine *Allergie* auf das Material Symptome verursachen. Dabei sollte man jedoch wissen, dass dieser Test lediglich eine 30 % ige Zuverlässigkeit besitzt. (Diese Art von Test erweist sich ebenso bei Arzneimittelallergien als unzuverlässig.) Der Arzt klebt das Material mittels Pflaster auf die Haut, zumeist auf den Rükken. In der Praxis werden die meisten Testungen nach etwa 72 Stunden abgelesen. Nach dieser Zeit reagieren etwa 10 % auf das Quecksilber tatsächlich allergisch. Viele Patienten reagieren aber erst nach weitaus längeren Zeiträumen, zwischen 6 und 10 Tagen auf das Material. Das sehen diese Tests zumeist nicht vor. Man kann aufgrund dieser Daten insgesamt davon ausgehen, dass 90 % der Vergifteten zumindest nicht zusätzlich *allergisch* auf das Quecksilber reagieren. (Eine »Allergie«, also Überempfindlichkeit auf Quecksilber, kann die Symptome häufig noch deutlich, sogar drastisch verstärken.) Die »glücklichen« Allergiker dürfen sich zumindest auf Kosten der Krankenkassen die Plomben entfernen lassen und gegen das billigste Alternativmaterial eintauschen lassen. Allerdings besteht eben kein Anspruch auf Erstattung der Kosten für eine Entgiftung.

Die vielen Falschresultate lassen in meinen Augen allerdings Zweifel an seiner Eignung als Allergietest aufkommen. Darüber hinaus gibt dieser Test auch keinen Aufschluss über eine bestehende Quecksilberbelastung und damit auch nicht über das tatsächliche Ausmaß der Vergiftung. Das sollte man bedenken.

ACHTUNG:

Sogar beim Epicutantest ist es in sehr seltenen Einzelfällen bereits zu einem *anaphylaktischen Schock* gekommen.

Bei dem sogenannten MELISA-Test® (Memory-Lymphocyte-Immuno-Stimulation-Assay) oder auch dem LTT® (Lymphozyten-Transformations-Test) wird aus dem Blut die Immunreaktion getestet, indem man die Lymphozyten aus dem Blut isoliert. Diese werden für 5 Tage mit verschiedenen Metalllösungen ko-kultiviert. Bei einer Sensibilität verändern sich die Lymphozyten in charakteristischer Weise. Für den Test benötigt man 10 – 40 ml Blut. Der Arzt muss die zur Probenentnahme notwendigen Spezialröhrchen vorher aus dem Labor anfordern. Im Immunblut wird nach Zellen gesucht, die gegen Quecksilber und andere Metalle reagieren. Dabei kann der Arzt zwischen verschiedenen Profilen wählen, zum Beispiel das Amalgamprofil auswählen, bei dem neben dem Quecksilber auch die anderen metallischen Bestandteile des Amalgams ausgetestet werden. Dabei belegen Studien, dass die meisten Menschen allergisch auf fast alle Metalle, die in ihren Körper eingebracht werden, reagieren. Sprechen Sie ihren Arzt darauf an. Der Test scheint wirklich gut zu funktionieren. Meist wird er von den Krankenkassen nicht finanziert. Für die Feststellung von Arzneimittelallergien gilt er bei offiziellen Stellen allerdings als äußerst zuverlässig. Deshalb ist nicht erklärbar, weshalb er für die Abklärung einer Sensibilisierung auf Zahnmetalle als nicht brauchbar gilt. In zahlreichen internationalen Veröffentlichungen ist belegt worden, dass der Grad der Sensibilisierung von Lymphozyten nach Beendigung der Aufnahme der Metalle in die Blut- und Lymphbahnen rückläufig war, bis hin zur völligen Aufhebung der Sensibilisierung. Dies war innerhalb eines Zeitraumes von einem Jahr der Regelfall.

Meine gesetzliche Krankenkasse hat diese Kosten übernommen. Bleiben Sie hartnäckig, es geht schließlich um *Ihre* Gesundheit!

Dann gibt es noch die Möglichkeit, einen Provokationstest mit einem Chelatbildner (Dimercaptopropansulfonsäure – DMPS) durchführen zu lassen. Diese Medikamente, als Kapsel und Ampulle erhältlich, sind allerdings verschreibungspflichtig, was die Durchführung durch einen Heilpraktiker von vornherein ausschließt. Die meisten Ärzte sind jedoch von der Möglichkeit einer Quecksilbervergiftung wenig zu überzeugen. Eine äußerst prekäre Lage. Nach meinem Kenntnisstand und meinen eigenen Erfahrungen haben die Umweltmediziner am meisten Erfahrung auf diesem Gebiet.

Chelatbildner können Schwermetalle binden und durch den Urin mit ausscheiden, vorausgesetzt, die Schwermetalle halten sich außerhalb der Zellen auf. Wenn man fast ausschließlich eine Vergiftung des Gehirns hat, wird der Test allerdings falsch negativ ausfallen. Ein weiteres Problem liegt darin, dass viele der zu testenden Personen bereits gravierende Nierenschädigungen aufweisen, was die Ausscheidung des Chelatbildners mit Quecksilber erschwert und zum Teil sogar zu schweren Folgeerkrankungen führen kann (Nierenschwellung und Nierenversagen). Also sind auch hier negative Testergebnisse bei trotzdem vorliegender Vergiftung möglich. Die Chelatbildner scheiden leider auch nicht zuerst das Quecksilber aus, sondern zunächst Zink, Kupfer und Arsen. Erst dann folgt das Quecksilber. Es bedarf daher meistens mehrerer Provokationstestungen, um auch Quecksilber herauszubringen. Sehr stark erhöhte Kupferwerte sind allerdings ein Indiz für eine Belastung durch Amalgamfüllungen (Seite 214). Manchmal ist allerdings auch die Ausscheidung aus irgendeinem Grund (Störfelder, mangelnde Entgiftungsfähigkeit) blockiert und die Testergebnisse sind deshalb falsch-negativ.

Die *Nebenwirkungen* des Präparates sind äußerst unterschiedlich. Manche haben keinerlei Probleme, bei anderen kommt es zu Symptomen einer Quecksilber-Vergiftung (was sogar von Amalgambefürwortern nicht bestritten wird, wie paradox!). Das liegt an der starken Freisetzung von Quecksilber durch das

Medikament, wie ich es im ersten Teil meines Buches beschrieben habe. Die Nebenwirkungen lassen sich durch gleichzeitige Einnahme von Chlorella-Algen verringern. (Das war mir damals leider noch nicht bekannt.) Es wurde allerdings über schwere Körperschäden durch DMPS berichtet, besonders bei einer akuten oder ziemlich weit fortgeschrittenen Quecksilbervergiftung. Die durch das Mittel mobilisierten Schwermetalle erzeugen praktisch eine erneute Vergiftung, der Körper wird also mit den schädigenden Giftstoffen nur so überschwemmt. Das kann vor allem die Nieren schädigen. DMPS darf deshalb nicht bei bereits eingeschränkter Nierenfunktion (Kreatinin im Serum größer als 2,5 mg/dl) wegen der Gefahr der Niereninsuffizienz und bei Autoimmunkrankheiten wie Asthma oder Multipler Sklerose angewendet werden. Auch Atopiker sind gefährdet, weil bei ihnen die Gefahr besteht, durch die Einnahme ein akutes Asthma zu entwickeln.

Die Testung mit DMPS sollte deshalb nur von wirklich erfahrenen Therapeuten ausgeführt werden!

Dr. Mutter beschreibt in seinem Buch *Amalgam – Risiko für die Menschheit* (Seite 143) eine ungefähre Richtlinie für die Deutung der Testergebnisse:

- Bei Werten von bis zu 50 µg/g Kreatinin ist die Person eher nicht vergiftet.
- 50 bis 300 µg/g oder Liter Kreatinin, eine Vergiftung ist wahrscheinlich.
- Über 300 µg Quecksilberwerte sprechen für eine schwerwiegende Vergiftung.

Leider gibt es auch falsch-negative Ergebnisse.
Wenn man den Verdacht auf einen Zusammenhang mit Amalgam bzw. Quecksilber hat, aber kaum Quecksilber durch den Chelatbildner mobilisiert und ausgeschieden wird, kann das daran liegen, dass

- die Person nicht oder nur schlecht entgiften kann
- überwiegend das Gehirn oder das zentrale Nervensystem betroffen ist
- eine Nierenfunktionseinschränkung vorliegt
- zuerst andere Metalle, z. B. Kupfer oder Zink, mobilisiert wurden
- ein Mineralienmangel vorliegt, der die Ausscheidungsfähigkeit behindert
- gar keine Quecksilbervergiftung vorliegt – das wäre der beste Fall!

Es wird empfohlen, den Test bei einem Verdacht auf falsch-negative Ergebnisse innerhalb von 1 – 3 Monaten zu wiederholen.

Wie sind die genannten Werte zu verstehen? Welche Grenzwerte gibt es für Quecksilber (Hg) im Körper?

Die WHO hat die Grenzwerte für die Quecksilberaufnahme in den Körper wie folgt festgelegt:

- Methylquecksilber (Stand: 2003) 1,6 µg pro Kilogramm Körpergewicht und pro Woche; gesunde Erwachsene vertragen die doppelte Menge.
- Anderes Quecksilber (Stand: 1978) 5 µg pro Kilogramm Körpergewicht und pro Woche.

Die EU hat folgende Höchstmengen für den Hg-Gehalt in Lebensmitteln festgelegt:

- Fisch maximal 500 µg pro Kilogramm
- bestimmte Fischarten (Hai, Thunfisch, Schwertfisch, Aal, Hecht und Barsch) bis zu 1000 µg pro Kilogramm
- andere Lebensmittel 30 bis 50 µg pro Kilogramm
- Trinkwasser 1 µg pro Liter.

Deutsche Grenzwerte für die Umwelt: MAK (Maximale Arbeitsplatzkonzentration) für die Luft: 0,01 ml/m^3; 100 µg/m^3 (Stand Jan. 2006). [19]

Die WHO ordnet die Hauptquelle der Umweltbelastung im Vergleich mit einer Aufnahme des Körpers über die Nahrung (vor allem dem Fischverzehr), die Luft und das Trinkwasser eindeutig dem dentalen Amalgam zu. Sie hat dies anhand von Untersuchungen sogar belegt. Für die Konzentration von Quecksilber in den Hauptzielorganen des menschlichen Körpers haben weder die WHO noch die deutschen Gesundheitsbehörden Grenzwerte festgelegt. Doch das ist keine Garantie dafür, dass keine gesundheitlichen Gefahren bestehen. Beim Quecksilber besteht ja eben keine Dosis-Wirkungsbeziehung. Geringste Mengen können erhebliche Schäden verursachen. Fazit: Am besten hat man gar kein Quecksilber im Körper! Dass das in der heutigen Zeit gar nicht mehr möglich ist, werde ich noch ausführlich darlegen.

Noch eine Anmerkung zu Grenzwerten des Quecksilbers:

Im Jahr 1997 verstarb eine bekannte Professorin durch eine akute Quecksilbervergiftung. Sie hatte Monate zuvor unter einem Abzug mit Dimethylquecksilber gearbeitet. Ein Tropfen davon, also eine Dosis von ungefähr 0,1 ml, gelangte auf ihre Gummihandschuhe, durchdrang die Handschuhe und die Haut und wurde vom Körper aufgenommen. Leider maß sie dem Vorfall keine weitere Bedeutung zu. Erst Monate später stellten sich Schwindelanfälle und Kopfschmerzen ein. Trotz einer eingeleiteten Therapie mit Chelatbildnern, bei der eine 80-fach erhöhte Quecksilberdosis in ihrem Körper gefunden wurde, fiel sie ins Koma und verstarb.

Was versteht man unter den sogenannten MAK-Werten, die so viel zitiert werden zum Beweis der Ungefährlichkeit von Quecksilber?

Die MAK-Werte sind die Maximale Arbeitsplatz-Konzentration. Durch die hohe Exposition von Personen, die tagtäglich stundenlang ohne sichtbare Beschwerden mit Quecksilber arbeiten, soll bewiesen werden, dass Amalgamträger keine gesundheitlichen Probleme zu befürchten haben, da sie die Werte sogar noch unterschreiten, so die offizielle Version. Tatsächlich ist es aber so, dass der MAK-Wert für folgende Situation gilt:

ARBEITER:

- Sie sind 8 Stunden pro Tag /40 Stunden pro Woche / 200 Arbeitstage pro Jahr dem Stoff ausgesetzt; bei ca. 20 Grad Celsius Temperatur.
- Der Wert ist festgelegt auf einen Einzelstoff – Quecksilber.
- Die Untersuchung lässt auf die Auswirkungen einer kurzfristigen Einwirkung von Quecksilber in höherer Konzentration keinen Rückschluss zu.
- Die Werte schließen auch eine individuelle Einzelfallschädigung nicht aus. Bleibt zu bedenken, dass schwer Kranke, also bereits stark Vorgeschädigte, nicht unter diese Gruppe fallen, die Personengruppe Arbeiter ist ja in der Lage zu arbeiten.
- Wird die Quecksilberbelastung nicht vertragen, erfolgt ein Arbeitsplatzwechsel.

AMALGAMTRÄGER:

- Sie sind 24 Stunden pro Tag / 168 Stunden pro Woche / 365 Tage pro Jahr dem Amalgam ausgesetzt; also dauerhafte Einwirkung für Jahre, z. T. Jahrzehnte; bei 37 Grad Celsius Körpertemperatur (Verdampfung).
- Die Träger sind einem Metallgemisch ausgesetzt (Quecksilber, Kupfer, Silber, Zinn, etc.), was die Giftigkeit enorm erhöht.
- Beim Legen und Entfernen von Amalgam sind die Träger einer extrem hohen Quecksilberzufuhr ausgesetzt.

- Vorschädigungen und der allgemeine Gesundheitszustand werden nicht mitbewertet; kranke oder alte Personen sowie Kinder haben weniger Widerstandskraft gegen zusätzliche toxische Belastungen. [20]

Die toxikologische Unbedenklichkeit des Amalgams kann also durch diese von Befürwortern viel zitierten MAK-Werte gerade *nicht* belegt werden. Nur ein Beispiel von vielen übrigens, mit denen man im Grunde *jedes* verharmlosende Argument widerlegen kann.

Wie ist es mit der Allergie auf Quecksilber, ist es das Gleiche wie eine Nahrungsmittelallergie?

Nein, die Allergien gegen Nahrungsmittel oder Medikamente wie zum Beispiel Penicillin sind sogenannte Sofortallergien, wohingegen Allergien auf Quecksilber den Spätreaktionen, also dem Metalltyp, zugeordnet werden müssen, die einen ganz anderen Wirkungskreis haben. Noch heute wird ein bereits verstorbener bekannter Professor zitiert, dass es nur 80 Fälle einer Amalgamallergie gebe, doch er hatte diese Allergietypen verwechselt. Das soll ihm, wie man unter www.toxcenter.de im Internet nachlesen kann (»Amalgamlüge aller Mediziner«), kurz vor seinem Schlaganfalltod sehr leid getan haben.

Bei einer nachgewiesenen Allergie gegen Amalgambestandteile reichen geringste Mengen aus, um eine allergische oder systemische Reaktion auszulösen. Für Wirkungen des Materials auf das Immunsystem kann deshalb kein Grenzwert angegeben werden. [21]

Nach Dr. Daunderer besteht die Gefährlichkeit des Amalgams gerade darin, dass es sich um eine Kombination einer akuten oder chronischen Vergiftung und *zusätzlich* einer Allergie auf irreversibel im Körper gespeicherte Hirngifte handelt.

Deshalb ist es bei der Amalgamsanierung ganz besonders wichtig, die Schutzmaßnahmen beim Ausbohren einzuhalten und alle alternativen Zahnmaterialien unbedingt vorher auf ihre Verträglichkeit zu testen (Epicutantest)!

Ich habe zwar gesundheitliche Beschwerden, aber das Amalgam ist doch bereits vor vielen Jahren bei mir entfernt worden. Kann sich trotzdem noch Amalgam bei mir im Körper befinden?

Ganz sicher ist das sogar, wenn nach der Plombenentfernung nicht gleichzeitig oder später eine Ausleitung stattgefunden hat. Die Wirkung des in den Organismus bereits eingelagerten Quecksilbers ist ja mit der Amalgamentfernung nicht beendet. (Es gibt keine echten Halbwertszeiten!) Solange im Anschluss keine fachgerechte Ausleitung erfolgt ist, ist der Zustand bei Ihnen annähernd der gleiche wie am Tag nach der letzten Plombenentfernung. *Auch bei gesündester Ernährung und Lebensweise.*

Bei Personen, die bereits seit 40 Jahren kein Amalgam mehr im Mund hatten, konnten bei ihrer Verbrennung immer noch Werte von über 2 Gramm Quecksilber gemessen werden, die aus ihren Depots freigesetzt wurden. [81]

Ich leide unter Depressionen, ohne andere Beschwerden. Kann mir trotzdem eine Entgiftung helfen?

Diese Frage kann letztlich nur von einem Therapeuten vor Ort geklärt werden. Aber eine Informationshilfe möchte ich hier trotzdem geben, da das Problem so gehäuft auftritt und die Betroffenen so sehr leiden und oftmals ihre Erkrankung von der Umgebung nicht ernst genommen wird (»Stell dich nicht so an ...«): Quecksilber führt zu einer Störung des Glutaminstoffwechsels, der für Depressionen verantwortlich ist. Es schädigt die Nervenzellen und das Gehirn.

Einige Betroffene haben tatsächlich keine anderen Symptome als eine psychische Veränderung. Darüber hinaus leidet eine Vielzahl von schwermetallbelasteten Personen *zusätzlich* an Depressionen, weshalb ich in jedem Fall über einen Zusammenhang ernsthaft nachdenken würde, sofern ich (ehemaliger) Amalgamträger bin. Ein Kaugummitest, sofern man noch Füllungen liegen hat, kann in keinem Fall schaden.

Auch typische Nebensymptome einer Belastung lassen zumindest einen Hinweis zu (Seite 170). Wann wurden bei Ihnen die Amalgamfüllungen gelegt, wann haben sich ggfs. Symptome verstärkt? Denken Sie auch an frühere Füllungen, die zwischenzeitlich gegen andere belastende Materialien (z. B. Palladium) ausgetauscht worden sind. Ich kenne inzwischen Fälle, bei denen Frauen schwere Depressionen hatten (durch Quecksilberbelastung), während der Schwangerschaft ging es ihnen richtig gut wie seit Jahren nicht (wegen der Entgiftung über das Kind), und ein paar Monate nach der Geburt traten die Depressionen wieder auf (erneute Vergiftung durch noch liegende Plomben).

Nach einer Studie mit Personen, die sich wegen Depressionen bereits in psychiatrischer Behandlung befanden, brachten bei 80 % der Betroffenen eine Entfernung des Amalgams und eine Entgiftung eine Verbesserung. Dr. Mutter: »Eine neuere Studie konnte nachweisen, dass bereits kleinste Mengen an

Quecksilber zu einer Verschlechterung kognitiver Fähigkeiten, also einer eingeschränkten Wahrnehmungsfähigkeit, führen können.[10]«

Dr. Daunderer gab hierzu sogar an, dass in einer psychiatrischen Klinik ein Drittel der Patienten nach einer Amalgamentfernung und anschließenden Entgiftung entlassen werden konnte. [22] Also konnten sogar die allerschwersten Fälle von einer Entgiftung profitieren.

Typische Vergiftungssymptome, bei denen zum Teil offenbar das *limbische System* (Ansammlung komplizierter Strukturen in der Mitte des Gehirns, die den Hirnstamm wie einen Saum umgeben) oder das Kleinhirn betroffen sind, können Depressionen sein, Schlaflosigkeit, unerklärliche Zornesausbrüche, Aggressionen, Wutanfälle beim geringsten Anlaß, aber auch sehr starke, unerklärbare Schüchternheit, ständige Stimmungsschwankungen und soziale Verhaltensstörungen. Die Betroffenen selbst können zumeist gar keinen persönlichen Grund für diese Stimmungen angeben. Nach einer Entgiftung entdecken viele Menschen in sich einen liebevolleren, zuversichtlicheren, offeneren, geduldigeren Charakter – den Menschen nämlich, der sie ohne Gifteinwirkung eigentlich sind. Dieser Aspekt macht mich persönlich sehr traurig und ist erschütternd! So viele Menschen kennen nicht den Grund, warum sie so reagieren. Mit vielfach schwerwiegenden sozialen und beruflichen Folgen für ihr ganzes Leben.

Stottern, Gedächtnisstörungen, extreme Schüchternheit und auch Ängstlichkeit und Depressionen sind vielfach nach einer Entgiftung plötzlich verschwunden.

Es lohnt sich also immer, eine Vergiftung in Betracht zu ziehen und sich mit diesem Thema näher zu beschäftigen. Dass man als kranker Mensch selbst aktiv werden muss und den Ursachen selbst nachgehen sollte, fällt nun einmal leider in den eigenen Bereich der Verantwortung und das kann einem kein Arzt abnehmen. Allerdings sollte man nicht eigenhändig irgendwelche Psychopharmaka absetzen. Zunächst muss eine Entgiftung erfolgen. Dann sollte mit dem Psychotherapeuten eine Herabsetzung der Dosierung, gegebenenfalls eine Ausschleichung, besprochen werden.

Bereits 1926 schrieb Prof. Dr. Stock über das Quecksilber » … seit Langem kennt man auch schon die tückischen *nervösen* und *seelischen* Wirkungen des flüchtigen Metalls. *Nervis inimicissimus* wird es bereits um das Jahr 1000 in alchemistischen Schriften genannt und eben dort wird gesagt, dass es psychische Depressionen verursacht …«

Quecksilber dringt über die Schleimhäute des Naseninnenraums ins Gehirn. Die Hypophyse erhält sogar einen großen Teil davon auf diesem Wege. [23]

---

[10] *Dr. Joachim Mutter, Amalgam – Risiko für die Menschheit, Neue Fakten, Seite 49*

Dabei werden in der Hypophyse unter anderem Hormone gebildet, die auf die Schilddrüse und die Nebenniere einwirken, die für die Bildung von Östrogen zuständig sind und Einfluss auf die Pigmentierung der Haut haben.

In einem Fall war eine Patientin vier Jahre lang in einer psychiatrischen Klinik. Durch einen DMPS-Test wurde der bislang höchste Quecksilberausscheidungswert überhaupt erzielt, nämlich 70.200 µg! Der Frau ging es nach einer dreijährigen Amalgamsanierung und -ausleitung wieder gut. [75]

Ich habe seit Jahren Angst- und Panikattacken ohne erkennbare Ursache, habe ich vielleicht ein Amalgamproblem?

Das ist aus der Ferne schwer zu beantworten und kann nicht für alle derartigen Erkrankungen 100 % sicher sein. Auch hier können Quecksilber und andere Amalgambestandteile das Gehirn beeinflusst haben Werden dort normale Vorgänge gestört oder blockiert, so hat das vielfach ungeahnte Folgen (siehe auch vorherige Frage).

Es ist definitiv möglich, als einziges Symptom eine Angsterkrankung zu haben, ohne weitere *sichtbare* gesundheitliche Probleme. Jeder sollte sich selbst in Ruhe überlegen, wann die Symptome begonnen und wann sie sich gegebenenfalls verschlimmert haben. Auch hier wird von guten Erfolgen nach einer Entgiftung berichtet. Man muss hierzu immer wieder bedenken, dass das Quecksilber alle anderen Giftstoffe, denen man tagtäglich ausgesetzt ist, durch die Wechselwirkungen noch verstärkt.

Erklären lassen sich solche Angsterkrankungen oder auch Depressionen durch die biologischen Wirkungen des Quecksilbers auf das Nervensystem.

Über Ängste und Phobien berichteten mir übrigens bereits viele Zahnarzthelferinnen. Sie selbst leiden offenbar vermehrt darunter und viele Patienten fragen sie nach solchen Zusammenhängen (beim Arzt traut man sich so etwas wegen der hochgezogenen fragenden Augenbraue meist nicht …). Es lohnt sich immer, einen Therapeuten aufzusuchen und ihn zwecks einer Entgiftung anzusprechen.

Bei einigen Angsterkrankungen haben sich bereits nach einer Spritze mit DMPS derartig gravierende Verbesserungen eingestellt, dass die Betroffenen selbst darüber am meisten erstaunt waren.

Außerdem hier wieder meine Meinung: Wenn eine Vergiftung für diese Symptome verantwortlich ist (das lässt sich ja feststellen), dann kann man so viele Jahre wie man will zu Psychotherapeuten rennen und Lebenszeit vertun, ohne eine wirkliche Besserung zu erwarten. Also lohnt es sich in jedem Fall, etwas Zeit und Geld zu investieren, um einmal nach anderen Ursachen zu schauen. Den Psychotherapeuten kann man ja weiterhin aufsuchen, bis sich der

Gang dorthin nach der Entgiftung von selbst erledigt, falls es eine Vergiftung war. In diesem Zusammenhang habe ich am Ende des Buches einen sehr interessanten Buchhinweis. Ausleiten ist notwendig, man sollte aber auch fehlende Nährstoffe auffüllen! Konrad Thome beschreibt in seinem Buch sehr fundiert und mit gezielten Fragen insbesondere Zusammenhänge von psychischen Erkrankungen durch die verschiedensten B-Vitaminmangelzustände.

Ich habe gehört, dass es einen Zusammenhang zwischen Nikotinsucht und Amalgam geben soll, stimmt das?

Quecksilber verändert die Persönlichkeit und beeinträchtigt Steuerungsmechanismen im Körper. Quecksilberschädigungen durch Amalgamfüllungen führen dadurch unter anderem zu einer erhöhten Raucherquote unter den Amalgamträgern:

Amalgam kann die Sucht nach Nikotin auslösen und sogar noch verstärken. Dabei sind offenbar infolge der Vergiftung die Botenstoffe im Gehirn verringert. Unbewusst versucht der Raucher deshalb durch das Rauchen einer Zigarette den niedrigen Serotoninspiegel im Gehirn wieder anzuheben. Das funktioniert natürlich nur kurzzeitig und bewirkt nach einer Weile genau das Gegenteil: Er fällt erst recht ab. Das wiederum verstärkt durch den erneuten Zwang das Suchtverhalten. Man weiß, dass Zigarettenrauch im Gehirn vermehrt Serotonin freisetzt, aber auch andere Stoffe enthält, die den Sympathikus (Teil des vegetativen Nervensystems) anregen. Leider nimmt der Raucher als Folge seiner bereits vorhandenen Amalgambelastung die freigesetzten Giftstoffe der Zigarette besonders gut auf. Laut Dr. Mutter verlieren 30 % der Raucher nach der Amalgamentfernung und -sanierung ihre Nikotinsucht.[11]

Wie sieht es mit einem Zusammenhang zwischen Amalgambelastungen und Migräne aus?

Viele Ärzte, die sich mit dem Problem Amalgam auseinandersetzen, stellten fest, dass sich ungefähr im sechsten Jahr nach dem Legen der Füllungen gesundheitliche Störungen, vielfach z. B. Migräne, einstellt. Ein Zusammenhang liegt an verschiedenen Faktoren. Zunächst ist es möglich, dass durch mehrere Metalle im Mund elektrische Strömungsfelder entstehen, die sogenannten galvanischen Ströme. In diesem Fall verursacht offenbar nicht das in den Nervenzellen abgelagerte Quecksilber selbst die Symptome, sondern man nimmt an,

---

[11] *Amalgam – Risiko für die Menschheit, Neue Fakten, S. 51*

dass Quecksilberablagerungen im Bindegewebe von Blutgefäßen im Bereich der Trigenimus- und Vargusnerven dafür verantwortlich sind. Als Ursache für die Schmerzen bei der Migräne wird ein Entzündungsprozess von Gefäßen im Gehirn angenommen.

Deshalb wird vielfach nach einer Entfernung von Amalgamfüllungen bereits über eine Besserung der Migräne bis hin zur völligen Beschwerdefreiheit berichtet.

Mein Kind hat chronische Beschwerden, Neurodermitis, Infektanfälligkeit, aber keine einzige Amalgamfüllung. Kann trotzdem Amalgam die Ursache sein?

Ja, sofern Sie als Mutter während der Schwangerschaft und auch davor (ohne Entgiftung nach dem Entfernen) Amalgamfüllungen liegen hatten. Die Plazenta oder der »Mutterkuchen« versorgt das ungeborene Kind mit allen wichtigen Nährstoffen, aber leider auch mit Giften. Quecksilber ist plazentagängig und die Mutter versorgt so unwissentlich ihr (zumeist das erstgeborene) Kind mit dem aus den Füllungen gelösten Quecksilber. Sie <u>ent</u>giftet sich (manche sprechen von bis zu 60 % ihrer eigenen Belastung) selbst regelrecht über ihr Kind. Man schätzt, dass bei einer Mutter mit ca. 10 Amalgamfüllungen das Kind dermaßen viele Giftstoffe abbekommt, als hätte es selbst 7 – 8 Füllungen liegen. Das ist eine enorm starke Belastung, besonders für einen kindlichen Organismus. Also umgerechnet auf eine kleine Person, noch dazu noch in der Entwicklung, weitaus höher zu bewerten.

1994 wurden im Rahmen einer Studie Autopsien an verstorbenen Embryos durchgeführt, die großes Aufsehen erregte. Dabei wurde festgestellt, dass in den Embryos umso mehr Quecksilber nachgewiesen werden konnte, je mehr Zahnfüllungen ihre Mütter liegen hatten [24].

In einer Arbeit über Autismus wurde festgestellt, dass Babys mit den *geringsten* Quecksilber-Konzentrationen im ersten Haarschnitt die höchste Wahrscheinlichkeit aufwiesen, Autismus zu entwickeln. Dr. Daunderer spricht sogar davon, dass *nur* Babys, denen die ersten Haare komplett ausfallen, diese sind nachgewiesenermaßen voller Quecksilber, Entwicklungsstörungen entwickeln. Auch über Zusammenhänge mit dem plötzlichen Kindstod wurde berichtet. Dabei wurde die tatsächliche Quecksilber-Belastung erst gefunden, nachdem ein Zusammenhang mit den Amalgamfüllungen der Mutter und mit Impfungen hergestellt worden war. [25] Zur Verdeutlichung: Diese Kinder scheinen deshalb erkrankt zu sein, weil sie eben *nicht so gut wie andere* entgiften konnten. (Entgiftungsfähigkeit, Seite 195) Daraus erklärte sich der geringe Wert im Haar.

Besonders der Zusammenhang von Schwermetallbelastungen in Verbindung mit Neurodermitis ist nicht zu vernachlässigen.

Neurodermitis ist eine Entgiftungskrankheit!! Der Körper versucht seine Giftstoffe über die Haut, mit ca. 2 qm Oberfläche bei einem Erwachsenen unser größtes Entgiftungsorgan, auszuleiten. Zusätzlich haben quecksilberbelastete Personen regelmäßig unter Zinkmangel zu leiden, der wiederum die Haut trokkener werden lässt. Vitamin- und Nährstoffmangel, Vielfachallergien durch Immunschwäche tun ihr Übriges …

> *Was Nieren und Blase nicht ausscheiden können, das muss der Darm ausscheiden.*
> *Was der Darm nicht ausscheiden kann, das muss die Lunge ausscheiden.*
> *Was die Lunge nicht ausscheiden kann, muss die Haut ausscheiden.*
> *Was die Haut nicht ausscheiden kann, das führt zum Tode.*
> *(Chinesische Weisheit)*

Eine abschließende Anmerkung: In den USA sind bereits etwa 1,5 Millionen Kinder autistisch. 1 von 6 Kindern zeigt eine Form von Entwicklungsstörungen. [83] Aufgrund von Forschungen wird davon ausgegangen, das Quecksilber Autismus verschlimmert oder zumindest mitverursacht. [82]

Aber kann ich denn ein Kind oder sogar einen Säugling schon entgiften lassen?

In jedem Alter, auch bei Säuglingen, ist eine Entgiftung der Gesundheit förderlich. Es gibt naturheilkundliche Entgiftungsmöglichkeiten, die auch in diesem Alter bereits bei Kindern durchgeführt werden können. Ich habe sogar von Fällen gehört, bei denen in diesem Alter bereits mit Erfolg DMPS gegeben worden ist. Auch der Chelatbildner DMSA soll von Kindern im Allgemeinen gut vertragen werden. Bei Kindern sollte das jedoch nur ein wirklich sehr erfahrener Therapeut entscheiden. Eine rechtzeitige Ausleitung halte ich für besser, als in den nächsten Jahren sämtliche bereits vorhandenen Symptome noch zu steigern. Wer einmal die Qualen eines *neurodermitiskranken* Kindes erlebt und als Eltern mitgelitten hat, wird alles tun, um dem Kind zu helfen. Viele Neurodermitiker werden durch ständige Unterdrückung der Symptome mit Kortisoncremes später zu Asthmatikern. So weit muss es nicht kommen. Kinder, die infektanfällig sind, leiden selbst sehr darunter (ich spreche hier aus eigener Erfahrung), zumal das Immunsystem durch weitere Antibiotikagaben vielfach weiter geschwächt wird. Resistenzen bilden sich. Die Kinder verpassen später viel in der Schule und werden manchmal deshalb von den anderen ausgegrenzt. Von der Erschöpfung der Eltern ganz zu schweigen. Wollen Sie wirklich warten, bis Ihr Arbeitgeber Sie als Mutter wegen der vielen Fehlzeiten aufgrund von Erkrankungen Ihres Kindes entlässt? Auch die Scheidungsrate bei Eltern ständig kranker Kinder ist relativ hoch und die Lebensqualität aller Beteiligten ist in den schlimmsten Fällen überhaupt nicht mehr *Leben* zu nennen. Gezielte Entgiftungsmaßnahmen können vieles verbessern oder sogar heilen. Wenn man weiß, warum das Kind überhaupt so krank ist, hat man bereits einen wichtigen ersten Schritt getan. Geben Sie nicht auf.

Ich bin schwanger und habe noch Füllungen liegen. Soll ich die jetzt ausbohren lassen? Ich will ja nicht mein Kind vergiften.

Dazu würde ich auf keinen Fall raten, denn während des Legens und Entfernens der Plomben tritt vermehrt Quecksilber aus und das schadet wiederum dem ungeborenen Kind. Allerdings ist eine Entgiftung mit *natürlichen* Mitteln, zum Beispiel die Einnahme von Algen, während der Schwangerschaft in jedem Fall sinnvoll. Notwendige Reparaturen an Amalgamfüllungen müssen ja leider sein, aber bitte keine Amalgam-Sanierung in der Schwangerschaft! Die Folgen für das Kind sind nicht absehbar. Vermehrt höre ich aus dem weiteren Bekanntenkreis oder durch Therapeuten von behinderten Kindern, bei denen sich die Mutter in der Schwangerschaft ihre Plomben hat entfernen lassen. Dadurch ist in einigen Fällen offenbar die Gehirnentwicklung des Kindes während der Schwangerschaft behindert worden. Die Blut-Hirn-Schranke verhindert normalerweise, dass Giftstoffe an die Hirnzellen gelangen und diese schädigen. Quecksilber überwindet die Blut-Hirn-Schranke problemlos. Für einen Organismus im Entwicklungsstadium kann das fatale Folgen haben.

Auch in der Stillphase sollte man keine Amalgamsanierung durchführen lassen!

Ich habe Amalgam und Goldfüllungen gleichzeitig im Mund, hat das eine Auswirkung?

Ja, denn wenn sich im Mundraum verschiedene Metalle befinden, entstehen sogenannte galvanische Ströme. Dadurch wird die Korrosion von Amalgamfüllungen verstärkt. Noch schlimmer sieht es aus, wenn Füllungen mit unterschiedlichen Materialien gelegt werden, also zum Beispiel Goldfüllungen mit darunter liegenden Amalgamfüllungen an einem Zahn. Das kommt gar nicht so selten vor, wie man denkt.

Zunächst sollte geklärt werden, welche Art von Goldlegierung bei Ihnen vorliegt. Es sollte keinesfalls Palladium enthalten (sogen. »Spargold«), welches ebenfalls toxische Auswirkungen hat. Das ist ein Fall für sich und muss in jedem Fall ebenfalls sofort aus dem Mund entfernt werden. Auch zwischen anderem Gold und Amalgam kommt es zu Wechselwirkungen im Mund. Darüber hinaus behindern andere Metalle im Mund die Entgiftungsfähigkeit ganz entscheidend.

Bei mir liegen gar nicht viele Amalgamfüllungen und ich habe mehr gesundheitliche Probleme als andere Amalgamträger mit mehr Füllungen. Wie kommt das?

Das liegt daran, dass die Stärke gesundheitlicher Beeinträchtigungen, die ein Körper durch eine chronische Vergiftung erleidet, auch von der individuellen Fähigkeit des Körpers abhängt, sich vor dem Gift zu schützen und das Gift auszuscheiden. Die individuelle Ausscheidungsfähigkeit ist zum Teil offenbar erblich bedingt. Jeder Mensch hat eine unterschiedliche Empfindlichkeit gegenüber Quecksilber. Ist zusätzlich noch die Blut-Hirn-Schranke beeinträchtigt, dann gelangen neben dem Quecksilber weitere Gifte ins Gehirn und können sich in ihrer Schadenswirkung gegenseitig noch verstärken (Seite 176). Die Entgiftungsfähigkeit jedes Einzelnen kann auch durch Schädigung im Kindesalter eingeschränkt sein kann. Vielleicht hat die Mutter geraucht oder war bereits anderen Giftstoffen ausgesetzt, z. B. PCP, von dem sie ebenfalls in der Schwangerschaft Teile an ihr Kind weitergegeben hat. Dann kann es auch bei niedrigerer Dosis zu starken Vergiftungen kommen. Das ist der Grund, warum oftmals gerade *schwer* belastete Personen *weniger* Giftstoffe abgeben. (Haaranalyse, Seite 219) Außerdem ist jeder Mensch durch seinen Beruf oder Hobbys, Freizeit unterschiedlich stark anderen Giftstoffen ausgesetzt. Außerdem spielt die Ernährungsweise eine große Rolle, ebenso, ob man raucht oder jahrelang geraucht hat oder nicht (muss ich halt leider erwähnen). Der eine Mensch ist dabei auch eher sportlich aktiv, schwitzt also bereits viele andere Giftstoffe aus, ein anderer eher der Typ »Sofahocker«. Einige bewegen sich jeden Tag stundenlang an der frischen Luft, für andere ist der Gang vom Sofa oder PC zum Kühlschrank der einzige Bewegungsdrang am Tag.

In Studien zeigte sich, dass gerade bei hohen Quecksilberwerten in Biomarkern eine gute Ausscheidungsfähigkeit gegeben ist, während niedrige Werte darauf schließen ließen, dass das Quecksilber im Organismus eingelagert wurde.

Die Höhe der Belastung ist daher von untergeordneter Bedeutung; für eine Schädigung reicht eine chronische Belastung im Niedrigdosisbereich vollkommen aus. Das betrifft eigentlich alle umweltbedingten Krankheiten!

Mir geht es gesundheitlich gut, soll ich mir trotzdem die Plomben entfernen lassen?

Ich erinnere in diesem Zusammenhang an das sogenannte Fassmodell. Das bedeutet, vereinfacht ausgedrückt: Stetes Gift höhlt den Körper. Dabei sollten Sie die folgenden Überlegungen anstellen: Sind sie wirklich so topfit, dass Gesundheit für Sie absolut kein Thema ist? Das im Amalgam enthaltene Quecksilber wirkt *immer, und das Tag für Tag,* auch beim (noch) Gesunden schädigend auf den Organismus.

In ein paar Jahren kann sich die gesundheitliche Situation völlig ändern. Denken Sie an den festgestellten Zusammenhang mit Alzheimer oder auch an die möglichen Autoimmunkerkrankungen. Die Situation ist heute ja leider immer noch so, dass man, wenn erst einmal unspezifische Symptome auftreten, oft in die »Psychoecke« gedrängt wird. Dann hat man aber, da bereits erkrankt, vielleicht nicht mehr so viel Kraft zu kämpfen wie heute.

In keinem Fall sollte man so etwas jedoch hektisch und so unüberlegt wie ich angehen. In Ruhe einen Zahnarzt suchen, anschließend entgiften!

Außerdem: Wenn gesundheitliche Probleme durch Quecksilber erst einmal auftreten, dann hat sich das Gift ja bereits im ganzen Organismus verteilt und abgelagert und dort, *jetzt erst für Sie bemerkbar*, Schäden verursacht.

Was versteht man unter Wechselwirkungen zwischen Zähnen und Organen?

Eiternde, entzündete oder »tote« Zähne können ganz erhebliche gesundheitliche Störungen verursachen und auch die Entgiftung behindern oder beeinflussen. Auch entfernte Zähne hinterlassen im Knochen oftmals eine Infektion die vor Ort immer noch geringfügig vorhanden ist, ohne dabei für einen selbst bemerkbare Beschwerden zu machen (erkennbar dann allerdings durch ein Röntgenbild auf einer Zahnpanoramaaufnahme).

Diese Wechselwirkungen bestehen zwischen den einzelnen Zähnen, den jeweiligen energetischen Verbindungsbahnen (Meridianen) und dem Organsystem. Jeder Zahn steht dabei nicht nur für die einzelnen Organsysteme, sondern auch Emotionen und Reize, u. a. Schmerzen.

Wird nun bei einem Zahn eine Wurzelbehandlung oder gar eine Zahnwurzelresektion (Entfernung eines Teils der Zahnwurzel) durchgeführt, so ist der Zahn damit »tot«. Er hat keine Nerven mehr, kann also selbst auch keine Schmerzen mehr verursachen. Durch solche abtötenden Zahnbehandlungen kann es zu chronischen Funktionsstörungen der Organe kommen. Umgekehrt natürlich können chronische Organstörungen auch die Zähne in Mitleidenschaft ziehen; auch das sollte man bedenken.

Schlimm sind dabei auch die Metallimplantate, die viele Herde verursachen, besonders aus Titan. [93] Besser sind metallfreie Implantate.

Das Problem bei solchen Eingriffen ist, dass der Zahnerhalt mit den daraus resultierenden Folgen für die Organe gründlich abgewägt werden muss. Manchmal ist es für den Organismus dann besser, solche Zähne zu entfernen. Vielfach kann es allerdings im Vorfeld durch gezielte Behandlung des Zahnes noch gelingen, ein Abtöten des Nervs abzuwenden. Das sollte man bedenken, wenn chronische Beschwerden trotz aller Behandlungen nicht nachlassen wollen. Vielleicht liegt es »nur« an dem entsprechenden Zahn, der eine Genesung behindert.

Was sind Zahnherde und was bewirken sie?

Jeder Zahn besitzt kilometerlange Haarkanäle, der kleinste Zahn im Mund bereits 2 – 3 Kilometer! Wenn ein Zahn wurzelbehandelt wird, trocknen diese Kanälchen aus und werden sofort von Mikroorganismen, Bakterien und sogenannten »Leichengiften« besiedelt. Ein »abgetöteter« Zahn ist in jedem Fall besiedelt, das gilt auch, wenn man keine Symptome, wie etwa Schmerzen, hat. Experimente mit Tieren belegen, dass sich bereits innerhalb von sechs Stunden nach einer Wurzelfüllung Toxine bilden. Zahnherde gelten als die wichtigsten Ursachen für Organschäden. Ein intaktes Immunsystem wird mit kleineren Problemen vielleicht noch fertig, doch wenn anderorts Probleme auftreten, zum Beispiel durch eine schleichende Vergiftung mit Schwermetallen, verbreiten sich die Bakterien aus den Zahnhöhlen. *Das Immunsystem macht keine Überstunden!* (Diesen Satz verdanke ich übrigens meiner Zahnärztin …)

Zahnherde sind deshalb, besonders bei chronisch Kranken, eine ständige Infektionsquelle.

Bei liegenden Amalgamfüllungen passiert nun zusätzlich Folgendes: Das Quecksilber aus den Füllungen gelangt auch durch die Dentinkanälchen und die Zahnwurzel in den Kieferknochen und damit in die Nerven- und die Blutbahn. Dadurch können im Kieferknochen extrem hohe Quecksilberkonzentrationen entstehen, die sich sogar unter den benachbarten gesunden Zähnen befinden. Das kann zu Entzündungen führen, wenn zu den Toxinen noch Leichengifte und Bakterien hinzukommen. Die Quecksilberdepots im Kiefer können auch bei einer Entgiftungstherapie nur sehr langsam wieder abgebaut werden. Dann kann es sein, dass verschiedene Zähne gezogen werden müssen und der Kiefer mit schwermetallausleitenden Salben offen gehalten werden muss, bis diese Depots geleert sind. Werden diese Zähne nicht entfernt, besteht eigentlich keine Aussicht auf eine Genesung. Dr. Daunderer ist der radikalste Verfechter dieser Methode und unbedingt dafür, in solchen Fällen auch den Kiefer auszufräsen. Dazu kann ich persönlich wenig sagen. Ich habe von Mitpatienten gehört, denen es nach der Entfernung solcher Zähne tatsächlich besser gegangen ist und die endlich effektiver entgiften konnten.

Eiterherde an Zähnen wirken sich dabei nicht wie Eiter unter der Haut aus, den man einfach ausdrücken kann. Vielmehr verteilt er sich zwischen den Knochenbälkchen diffus und braucht Jahre, bis er dann letztlich den Knochen aufgelöst hat. Diese Herde schwächen den Körper extrem. Der Experte kann sie gut auf der Röntgenaufnahme erkennen.

Der Zahnarztbesuch

■ Ich möchte mir das Amalgam entfernen lassen, wie finde ich einen guten Zahnarzt?

Man kann sich im Internet einen Zahnarzt suchen. Viele werben unter dem Stichwort *Amalgam* mit ihren Sanierungsmöglichkeiten. Das sollte man sich in Ruhe alles ansehen und abwägen. Inzwischen habe ich sogar bei dem einen oder anderen Zahnarzt außen am Praxisschild den Zusatz »Amalgam-Sanierung« gesehen. Das ist natürlich noch kein Beleg dafür, dass die notwendigen Schutzmaßnahmen dann auch eingehalten werden.

Ansonsten gilt Folgendes: Ein guter Zahnarzt bespricht zunächst die gesamte Vorgehensweise *eingehend* mit Ihnen. Dabei beachtet er auch vorliegende Allergien und den allgemeinen körperlichen Gesamtzustand. Er sollte Kenntnis von den möglichen Schutzmöglichkeiten haben und diese auch tatsächlich anwenden. Für mich ist dabei aus meiner Erfahrung nach der schweren Vergiftung nicht erheblich, ob der Zahnarzt selbst daran glaubt, dass eine chronische Amalgamvergiftung überhaupt existiert. Ein mir bekannter Zahnarzt glaubt zum Beispiel davon kein einziges Wort. Gleichzeitig wendet er jedoch äußerst penibel sämtliche Schutzvorkehrungen an, die überhaupt möglich sind, weil er später nicht von seinen Patienten verklagt werden möchte. Ziemlich paradox! Was er wohl wirklich denkt? Vielleicht will er sich auch zu diesem Thema gar nicht so laut äußern. Schließlich haben die Zahnärzte das Amalgam ja auch irgend-

wann »nach dem derzeitigen medizinischen Kenntnisstand« eingebaut und wollen jetzt nicht die »bösen Vergifter« sein …
WICHTIG:

Eine Amalgamvergiftung kann sich *gerade durch die Entfernung der Plomben* auf falsche Art und Weise geradezu *dramatisch verschlimmern*, deshalb sind die richtige Auswahl des Zahnarztes und der richtige Zeitpunkt der Entfernung von allergrößter Bedeutung. Ohne Dreifach-Schutz (Luftzufuhr, möglichst Maske, Wasserkühlung, grobtouriger Bohrer, Kofferdam) und durch unsachgemäße Entfernung kann dann sogar eine lebensbedrohliche Verschlechterung eintreten. Das belegt eindrucksvoll meine eigene Geschichte, weshalb ich es wirklich umso deutlicher nur immer wieder sagen kann. Nicht selten höre ich von Personen, die absolut sportlich und topfit waren und nach der nicht fachgerechten Entfernung einer einzigen Plombe einen gesundheitlichen Einbruch für Monate erlitten.

■ In welchem Zeitraum sollten die Plomben entfernt werden?

Dafür gibt es eine Faustregel, die besagt: Je schlechter der Allgemeinzustand ist, desto zügiger sollte die gesamte Plombenentfernung erfolgen. Je besser der Gesundheitszustand, desto langsamer darf es gehen.

Hierbei sei noch der Hinweis gegeben, dass die Zahl der Immunzellen, die auf die Füllungsbestandteile von Amalgam reagieren, bei einer Entfernung nach etwa zwölf bis vierzehn Tagen ansteigt. Dadurch hat man eine erhöhte Neigung, bei der zweiten Entfernung eine allergische Reaktion zu entwickeln. Am besten wäre es, wenn innerhalb dieses Zeitraumes bereits alle Plomben entfernt worden wären. Die Immunreaktion nimmt allerdings nach ein paar Wochen wieder ab. Deshalb gibt es auch Empfehlungen, die von einer Entfernung über mehrere Monate sprechen.

Für mich persönlich würde die Entscheidung von meinem individuellen Gesundheitszustand abhängen. Wer *chronisch* schwer krank ist, möchte schnell etwas erreichen.

Für eine Amalgamsanierung ist allerdings eine stabile Ausgangslage von allerhöchster Bedeutung! Lassen Sie *auf gar keinen Fall* Amalgam bei sich ausbohren, wenn Sie bereits zuvor unter erheblichen gesundheitlichen Beschwerden leiden! Dann muss zunächst eine Entgiftung und Stabilisierung des Gesundheitszustandes der weiteren Ausbohrung vorangehen.

Welche Schutzmaßnahmen beim Ausbohren gibt es und was ist dabei vom Zahnarzt zu beachten?

Zunächst sei noch einmal der stabile Gesundheitszustand erwähnt. Keinesfalls sollte man an einer *akuten* Erkrankung leiden. Dann müssen die Mineral- und Vitalstoffspeicher vorher alle gut aufgefüllt sein.

FOLGENDE EMPFEHLUNGEN WERDEN VIELFACH GEGEBEN:

Vor der Entfernung:

Bereits *zwei Wochen vor der Ausbohrung* sollte man täglich etwa zwei bis zwanzig Gramm Chlorella, also Algen einnehmen (Seite 205). Dazu ist noch erwähnenswert, dass die Algen selbstverständlich bei noch liegenden Plomben zügig heruntergespült werden sollten. Wenn man sie in diesem Fall zu lange im Mund behält, binden sie bereits aus den noch liegenden Füllungen die Schwermetalle an sich und sind dann nicht mehr in der Lage, weil die Aufnahmekapazität bereits erreicht ist, auch die Gifte aus dem Magen-Darm-Bereich zu binden.

Direkt *am Tag des Ausbohrens* sollte man fünfundzwanzig Algentabletten einnehmen, man kann das auf mehrere Einzeldosierungen verteilen. *Unmittelbar vor dem Ausbohren* empfiehlt es sich, nochmals die gleiche Menge einzunehmen. Es gibt auch die Möglichkeit, eine Infusion mit DMPS vor oder während der Behandlung durchlaufen zu lassen. So war es bei mir im August 2003 der Fall. Allerdings ist es in der Realität gar nicht so leicht, eine Praxis zu finden, die derartig vorgeht.

Die eigentliche Entfernung:

Bei der *eigentlichen Entfernung der Füllungen* sollte der Zahnarzt nur *langsam drehende* Bohrer verwenden. Ein hochtouriger Bohrer würde Amalgampartikel in Millionenhöhe in die Mundschleimhaut einbringen. Sie werden dadurch geradezu umhergeschossen. Nach dem vorsichtigen Anbohren der Ränder wird die Füllung je nach Größe geteilt und vorsichtig herausgehebelt, also selbst nicht ausgebohrt. Vielfach höre ich in diesem Zusammenhang von Zahnärzten, man könne Plomben nicht einfach heraushebeln, dabei werde der Zahn beschädigt. Natürlich müssen die *Ränder* zuallererst mit dem Bohrer vorsichtig bearbeitet werden, *dann* kann man den Rest sehr wohl in großen Stücken heraus arbeiten ohne Beschädigungen der Zahnsubstanz.

Schutzmaßnahmen:
Als Schutzmaßnahmen empfiehlt sich der *Kofferdam,* das ist eine Gummischutzfolie. Sie wird zwar auch vom Quecksilberdampf durchdrungen und die Prozedur vorweg ist sehr langwierig, aber sie hält die feinsten Teilchen davon ab, in den Mundraum zu gelangen. Dabei muss auf eine stärkere Absaugung von Speichel und Amalgamteilen geachtet werden. Am besten gegen die Dämpfe wäre eine Frischluftzufuhr über einen Schlauch, jedoch ist auch ein Atemschutz in Form einer Maske von Vorteil. Manche verwenden eine sogenannte *Goldfolienmaske* oder goldbedampfte Papiermaske dafür. Quecksilber hat eine hohe Affinität zu Gold. Wichtig dabei ist, dass über die Nase geatmet wird. Das hört sich alles ziemlich kompliziert und schrecklich an, aber ich kann Ihnen versichern, sollten Sie ohne diese Schutzmaßnahmen später an Vergiftungssymptomen zu leiden haben, weil Sie die Dämpfe eingeatmet haben, dann geht es Ihnen weitaus schlechter. Bei mir wurden bei meinem einschlägig erfahrenen Zahnarzt sechs Füllungen innerhalb von zwanzig Minuten fachgerecht ausgebohrt. Das kann man doch irgendwie hinbekommen.

Schwedischen Untersuchungen zufolge müssen sogar Absaugkappen direkt über den Zahn gelegt werden, die eine unmittelbar abgehende Absaugung an der Kappe besitzen. Nur so ließe sich der frei werdende Quecksilberdampf reduzieren. Deshalb wurde in Schweden das sogenannte *Clean-Up-System* entwickelt. Es handelt sich um einen patentierten Sauger, der den Zahn fast vollkommen bedeckt. *Richtig angewendet*, verringert er beim Ausbohren die Quecksilberbelastung auf ein Minimum. Auch hier kann selbstverständlich eine Atemschutzmaske zusätzlichen Schutz bieten.

Ein guter Zahnarzt wird auch die angrenzenden grauen Stellen mit ausbohren, die ebenfalls hochgradig Quecksilber enthalten. Achten Sie also darauf, dass wirklich alles Amalgam sorgfältig ausgebohrt wird. Mir sind etliche Fälle bekannt, bei denen sogar noch Amalgam unter Goldkronen gelegen hat. Das alles sollte mit Bedacht und in Ruhe mit dem Zahnarzt Ihres Vertrauens besprochen werden. Im Normalfall geht die Plombenentfernung wirklich äußerst zügig vonstatten. Die Vorbereitungsmaßnahmen sind der Teil, der wesentlich länger dauert.

Noch einmal in aller Deutlichkeit: *Die frei werdenden Quecksilberdämpfe sind hoch toxisch und damit absolut zu vermeiden!* Aus der Atemluft nimmt der Körper über 80 % des verdampften Quecksilbers auf, wobei durch Schlucken von Amalgampartikeln ca. 8 % (manche sprechen von 7 % – 10 %) resorbiert werden. Wegen des niedrigen Schmelzpunktes von Quecksilber sollte dabei ständig mit Wasserkühlung gearbeitet werden. Quecksilber wird bereits bei 37 Grad Celsius flüssig. Größere Amalgamstücke sind in ihrer Gefährlichkeit weitaus geringer einzustufen. Wenn sie verschluckt werden, ist dies relativ ungefährlich und sie werden, auf natürlichem Wege über den Stuhlgang ausgeschieden. Das liegt daran, dass metallisches Quecksilber im Verdauungstrakt zu weniger als 1 % aufgenommen wird.

Aufgrund der Wichtigkeit dieses Themas hier noch einige wissenschaftliche Daten:

- In vitro fanden Wissenschaftler beim Ausbohren Quecksilberdampfwerte oberhalb der Messgrenze von 1000 Mikrogramm Hg/m³ Luft. Die Abkühlung mittels Wasser verringerte die Werte auf 100 – 460 Mikrogramm HG/m³. Wurden Luftabsaugung und Wasserspülung kombiniert, so entwichen immer noch 110 Mikrogramm HG/m³ aus der Luft. [26]
- In einem Experiment wurde das Patientenmodell beim Ausbohren von 9 Amalgamfüllungen unter Wasserkühlung insgesamt 4000 Mikrogramm Quecksilber aus Mikropartikeln ausgesetzt. [27]
- Der WHO-Grenzwert liegt für kurzzeitige Belastungen bei 500 Mikrogramm/m³! [28]
- Dagegen konnte in den meisten Studien eine Verringerung der Quecksilberaufnahme, die durch Quecksilberdampf und Mikropartikel beim Ausbohren der Plomben entstehen, durch Schutzmaßnahmen wie z. B. Kofferdam oder hoch effektive Absaugevorrichtungen bzw. Wasserkühlung belegt werden. [29]

Ist eine Entgiftung bei noch liegenden Plomben bereits sinnvoll?

Grundsätzlich ist eine Entgiftung immer von Vorteil, sie verbessert den Gesundheitszustand bereits vor dem Ausbohren der Plomben. Jedoch sollte sich einer Entgiftung eine Amalgamsanierung anschließen, denn sonst vergiftet man sich durch die eigenen Füllungen immer wieder neu.

Mein Zahnarzt will mir zunächst als Übergangslösung Zement in die Zahnlücken füllen. Dann erst später das eigentliche Material, ist das gut?

Ja, denn Zement hat die Eigenschaft, noch durchlässig für das Amalgam in den darunterliegenden angrenzenden Zähnen zu sein. Dadurch kann auch noch Amalgam, das in den Zähnen unterhalb des Amalgams war, mit ausgeleitet werden. Außerdem ist Zement nach meiner Kenntnis am wenigsten allergisierend. Die Haltbarkeit wird noch unterschiedlich bewertet, aber mein Zahnarzt meint, bis zur Beendigung der Entgiftung, auch wenn sie zwei bis drei Jahre dauert, ist das eine gute Lösung.

Nach der Amalgamentfernung sollte keinesfalls wieder ein Metall als Alternative verwendet werden. Wer einmal auf Amalgambestandteile mit schwerwiegenden gesundheitlichen Problemen reagiert hat, kann diese Sensibilisierung auch auf andere Metalle entwickeln. Das kann weitere Beschwerden zur Folge haben, die sich wiederum in manchen Fällen erst Jahre später zeigen.

Die Giftigkeit von Quecksilber ist allerdings ein Problem, das in seiner erheblichen Bedeutung in keinem Fall mit der Unverträglichkeit anderer Metalle gleichzusetzen ist.

Die Entgiftung

Wie finde ich einen guten Therapeuten und woran erkenne ich ihn?

Über das Internet kann man sich Therapeuten heraussuchen (Seite 246). Die kenne ich natürlich nicht persönlich, kann also keine Empfehlungen aussprechen. Aber man sollte folgende Punkte beachten:

Jede Entgiftung gehört in die Hand eines sachkundigen Therapeuten. In leichten Fällen kann man ja dann später zu Hause in Eigenregie die Entgiftung fortführen. Ich halte den Rat eines geeigneten Therapeuten anfangs immer für wichtig, da sich manche Symptome während einer Entgiftung schwerwiegend verstärken können, *nicht müssen.* Mit zunehmender Entgiftung werden diese Reaktionen allerdings immer geringer. Außerdem wird man nach einiger Zeit selbst ein bisschen zum Experten und die Termine werden immer weniger.

Ein guter Therapeut wird feststellen, welche Medikamente Sie genau benötigen, die gängigen Ausleitungsmittel bestens kennen und er wird Sie über mögliche Nebenwirkungen der Medikamente und zusätzlich die möglichen Nebenwirkungen einer Ausleitung aufklären. Bedenken Sie, dass die Giftstoffe, die Sie bis dahin im Körper eingelagert hatten und die Sie letztlich bereits krank gemacht haben, nun von Ihrem Organismus, der bereits geschädigt ist, aus den Depots gelöst und ausgeleitet werden müssen. Zum Teil über Monate und Jahre. Ein guter Therapeut weiß solche Nebenwirkungen einer Entgiftung gut einzuordnen und von normalen Nebenwirkungen der Medikamente zu unterscheiden. Er wird also die Dosierung entweder ändern oder die ganze Therapie umstellen. (Ich persönlich würde stutzig werden, wenn es mir durch die Therapie für längere Zeit noch weitaus schlechter ginge als vorher. Solche Wirkungen müssen sich auch irgendwann merklich abschwächen, sonst sind vielleicht tatsächlich die Medikamente selbst schuld.) Dabei wird er auch die Sensibilität des Einzelnen auf bestimmte Medikamente berücksichtigen. Gerade zum Beispiel umweltkranke Personen neigen dazu, bereits bei geringsten Dosierungen überzureagieren. Hier muss dann auch das Verständnis dafür da sein, zunächst einmal den Wasserhahn »Giftstoffe« zuzudrehen, also vielleicht zunächst eine Plombenentfernung zu veranlassen und *dann* erst ganz vorsichtig mit einer Entgiftung zu beginnen. Das sind alles individuelle Einzelfallentscheidungen, soll hier aber grundsätzlich einmal als Richtung dargelegt sein.

Ein guter Therapeut wird auch andere Faktoren, z. B. Zahnherde und andere Belastungen, mit berücksichtigen. Auch die Ernährung und die Lebensweise (Vollwertig, kein Kaffee, kein Zucker, viel frische Luft, Bewegung) sind von großer Bedeutung und sollten eingehend besprochen werden. Eine gezielte Stärkung des Immunsystems sollte bei der Behandlung unbedingt mit einbezogen werden, ebenso wie die Darmsanierung (medikamentös, Hydro-Colon-Therapie). Viele Gehirnsymptome haben ihre Ursache *auch* in einem vergifteten Darm.

Noch ein Hinweis aus Erfahrung:

Es ist kein Beweis für die Tüchtigkeit des Behandlers, wenn er zu Dekorationszwecken das Buch von Dr. Mutter im Wartezimmer ausliegen hat. Das erlebte ich einmal mit einem Behandler, den ich im ersten Teil des Buches jedoch gar nicht erwähne. So ein Buch macht sich immer gut als Ausstellungsobjekt. Es ist gar nicht so leicht, jemanden mit wirklich fundierten Kenntnisse in seiner unmittelbaren Nähe zu finden; ich habe es jedenfalls nicht geschafft. So manche »Experten« sind leider selbst ernannt.

Mir persönlich gefällt dabei die Devise: Weniger ist mehr. Nicht fünfzig verordnete Mittel auf einmal bringen auch viel, sondern überfordern manchmal gerade deshalb den Körper. Das hängt aber ebenfalls vom Zustand des Einzelnen ab. Fragen Sie ruhig hartnäckig nach. Wer sich dafür nicht die Zeit nimmt, hat an Ihrem Körper nichts zu suchen!

Weshalb nützt es nichts, nur die Amalgamfüllungen entfernen zu lassen, ohne eine Ausleitung vorzunehmen?

Die Entfernung der Füllungen ist ein wichtiger Schritt, allerdings nur der erste, denn:

- Die Schwermetalle haben sich im Laufe der Jahre im Körper eingelagert und führen, sofern sie nicht fachgerecht entfernt werden, im Laufe der Jahre zu weiteren Schäden. Kontakte mit neuen Giften nehmen in unserer Zeit dramatisch zu, weshalb sich diese Gifte bei einem weiterhin schwermetallbelasteten Organismus ebenfalls im Laufe der Jahre einlagern können (vielen steht die Einlagerung von Giftstoffen regelrecht ins Gesicht geschrieben: aufgeschwemmtes Gesicht, Zustand der Haut, Pikkel, Abzesse, braune Flecken schon in jungen Jahren …).

- Vielfach wird der Organismus während einer Sanierung nicht ausreichend geschützt und erleidet dadurch sogar noch eine zusätzliche Vergiftung.
- Nach der Amalgamentfernung werden häufig erneut Metalle oder andere allergisierende Stoffe als Ersatzmaterial verwendet, die für sich genommen ebenfalls Schädigungen bewirken können. Das kann dem Organismus manchmal den allerletzten Rest geben (Überlauf-Effekt).

Welche Möglichkeiten der Ausleitung gibt es?

Durch das Amalgam werden vor allem die Niere und die Leber, als unsere Hauptentgiftungsorgane, stark in Mitleidenschaft gezogen. Man kann durch Blut- und Harnuntersuchungen – in diesem Fall funktioniert es ja – feststellen, wie gut die Ausscheidungsorgane noch funktionieren. Dazu gibt es entsprechende naturheilkundliche Mittel zur Nierenentgiftung (z. B. Solidago) und zur Leberentgiftung (z. B. Hebanest).

Eine Ausleitung sollte also zunächst immer mit einer Stärkung der Ausleitungsorgane Leber und Niere beginnen, um ihre Funktion zu verbessern und sie frei zu halten. Auch das Lymphsystem sollte unbedingt durch lymphabfließende Mittel gestärkt werden.

DIE AUSLEITUNGSMITTEL:

Chlorella/Algen: Die höchste Bindefähigkeit an Schwermetalle besitzen die Algen *Chlorella pyrenoidosa* und *Chlorella vulgaris*. Algen sind in der Lage, Schwermetalle aus dem Bindegewebe an sich zu binden und abzutransportieren, indem sie durch ihre Zellmembram Schwermetalle wie ein Schwamm aufnehmen. Dabei nehmen sie nicht nur Quecksilber auf, sondern auch Cadmium, Nickel, Blei, Gold, Platin, und Palladium sowie gängige Umweltgifte wie Dioxin, Formaldehyd und Pestizide. Dabei durchbrechen sie durch ihre Bindungsfähigkeit und die Ausscheidung über den Darm den sogenannten enterohepatischen Kreislauf (Leber-Darm-Kreislauf), der sonst unweigerlich immer wieder folgt. Was nicht vom Darm ausgeschieden werden kann, landet ohne diese Abbindung unweigerlich wieder in der Leber. Von der Leber wird das Quecksilber ausgeschieden und gelangt über die Gallengänge in den Darm. Diese ständige Verschiebung wird mit der Algeneinnahme vermieden.

Leider kann die Alge Quecksilber aus dem Gehirn allenfalls geringfügig mobilisieren. Allerdings gibt es auch Studien, die belegen, dass Chorella, hoch dosiert eingenommen (16 – 20g/Tag), in der Lage ist, Quecksilber aus dem Gehirn zu binden. Dies wurde in einer Studie an Hirntumorpatienten ermittelt. Auch als Nahrungsergänzungsmittel hat die Alge viele günstige und gesundheitsförderliche Auswirkungen. Wichtig ist, ein Algenpräparat zu finden, das nicht bereits bei der Herstellung mit Schwermetallen derartig belastet ist, dass es im Körper keine weitere Aufnahmekapazität mehr hat. Besser bewährt als die Tablettenform hat sich offenbar die unbehandelte Pulverform.

Bei der Algeneinnahme gilt: Je vergifteter eine Person ist, desto weniger Algen verträgt sie. Manchmal sogar nur eine halbe Algentablette. Ansonsten besteht die Gefahr eines *Ausleitungsschubes*. Der entsteht, wenn mehr an Giftstoffen gelöst wird, als dann durch die geringfügige Algenmenge auch tatsächlich aufgenommen werden kann. Es kann dann zu verstärkten Symptomen kommen.

Höhere Mengen an Algen mobilisieren nicht mehr Quecksilber, doch sie binden dann mehr ab. In diesem Fall sollte man daher kurzfristig eine größere Menge Algen einnehmen.

Koriander (spanische Petersilie): Das Mittel wurde von Prof. Dr. Omura entdeckt. Es soll offenbar als fettlöslicher Aromastoff in der Lage sein, die feinen Ionenkanälchen in der Zellmembram zu öffnen. Dadurch befähigt es die Zelle, das Quecksilber nach außen zu transportieren. Koriander mobilisiert das Quecksilber aus dem Nervensystem und gelangt dabei auch ins Gehirn, da es in der Lage ist, die Blut-Hirn-Schranke zu durchbrechen. Quecksilber erscheint nach der Einnahme von Koriander im Stuhl oder Urin oder wird in das Gewebe verschoben, wo es zuvor nicht nachweisbar war, zum Beispiel in der Leber und im Darm. Dabei löst es jedoch nur Schwermetalle und andere toxische Substanzen, bindet sie aber nicht selbst ab!

Wichtig vor der Einnahme von Koriander daher:

Niemals bei noch vorhandenen Amalgamfüllungen einnehmen und niemals als einziges Entgiftungsmittel, da es nicht in der Lage ist, Quecksilber zu binden. Koriander darf erst dann genommen werden, wenn das Quecksilber, das sich außerhalb der Zellen im Bindegewebe befindet, weitestgehend ausgeleitet worden ist. Ansonsten besteht die Gefahr, dass durch die Einnahme genau das Gegenteil erreicht wird. Das geschieht, wenn sich mehr Quecksilber im Innern der Nervenzelle befindet als außerhalb. Dann wird das Quecksilber - zusammen mit möglichen anderen Giften – erst recht ins zentrale Nervensystem verschoben, anstatt sie nur zu lösen und durch die Algen oder andere »Fänger« abzubinden. Das kann schwere Symptome zur Folge haben.

Eingenommen wird Koriander oral auf der Zunge, kann aber auch an den Hand- und Fußgelenken eingerieben werden. Auch dadurch wurden bereits gute Ergebnisse bei der Entgiftung erzielt.

Koriander sollte nicht zeitlich zusammen mit Vitamin-C-Präparaten eingenommen werden. Dies gilt nicht für Nahrungsmittel, die einen natürlichen Vitamin-C-Gehalt haben. Die getrocknete Pflanze wird allgemein als wirkungslos eingestuft.

Bei der Einnahme von Koriander können die ursprünglichen Beschwerden verstärkt wieder auftreten. Das ist aber ein Hinweis auf einen Zusammenhang der Beschwerden mit Schwermetallen. Koriander gilt bislang als eines der wenigen Mittel, das eine effektive Quecksilberentgiftung des Nervensystems und der Depots in den Zellen bewirken kann. Es holt nicht nur Quecksilber aus den Zellen, sondern auch Dioxin, Formaldehyd, Holzschutzmittel, andere Metalle, insbesondere Zinn, Aluminium. Bei einem Versuch sind über fünfzig verschiedene Substanzen gefunden worden, die gleichzeitig mobilisiert wurden.

Das macht die Stärke der auftretenden Wirkungen verständlich.

Bärlauch: Er ist reich an natürlichem Schwefel (lateinischer Name *Allium ursinum*) und dadurch in der Lage, fettlösliche Schadstoffe wie das Quecksilber ins Blut aufzunehmen, um es dann über die Nieren auszuscheiden. Dabei bildet es stabile Komplexe, die über die Nieren und den Darm ausgeschieden werden und auf diese Art nicht wieder in den enterohepatischen Kreislauf (Leber-Darm-Kr.) gelangen. Bärlauch wirkt ähnlich wie ein Chelatbildner (DMPS), allerdings kann er nicht so viel Quecksilber abbinden. Er bindet überwiegend Quecksilber, das sich im Gewebe, im Blut und im Darm befindet. Wer jedoch DMPS nicht verträgt, für den ist es eine Alternative. Die Entgiftung dauert dann allerdings länger.

Bärlauch kann auch bei noch liegenden Amalgamfüllungen verwendet werden. Der Bärlauch ist in unseren Breiten im Frühjahr auch als frisches Gemüse erhältlich und wächst hier direkt am Wegesrand. Man sollte die Pflanze beim Selbersammeln nicht mit den ähnlich aussehenden giftigen Maiglöckchenblättern verwechseln. Die beste Unterscheidungsmöglichkeit liegt in dem starken Geruch von Bärlauch, denn er ist dem Knoblauch ähnlich und riecht dementsprechend stark. Den Bärlauch kann man als Tinktur, Kapseln oder als Pesto (dann am besten kleingehackt und mit Olivenöl vermischt) einnehmen.

Wichtig:
Bei allen natürlichen Entgiftungsmitteln sollte unbedingt auf den Hersteller geachtet werden. Einige Produkte ausländischer Hersteller auf dem Markt enthalten durch ihre billige Herstellung selbst Giftstoffe und schaden damit mehr, als sie nützen!

DIE CHELATBILDNER:

DMPS (Dimercaptopropansulfonsäure): Es zieht die Schwermetalle, die im Bindegewebe eingelagert sind, an und umschließt sie wie eine Zange, bildet sogenannte Chelate und scheidet sie anschließend mit dem Urin und über den Stuhlgang aus. Manche messen den Quecksilbergehalt im Stuhl und bekommen so verlässlichere Werte. DMPS steht als Kapsel und intravenös zur Verfügung, wobei die Infusion wirkungsvoller sein soll. DMPS sollte keinesfalls bei noch liegenden Füllungen eingenommen werden. Der Chelatbildner ist nicht in der Lage, das Gehirn zu entgiften. Bei Nierenfunktionsstörungen ist es wie gesagt nicht geeignet.

Bei stark eingeschränkter Nierenfunktion (Kreatinin im Serum größer als 2,5 mg/dl) darf es wegen der Gefahr eines Nierenversagens und bei bereits eingetretenen Autoimmunkrankheiten wie Asthma oder Multipler Sklerose nicht angewendet werden!

DMSA (Dimercaptobernsteinsäure): Ein Mittel für die spätere Entgiftungstherapie, wenn die Entgiftung bereits fortgeschritten ist.

Bei Amalgamvergifteten mit einer starken Symptomatik im Hirnbereich wird es gerne verwendet, da es zum Teil gehirngängig ist. Man ist sich jedoch nicht ganz einig, ob es auch im Gehirn Quecksilber binden kann. Aufgrund seiner geringen Toxizität soll es auch für Kinder gut geeignet sein. Sofern man DMSA länger einnimmt, sollten N-Acethyl-Cystein (NAC Hustenlöser) und Phosphor zugeführt werden.

Es soll zwar weniger effektiv sein als das DMPS, allerdings ist es auch nicht ganz so nebenwirkungsreich und allergieträchtig. Das Mittel entgiftet zunächst die Leber. Bei Multipler Sklerose sollte es Dr. Daunderer zufolge nicht angewandt werden.

NDF (Nanocolodial Detox Factors): wurde von einem Arzt für besonders schwach konstituierte Patienten entwickelt. Aufgrund umfangreicher Messungen an Patienten hat man festgestellt, dass NDF mindestens zehnmal mehr Quecksilber pro Monat ausscheiden kann als DMPS, und zwar ohne Beschwerden, sodass die Therapiedauer erheblich verkürzt werden kann. Es kann auch parallel zu DMPS angewendet werden und verringert dann die Nebenwirkungen von DMPS. Es handelt sich um ein Medikament, das im wesentlichen aus der Süßwasseralge *Chlorella pyrenoidosa* (ultrafein gemahlen – bis hinab in den Nanometerbereich) sowie Korianderblatt-Extrakt (Cilantro) mit geringen Mengen Probiotika (»guten« Darmbakterien, die überwiegend im Dünndarm wirken) besteht. Dieses Mittel wurde speziell entwickelt um Heilkrisen zu vermeiden, die bislang für viele Patienten ein gravierendes Problem darstellten. Es gibt Hinweise darauf, dass NDF auch in der Lage ist, andere Giftstoffe und sogar Antibiotika auszuleiten, sodass es auch als unspezifisches Entgiftungsmittel eingesetzt werden kann.

NAHRUNGSERGÄNZUNGSMITTEL:

<u>Vitamin C:</u> Hoch dosiert eingenommen, verstärkt es die Entgiftung von Quecksilber und Zinn. Außerdem kann es die Darmpassagezeit verkürzen. Auch Magnesium und faserreiche Ballaststoffe unterstützen dies.

<u>Zink:</u> Häufig haben schwermetallbelastete Personen Selen- und Zinkmangelzustände, sodass in diesem Fall eine zusätzliche Einnahme erfolgen sollte. Zink wird zum Aufbau von 200 Abwehr-Enzymen benötigt. Es gibt Einnahmebeschränkungen während der Einnahme von Chelatbildnern. Dann darf kein Zink zugeführt werden, denn es wird von diesem ebenfalls ausgeleitet. Außerdem steigert ein Zuviel an Zink im Körper die Giftigkeit von Quecksilber im Gehirn um ein Vielfaches.

<u>Selen:</u> Es sollte nur bei einem festgestellten Mangel eingenommen werden. Mit Quecksilber verbindet es sich zu Quecksilberselenit, das in dieser Form nur schwer, wenn überhaupt, aus dem Körper entfernt werden kann. Selen kann allerdings freie Radikale bekämpfen, die bei Vergiftungen vermehrt auftreten. Am besten, man lässt den Selenspiegel im Blut testen.

<u>Glutathion und N-Acetyl-Cystein (NAC):</u> Sie sollen die Entgiftungsfähigkeit des Körpers unterstützen. Dabei wirken sie wie Chelatbildner und können auch Quecksilber aufnehmen. NAC kennen wir als verschreibungspflichtigen Hustenlöser. Bei Glutathion ist insofern eine zusätzliche Gabe bei Menschen wichtig, die an einem angeborenen Mangel Glutathion produzierender Enzyme (GSTM1) leiden. Bei ihnen wirkt sich deshalb eine Quecksilberbelastung auch besonders schädlich aus.

Glutathion soll laut Dr. Klinghardt besonders gespritzt eine gute Zusatzmethode bei MS-, ALS- und Parkinson-Patienten sein. Es sollte erst im fortgeschrittenen Entgiftungsstadium gegeben werden, wenn das Quecksilber bereits aus dem Bindegewebe entfernt wurde, weil es andernfalls zu starken Vergiftungssymptomen kommen kann.[12]

Alpha-Liponsäure: Sie wird im Körper synthetisiert, kann aber auch eingenommen werden. Das Mittel hat eine hohe antioxidative Wirkung und unterstützt die Schwermetall-Mobilisierung sowie die Heilung geschädigter Nervenzellen. Besonders bei Nervenschmerzen soll es sich bewährt haben. Normalerweise wird es u. a. bei Herz-Kreislauf-Erkrankungen eingesetzt. Alpha-Liponsäure hat vielfältige Schutzfunktionen gegen neurodegenerative Krankheiten wie z. B. Alzheimer und Parkinson. Manche Therapeuten setzen sogar hohe Dosen von reduziertem Glutathion und Vitamin C ein, um die körpereigene Glutathin-Entgiftung zu verbessern. Sie regeneriert Vitamin C und Vitamin E sowie Glutathion im Stoffwechsel. Natürlich enthalten ist Glutathion in Spargel mit 26 mg und in der Wassermelone mit 28 mg. Avocados haben mit 31 mg (je 100 g) einen besonders hohen Glutathiongehalt.

MSM, natürlicher Schwefel (Methylsulfonylmethan): Schwefel ist das entscheidende Element in DMPS und DMSA. Es ist das sechsthäufigste Element auf der Erde und das dritthäufigste Mineral im menschlichen Körper. Wichtig zu wissen: Sofern ein Schwefelmangel im Organismus vorliegt, funktionieren die Ausscheidungsmechanismen nicht mehr. Schwefel ist wichtig für die Herstellung von wichtigen Aminosäuren wie Methionin, Cystein, Taurin und Glutathion. Giftstoffe werden, unterstützt durch biochemische Prozesse, wasserlöslich gemacht, wodurch sie besser ausgeschieden werden können. Viel Schwefel ist in Bärlauch, Weißkohl, Broccoli, Knoblauch (dabei allerdings nur die frische Pflanze, nicht die Tablettenform), Zwiebeln, Senf, Meerrettich, Radieschen, Kapuzinerkresse, Bohnen, Spargel, Soja, Eiern und Fisch enthalten. Allerdings geht durch Erhitzung viel Schwefel aus der Nahrung verloren. MSM ist eine organische und biologisch aktive Form von Schwefel, so wie sie in der Natur in allen Organismen vorkommt. Es kann die Blut-Hirn-Schranke überwinden und auch das Bindegewebe erreichen. MSM führt dabei zu einer vermehrten Aufnahme der meisten Vitamine.

Omega 3- und Omega-6-Fettsäuren: Da die Schwermetalle den Fettstoffwechsel stören, was zu neurologischen Defekten führen kann, muss das Nervensystem durch bestimmte Fette und Öle repariert werden. Die Ausleitung der Stoffe ist

---

[12] *Siehe Teil I, Februar 2004!*

die eine Sache, die Reparatur eine andere. Auch dort braucht der Körper die bestmögliche Unterstützung.

Durch die richtigen Fettsäuren kann ein geschädigtes Hirn zumindest teilweise »repariert« werden. Dabei sind generell *ungesättigte* Fettsäuren *stark wirksam. Gesättigte* Fettsäuren sind *zu vermeiden*, sie sind unwirksam in diesem Fall und schaden nur zusätzlich. Manche Öle sind zwar gut, enthalten allerdings nicht so viele Omega-6-Fettsäuren, zum Beispiel das Olivenöl.

Omega-3 ist enthalten in Fisch (Fischölkapseln) oder Leinöl.

Omega-6 ist enthalten in Sonnenblumenöl, Distelöl, Nachtkerzenöl, und Leinöl.

Dabei ist es wichtig, ein richtiges Verhältnis einzuhalten. Empfohlen wird ein Verhältnis von 4 (Omega-6) zu 1 (Omega-3).

Ziegenmolke: Sie soll ideal sein, den Körper mit allen nötigen Elektrolyten zu versorgen, notfalls geht auch Kuhmolke oder Schafsmolke.

Magnesium: Spielt eine wichtige Rolle in vielen Stoffwechselprozessen, die von Quecksilber negativ beeinflusst werden. Deshalb sollte es im Körper immer in ausreichender Menge verfügbar sein, wobei ein Verhältnis von 2 (Calcium) zu 1 (Magnesium) empfohlen wird.

Ein Vitamin- und Mineralienmangel, der auf Stoffwechselstörungen beruht, kann durch eine erhöhte Zufuhr dieser Stoffe in künstlicher Form nur teilweise aufgefangen werden. Alle Nährstoffe sollten vorzugsweise mit natürlicher Nahrung und nicht nur als konzentrierte Präparate aufgenommen werden, weil nur die natürliche Nahrungsumgebung für die richtigen Mengenverhältnisse sorgt und damit die Verfügbarkeit für den Körper verbessert.

Andere Vitamine, insbesondere *B-Vitamine*, sowie Mineralstoffe sind wichtig während einer Entgiftungstherapie und sollten von einem guten Therapeuten unterstützend gegeben werden. Zum Teil haben sie selbst eine entgiftende Wirkung.

Während der Entgiftung wird eine *eiweißreiche Kost* empfohlen, insbesondere Eiweiß, das schwefelhaltige Aminosäuren Cystein, Cystin und Methionin enthält.

Ich persönlich denke, bei sehr schweren oder sogar akuten Amalgamvergiftungen wird man um eine Gabe von DMPS bzw. DMSA kaum herumkommen. Bei weniger schweren Gesundheitsstörungen sowie zur Langzeitbehandlung kann man gut mit den Algen und Koriander entgiften.

Wie kann eine Entgiftung aussehen?

Diese Frage kann natürlich nur allgemein beantwortet werden, denn ich bin kein Therapeut. Deshalb kann ich hier leider auch keine genauen Dosierungsempfehlungen geben. Doch einige grundsätzliche Dinge gibt es schon zu beachten:

Zunächst müssen massive gesundheitliche Schäden, wie z.B. eine Nierenschwäche oder eine starke Migräne, sofort behandelt und gelindert werden, unabhängig von der Vergiftungs-Diagnose.

Dann müssen die ausleitenden Organe durch die Gabe von Nieren-, Leber- und Lymphmitteln gestärkt werden. Auf sie kommt viel Arbeit zu und sie müssen funktionieren, sonst bringt die ganze Entgiftungsmitteleinnahme nichts. Schließlich werden die eingelagerten Giftstoffe bei einer Ausleitung über die Blut- und Lymphbahn und die Nieren (und natürlich auch über den Darm) aus dem Körper ausgeschwemmt. Die Funktion der Ausscheidungsorgane kann dabei schulmedizinisch durch Blut-, Harn- und Stuhluntersuchungen überprüft werden.

Erst danach sollte eine Entgiftung durch *Mobilisation* des Quecksilbers und der anderen Giftstoffe erfolgen.

Welchen Weg der Therapeut bei der Entgiftung geht, hängt ganz vom Vergiftungszustand und von der individuellen Verträglichkeit ab.

Dr. Daunderer ist der Ansicht, lediglich DMPS sei für eine Entgiftung zweckmäßig, während einige andere, darunter auch Dr. Klinghardt und Dr. Mutter über sehr gute Erfahrungen mit Algen, Koriander, Bärlauch und natürlich auch DMPS und DMSA berichten.

Bei mir selbst und bei vielen meiner Bekannten waren nach der Algeneinnahme deutliche Verbesserungen feststellbar, die nicht auf einen Placeboeffekt zurückzuführen sein können. Bei meinem Mann besserte sich nach drei Tagen Algeneinnahme ein seit zwanzig Jahren bestehender Hautausschlag auf der Stirn. Ich persönlich halte viel von dem Spruch »Wer heilt, hat Recht«. Welchen Weg man nimmt, ist dabei eher zweitrangig, solange er verträglich ist und funktioniert.

Wichtig bei der Algeneinnahme:

Bei einer Entgiftung sollte immer auch eine Darmsanierung erfolgen. Vorhandene Darmpilze (besonders *Candida albicans*), die zuvor einen »Handel« mit dem Quecksilber eingegangen sind und sich aus diesem Grund im Körper ausbreiten konnten, werden wieder vermehrt aktiv, wenn das Quecksilber ausgeleitet wird. Erst dann sollten sie ihrerseits, sofern noch notwendig, behandelt werden. Behandelt man dagegen die Pilze mit abtötenden Mitteln, ohne eine Schwermetallausleitung durchgeführt zu haben, so kann die massive Abtötung der Pilze zur unkontrollierten Freisetzung der zuvor gespeicherten Schwermetalle führen. Die Pilze nehmen einerseits Gifte in sich auf, wollen andererseits ernährt werden und scheiden möglicherweise selbst (neuro-)toxische Stoffe aus. Das erklärt die vielfach auftretenden schweren Symptome bei der Einnahme von Anti-Pilz-Mitteln.

Mit Einläufen oder Darmspülungen (Hydro-Colon-Therapie) kann der Darm gereinigt werden. Aufquellende Flohsamen und Leinsamen können gegen Verstopfung helfen. Die Darmpassagezeit sollte möglichst beschleunigt werden, denn insbesondere bei der Ausleitung über die Algen werden über 90 % des in den Körper gelangten Quecksilbers über den Darm aus dem Blut entfernt. Die Algen normalisieren im Allgemeinen den Stuhlgang und beeinflussen die Darmflora positiv.

Entgiftung mit Chlorella, Bärlauch und Koriander:
Eine allgemeingültige Dosierungsempfehlung gibt es leider nicht. Jeder Körper reagiert anders auf die Einnahmemenge bestimmter Stoffe und auf verschiedene Stoffe selbst. Was und in welcher Dosierung es genommen werden muss, kann nur der Therapeut entscheiden. Wenig Algen zu benötigen heißt nicht immer, dass man wenig Giftstoffe im Körper hat. Es kann auch sein, dass der Körper nur sehr wenig verträgt. Man muss mit den Dosierungen etwas herumprobieren, bis die individuelle Dosierung herausgefunden wurde. Die sollte man dann auch erst einmal für die nächsten Wochen so beibehalten. Dazu sollte man viel stilles Wasser täglich trinken, mindestens 2 bis 3 Liter.

Oftmals sind die besten Ergebnisse zu erzielen, wenn man Algen, Koriander und Bärlauch zusammen einnimmt. Im Gegensatz zu früheren Dosierungen werden die Algen häufig am besten vertragen, wenn sie viermal am Tag gegeben werden. Als Anhaltspunkt gibt es zum Beispiel Dosierungsempfehlungen von anfangs viermal täglich 4 – 6 Gramm Algen. Das sind also 24 Tabletten am Tag. Diese Menge wird ungefähr 4 – 6 Wochen beibehalten. Damit hat man bereits eine erhebliche Verbesserung für den Anfang bewirkt. Ganz wichtig ist, dass, wie bereits gesagt, unbedingt auch die Amalgamfüllungen entfernt werden, denn sonst vergiftet man sich immer wieder selbst.

Durch die Einnahme der richtigen Fette und Öle kann man gleichzeitig das Nervensystem reparieren.

Das Ausleiten der Schwermetalle und anderen Toxine kann zu sogenannten Entgiftungskrisen führen. Sofern Müdigkeit, Kopfschmerzen u. Ä. auftreten, ist die Dosis vielleicht zu *niedrig* angesetzt worden.

Koriander sollte frühestens gegeben werden, wenn das Bindegewebe vom Quecksilber befreit ist. Dann steigert man die Dosis bei guter Verträglichkeit langsam.

Bei schwerwiegenden Erkrankungen ist immer auf eine vorsichtige Ausleitung zu achten. Je schwächer die Person und je schwerwiegender die Symptome, desto vorsichtiger.

Wichtig bei Einnahme von Chelatbildnern DMPS/DMSA:

DMPS bildet mit vielen Schwermetallen stabile Komplexe, also Chelate, die Metalle binden können. Dabei ist je nach Metall eine unterschiedlich starke Bindungsfähigkeit gegeben. In folgender Reihenfolge werden vorhandene Schwermetalle aus dem Körper ausgeschieden: Zink – Zinn – Kupfer – Arsen – Quecksilber – Blei – Eisen – Cadmium – Nickel – Chrom.

Zink wird von allen Elementen am stärksten ausgeleitet, weil DMPS sich an Zink besonders fest bindet. Die zweitstärkste Bindung erfolgt an Zinn, dann an Kupfer und Arsen, erst dann folgt das Quecksilber.

Deshalb holt DMPS manchmal erst bei der zweiten oder dritten Gabe größere Mengen Quecksilber aus dem Körper heraus. Zunächst entfernt das Mittel die anderen Elemente, wenn sie im Körper verstärkt vorhanden sind. Wegen der Bindung an Zink sollte man innerhalb von 24 Stunden vor der DMPS-Einnahme und 48 Stunden nach der Einnahme keine Zinkmedikamente einnehmen. Die Chelate haben nur eine begrenzte Aufnahmekapazität. Damit vermindert man die Quecksilberausscheidung, die zwei Stunden nach der DMPS-Gabe am stärksten ist. Wichtig ist das Trinken von viel Wasser, um die Ausscheidung über die Nieren zu unterstützen.

Wer mit Chelatbildnern behandelt wird, bei dem sollte die Dosis langsam gesteigert werden, dadurch kann man Abwehr- oder Unverträglichkeitsreaktionen des Körpers schnellstmöglich erkennen. DMPS kann als Infusion über einen ungefähren Zeitraum von etwa zwanzig bis dreißig Minuten gegeben werden. In den meisten Fällen registrieren die Patienten eine deutliche Verbesserung ihres Gesundheitszustandes. Vielfach tritt ein regelrechter »Aha-Effekt« mit einer drastischen Besserung ein. In Zeitabständen von ungefähr vier bis sechs Wochen kann das Mittel, wenn es gut vertragen wurde, mehrfach wiederholt gegeben werden. Bei einer längeren Einnahme besteht allerdings immer die Gefahr, dass das Stoffwechselsystem geschädigt wird. Besonders bei akuten oder sehr weit fortgeschrittenen Quecksilbervergiftungen wurde über schwere Körperschäden durch DMPS berichtet. Das lag daran, dass der bereits ziemlich vorgeschädigte Organismus durch die Mobilisation des Quecksilbers praktisch eine erneute Vergiftung erlitt. Vor allem die Nieren verkraften das manchmal nicht mehr. DMPS darf daher bei einer eingeschränkten Nierenfunktion (Kreatinin im Serum größer als 2,5 mg/dl) wegen der damit verbundenen Gefahr eines Nierenversagens und bei bereits eingetretenen Autoimmunkrankheiten wie Asthma oder Multipler Sklerose nicht angewendet werden!

Als Infusion soll DMPS wirksamer sein als in Kapselform, die offenbar weniger gut vom Körper aufgenommen wird. Bei Kapseln ist eine höhere Dosis für eine Entgiftung erforderlich, die Laborergebnisse lassen zudem offenbar weniger genaue Rückschlüsse auf das Ausmaß der vorhandenen Vergiftung zu.

Häufige Fragen zur Entgiftung

Wie lange sollte man eine Entgiftung durchführen?

Sie sollte ohne Unterbrechung durchgeführt werden, bis sich keine Symptome mehr zeigen. Das kann je nach Stärke der Beschwerden und Liegedauer der Amalgamfüllungen im Mund zwischen ein bis zwei Jahren, manchmal auch drei bis vier Jahre dauern! Dabei gibt es eine Faustregel, die mir meine Ärztin genannt hat. Ungefähr 10 % der Liegedauer dauert die Entgiftungszeit im Mindestfall. Also bei einer Liegezeit von fünfzehn Jahren entspricht dies einer Entgiftungszeit von anderthalb Jahren. Mindestens. Dies ist nur ein Anhaltspunkt. Jeder Körper entgiftet unterschiedlich gut oder schlecht, und es geht nicht jedem für die ganze Dauer der Entgiftung gesundheitlich richtig schlecht. Die Entgiftungsdauer hängt auch davon ab, ob man für ein bis zwei Jahre kurz und aggressiv und mit zum Teil starken Entgiftungssymptomen ausleitet, oder die langsamere Möglichkeit wählt, die allerdings deutlich länger, ungefähr drei bis vier Jahre, dauert. Dabei sollte man sich darauf einstellen, dass es hier wirklich um eine Entgiftung geht, mit Stoffen, die den Körper bereits durch seine langjährige Einlagerung krank gemacht haben. Dass in den wenigsten Fällen ohne Nebenwirkungen entgiftet werden kann, ist eigentlich logisch. Allerdings zeigt es ja auch, dass der Körper tatsächlich einer Belastung ausgesetzt war und man auf dem richtigen Weg ist. Es kann auch sein, dass die Entgiftung durch eine Blokkade im Körper gestört wird. Das kann zum Beispiel ein Zahnherd sein, Eiter oder Quecksilberherde im Kiefer oder alte Narben, die mit einer Neuraltherapie entstört werden müssen. (Diese Möglichkeit streiten nicht einmal mehr Schulmediziner ab.) Es mag auch sein, dass man zum Beispiel ständig Nahrungsmittel zu sich nimmt, die man nicht verträgt, oder beruflich immer noch giftigen Stoffen ausgesetzt ist. Man sollte in Ruhe überlegen, welche Möglichkeiten in

Frage kommen, wenn es während einer Entgiftung mit der Besserung der Beschwerden einmal gar nicht vorangeht.

Auf keinen Fall darf man sich entmutigen lassen. Es wird immer wieder mal einen Tag geben, an dem es Ihnen vielleicht nicht ganz so gut geht oder Sie das Gefühl haben, es geht überhaupt nicht voran mit der Entgiftung. Ich persönlich habe Tagebuch geführt. Daraus konnte ich Rückschlüsse auf Verbesserungen ziehen und das hat mir Mut gemacht, wenn es mir einmal schlechter ging.

Als eigene Betroffene habe ich auch eine interessante Feststellung gemacht: Wenn man jahrelang schwer erkrankt war und mit einer Entgiftung vorankommt, dann neigt man dazu, den nach einer Weile wiedergewonnenen gebesserten Gesundheitszustand als bestmögliche Genesungsmöglichkeit anzunehmen. Mit den restlichen vergleichsweise kleineren Beschwerden hat man gelernt zu leben und sich zu arrangieren. In vielen Fällen hat man gar keine Vorstellung mehr davon, wie fit und gesund man tatsächlich nach einer Ausleitung wieder werden kann. Es ist wirklich einiges möglich. Lassen Sie sich nicht entmutigen.

Unsere größte Schwäche ist das Aufgeben. Der sicherste Weg zum Erfolg besteht darin, immer wieder einen neuen Versuch zu wagen.

(Thomas Edison)

Mir geht es während der Entgiftung schlechter als vorher. Woran kann das liegen?

Wahrscheinlich nehmen Sie zu wenig Algen oder DMPS ein. Somit entsteht ein Ausleitungsschub, der durch vermehrte Einnahme verhindert werden kann. Müdigkeit, Kopfschmerzen, Schwindelanfälle sind immer ein Hinweis auf zu viel mobilisiertes Quecksilber. Auch der Korianderextrakt entgiftet ja das Nervengewebe. Wenn die Gifte dadurch nun zunächst aus den Nervenzellen wieder herauskommen, führt das unter Umständen zu Schmerzen, Entzündungen, Taubheitsgefühlen etc. Zumeist ist dann zu wenig von den zuvor eingelagerten Giftstoffen und Metallen abgebunden worden. Für mich ein Anhaltspunkt für eine ziemlich starke Belastung mit Schwermetallen und ihren davon profitierenden Schmarotzern (Viren, Bakterien, Pilze). Durch die Ausleitung wird nun diese gegenseitige Bindung gelöst. Alle Bakterien und Viren, die bislang nur vor sich hin gedämmert sind, Sie allerdings ihrerseits bereits krank gemacht haben, reagieren nun auch wieder verstärkt. Das kann auch zu gehäuften Infekten während der Ausleitung und zum Teil zu Muskel- und Kopfschmerzen führen. Allerdings wird mit fortschreitender Ausleitung und durch die Gabe von Vitalstoffen das Immunsystem immer weiter gestärkt, sodass solche Infekte vom Körper größtenteils selbst wieder reguliert werden können. Andernfalls müssen sie natürlich ebenfalls gezielt behandelt werden. Bedenken Sie dabei, ich weiß, es ist bitter, dass Ihr Körper endlich überhaupt wieder in der Lage ist, auf all diese vorher »eingefrorenen« Zustände zu reagieren. Ohne Schwermetalle im Körper spricht eine Infektion wieder besser auf andere Mittel an und kann effektiver behandelt werden. Die Infekte sind nicht wirklich behandelbar, wenn die Schwermetalle nicht auch aus dem Körper entfernt werden. Manchmal hilft es auch bereits, nur ein Beispiel von vielen, bei einer beginnenden Erkrankung ein paar Tage (2 – 3) die Algen etwas höher dosiert einzunehmen.

Etwas Durchhaltewillen gehört bei einer Entgiftungstherapie immer dazu, und das sage ich nicht nur einfach so dahin, denn ich kenne das selbst. Was jahrelang krank gemacht hat, das geht nicht innerhalb von einer Woche wieder raus. Nicht nervös werden, bei einer richtigen Ausleitungstherapie wird man nach kurzer Zeit bereits eine Besserung bemerken. Man sollte jetzt auch nicht zu viele Mittel auf einmal ausprobieren, nur weil es nicht in der ersten Woche sofort besser geht.

Manchmal verträgt man allerdings auch die ganzen Ausleitungsmedikamente einfach nicht. Die Ursache für die Zunahme der Beschwerden zu finden ist manchmal gar nicht so einfach.

Kann ich Schwermetalle auch durch Elektroakupunktur ausleiten?

Zur unterstützenden Behandlung einer Quecksilberbelastung ist das eine gute Sache. Allerdings sollte sie mit der Einnahme von Chlorella, Bärlauch oder auch, je nach Verträglichkeit, DMPS durchgeführt werden. Sonst wird das mobilisierte Quecksilber in das Zentralnervensystem verlagert. Zumeist verspürt man bei der reinen Elektrobehandlung deshalb eine kurzfristige Besserung, doch das nur mehr verschobene Quecksilber kann nach Jahren zu schweren neurologischen Erkrankungen führen. Zur Diagnostik eignet sich die Elektroakupunktur gut. Sie findet auch Störfelder.

Ich vertrage die Algen nicht so gut, was kann ich tun?

Richtig angewendet ist dann DMPS eine gute Möglichkeit zur Entgiftung. Zumal sich dadurch auch Laborwerte feststellen lassen. Die Angst vor dem DMPS resultiert in Deutschland, weil es hier lange Zeit falsch angewendet wurde. Man muss die Nieren vorbereiten und der Urin darf nicht zu sauer sein. Die Nieren dürfen auch nicht zu stark vorgeschädigt sein. Richtig angewendet hat das Mittel kaum Nebenwirkungen. Oftmals lässt sich nach der Einnahme ein regelrechter Aha-Effekt feststellen. Manchmal verträgt man nach einer Weile die

Algen dann plötzlich wieder sehr gut. Es gibt wohl auch Personen, die all das gar nicht vertragen. Für diesen Fall rät Dr. Klinghardt, als Alternative Sauerkraut zu nehmen oder z. B. Apfelpektin. [30] Ich persönlich habe damit jedoch keinerlei Erfahrung.

Koriander bekommt mir im Essen nicht so gut, kann ich es trotzdem als »Medikament« einsetzen?

Bei der Korianderkrauttinktur, die für die Entgiftung verwendet wird, handelt es sich um einen ganz anderen Teil der Pflanze. Ob Koriander grundsätzlich vertragen wird, sollte vom Therapeuten ausgetestet werden. Bislang ist es allerdings der mir einzige bekannte Stoff, der in der Lage ist, Quecksilber aus dem Gehirn zu mobilisieren. Vielleicht wird das Koriander nicht so gut vertragen, weil das Bindegewebe noch nicht genügend entgiftet ist.

Weshalb sollte man vor einer Entgiftung möglichst zunächst seinen Mineralienhaushalt auffüllen?

Der Mineralienhaushalt ist für die Entgiftungsfähigkeit des Körpers von entscheidender Bedeutung. Das hat folgende Gründe: Fehlen wichtige Stoffe, dann können sich zum einen Giftstoffe besser im Körper einlagern, zum anderen benötigt der Körper diese Stoffe auch für eine effektive Entgiftung. Wenn der Organismus gut mit Mineralien und antioxidativen Vitaminen versorgt ist, man kann das auch noch durch Nahrungsergänzungen verstärken, dann kann er in begrenzten Mengen selbst Schwermetalle aus dem Bindegewebe ausscheiden. Wenn er genügend schwefelhaltige Aminosäuren mit der Nahrung aufnimmt (Methionin und Cystein in Rosenkohl, Spinat, Broccoli oder Erbsen ...) sowie die Aminosäuren Glycin und Glutamin (die z. B. in Hülsenfrüchten, Milchprodukten, Eiern, Sonnenblumenkernen, Fisch, Lamm und Geflügel vorkommen), kann er daraus mit Hilfe des Vitamins B6 sein wichtigstes Eigenoxidans, das Glutathion, herstellen. Das kann u. a. die Giftwirkungen der Schwermetalle wie Cadmium, Blei, und Quecksilber verringern und fehlt oftmals den vergifteten Personen, da ihr Organismus es offenbar nicht selbst herstellen konnte. Wenn der Körper ausreichend Selen, Zink und Magnesium zur Verfügung hat, dann ergibt sich eine optimale Wirkung von Glutathion zur Entgiftung.

Hat die Haaranalyse wirklich einen Vorteil?

Liegt ein Mangel an Mineralstoffen vor, so ist der Körper nur schlecht in der Lage, Schwermetalle auszuscheiden. Durch eine Haaranalyse (Zink, Chrom, Mangan, Kalium) sowie eine Blutanalyse (Eisen, Kalzium, Magnesium, Natrium) können Defizite von Nährstoffen gezielt aufgefüllt werden. Solche Maßnahmen verbessern erheblich die Entgiftungsfähigkeit und tragen dazu bei, dass man sich letztlich während einer Entgiftung besser fühlt. Eine Entgiftung ist schlecht durchzuführen, wenn das Verhältnis der Spurenelemente nicht passt. Allein mit der Einnahme der Ausleitungsmittel ist es leider meistens nicht getan. Mit der Haaranalyse erhält man auch gezielte Angaben, die das Auffüllen der fehlenden Stoffe ermöglichen. Ich halte das für eine gute Sache.

Die Haaranalyse kann zudem Aufschluss über den Grad der Schadstoffbelastungen insbesondere in den letzten drei Monaten geben. Das im Gehirn und im übrigen Körper deponierte Quecksilber wird von der Haaranalyse jedoch nicht erfasst. Hohe Calcium-Werte in der Haaranalyse können auch ein Hinweis auf chronische Quecksilbervergiftung sein, weil das Calcium dann vom Körper nicht mehr aufgenommen, sondern sogar ausgeschieden wird. Was den gemessenen Quecksilberwert angeht, gilt nämlich: Je belasteter mit Schwermetall eine Person ist, desto geringer sind ihre Quecksilberwerte im Haar. Allerdings, wer sehr hohe Quecksilberwerte in der Haaranalyse feststellt, sollte sich logischerweise auch nicht gerade in Sicherheit wiegen. Er entgiftet nur besser als derjenige mit niedrigen Werten, ist aber auch chronisch vergiftet. Auch die anderen Bestandteile des Amalgams und andere Giftstoffe (z. B. je nach Arbeitsplatzbelastung) können getestet werden. Man sollte die Haaranalyse vor einer Entgiftung und sechs Wochen nach Beginn der Entgiftung durchführen lassen. Wenn die Schwermetalle bei der zweiten Analyse erhöht sind, kann man feststellen, dass die Entgiftung wirklich stattfindet. Sollte der zweite Wert ebenfalls nicht erhöht sein, dann muss wahrscheinlich die Therapie noch einmal umgestellt werden, weil das Entgiftungsprogramm offenbar nichts bringt.

Bei mir wurde eine homöopathische Behandlung vorgeschlagen, die sogar besser wirken soll. Stimmt das?

Immer wieder wird vor dem Einsatz von *quecksilberhaltigen* homöopathischen Mitteln gewarnt. So gut die Homöopathie auch ist, in diesem Falle gilt auf keinen Fall, »Gleiches mit Gleichem« zu heilen. Das hat auch Samuel Hahnemann so nicht praktiziert. Hierdurch können die Schwermetalle umverteilt und ins Bindegewebe und sogar ins Gehirn verschoben werden.

Andere homöopathische Mittel zur Unterstützung der Entgiftungsfunktion sind natürlich erlaubt. Als alleinige Entgiftungsmaßnahme ohne weitere Maßnahmen sind sie jedoch hoffnungslos ungeeignet.

Was kann ich sonst noch tun, um eine Entgiftung bei mir zu beschleunigen?

In jedem Fall sollte man viel (möglichst stilles) Wasser, aber auch gute Kräutertess trinken. Das Wasser sollte Raumtemperatur haben, keinesfalls im Kühlschrank gelagert werden. Auch Ölziehen mit kalt gepresstem, hochwertigem Pflanzenöl (z. B. Sonnenblumenöl), am besten morgens vor dem ersten Essen 10 – 20 Minuten, hat sich als sehr effektive zusätzliche Maßnahme erwiesen. Reste von Amalgampartikeln, die fettlöslich sind, und giftigen Stoffwechselprodukten von Mikroorganismen der Mundflora lassen sich so gut entgiften. Wichtig: Das Öl anschließend ausspucken, auf keinen Fall herunterschlucken, weil es jetzt viele Giftstoffe enthält. Mund gut ausspülen und anschließend Zähne putzen.[13]

Außerdem sind viel natürliches Sonnenlicht, frische Luft, körperliche Bewegung sowie viel Schwitzen und mäßige Sauna mit nicht zu hohen Temperaturen während der Entgiftung förderlich. Besonders die Infrarotsauna hat sich hier offenbar bewährt. Sie geht in tiefere Körperbereiche und bewirkt damit eine effektivere Entgiftung. Als Faustregel ist eigentlich alles erlaubt, was den Stoffwechsel anregt, das Immunsystem stärkt, Sauerstoff in den Körper bringt und die körperliche Entspannung fördert.

Übermäßige körperliche Anstrengung, also im Wettkampfstil, und zu große Hitze in der Sauna bewirken genau das Gegenteil und verschieben das Quecksilber erst recht ins Bindegewebe oder sogar ins Gehirn.

Auch die Ernährung spielt eine große Rolle. So hat sich eine eiweißreiche Ernährung zur Entgiftungsbeschleunigung bewährt.

Was man auf jeden Fall meiden sollte:

Zucker, raffinierte Pflanzenöle (Margarine, einfach gesättigte Fettsäuren), Auszugsmehle (Weißmehle), Kaffee, Nikotin.

Besser ist:

Vollwertige Nahrungsmittel (Vollkornbrot, Vollreis) und viel frisches Obst und Gemüse zu sich nehmen, dabei einen höheren Gemüseanteil.

---

[13] *Eine ausführliche Erläuterung kann man zum Beispiel auf der Homepage von Dr. Braun-von Gladiß einsehen, siehe Internetadressen im Anhang.*

Allerdings, um es nochmals deutlich zu machen: All diese Maßnahmen fördern die Entgiftungsfähigkeit *zusätzlich* und können die eigentliche Entgiftung *beschleunigen.* Für sich allein genommen, können sie *in keinem Fall* eine Entgiftung von Schwermetallen *bewirken*! Jeder muss selbst ein bisschen herausfinden, was ihm gut tut.

Ein paar Anmerkungen zum Thema Eigenveranwortung:
Nehmen Sie Ihr Leben selbst in die Hand, überlassen Sie nicht anderen die Verantwortung für Ihren Körper.

Wie oft höre ich den Satz: »Aber das habe ich doch alles nicht gewusst und das hat mir der Arzt auch nicht gesagt, dass ich selbst etwas für mich tun muss.« *Der* stirbt auch nicht früher an den Folgen Ihres Fehlverhaltens, sondern Sie selbst. Überprüfen Sie unbedingt Ihren täglichen Umgang mit anderen Giftstoffen und Gefahrenquellen. Wie viele Putzmittel, Parfüms, Chemikalien in der Kleidung, Wohnraumgifte, Schimmelpilze etc. können vermieden werden? Was ist mit schnurlosen DECT-Telefonen oder endlosen unnötigen Handytelefonaten? (Seite 222) Was nützt die beste Entgiftungsmaßnahme, wenn sie (das gilt insbesondere für schwer Erkrankte) einzig und allein auf eine Schwermetallausleitung beschränkt wird? Tabletten schnell rein und weiter geht es im Alltag mit Schadstoffen aller Art, Dauerstress, Hetze und nicht verwirklichten Wünschen und geplatzten Lebensträumen. Das machen wir dann mal später, wenn Zeit dazu ist … Was ist mit den »energiefressenden Baustellen«, also allen Dingen, die sehr Kräfte zehrend sind, Streitigkeiten, Grübeleien, die man oft so gern und monatelang vor sich herschiebt?

Wer nicht selbst Verantwortung für seinen Körper übernimmt, den Nutzen von einigen Dingen nicht hinterfragt und auch andere Belastungen nicht auf das absolut unvermeidliche Minimum reduziert, der braucht sich nicht zu wundern, wenn es mit der Genesung nicht so vorangeht, wie man es sich durch die Einnahme der hier vorgestellten Ausleitungsmittel vorgestellt hat. Eine Wiederherstellung der Gesundheit kann niemals auf die bloße Einnahme von Tabletten reduziert sein. Ich will hier nicht als Gesundheitsfanatikerin erscheinen, aber die Wechselwirkungen aller Faktoren, die sich in unendliche Größenordnungen aufpotenzieren können, sind nicht zu unterschätzen. Hier ist 1+1+1 leider nicht immer 3, sondern auch schon mal 25.000!

Ich gebe zu, ein Umdenken ist oftmals ein schwieriger Prozess, aber radikale Änderung ist manchmal die einzige Möglichkeit, bei schweren Erkrankungen überhaupt noch etwas Lebensqualität zu retten.

Wer vielleicht im Industriebereich, noch dazu möglicherweise als Schichtarbeiter, stundenlang schädlichen Stoffen ausgesetzt ist oder im Büro enorme Strahlenbelastungen hinnehmen muss, der kann das schlecht abstellen, er muss sein Geld weiterhin verdienen, das ist klar. Aber diese ohnehin großen Belastungen am Arbeitsplatz sollte man nicht im Freizeitbereich durch den allzu sorglosen Umgang mit Giftstoffen und anderen Belastungen noch verstärken.

Stimmt es, dass man bei einer Schwermetallvergiftung empfindlicher gegenüber Elektrosmog ist?

Ja. Im Körper eingelagerte Metalle leiten elektrische Ströme weiter, die offenbar verstärkt aufgenommen werden. Auch die Reizleitung der Nerven erfolgt über elektrische Feinströme. Metalle stören diese Leitfähigkeit der Nerven und beeinträchtigen damit die Nervenfunktion. Dabei wirkt das im Gehirn gespeicherte Quecksilber wahrscheinlich wie eine »Antennenfunktion« und kann dadurch die Empfindlichkeit des Organismus gegenüber der elektromagnetischen Strahlung steigern.

Typische Symptome hierfür sind Kopfschmerzen und Kopfdruck, besonders während und unmittelbar nach Telefonaten mit Handys oder schnurlosen DECT-Telefonen, aber auch noch länger danach. Augenbrennen und -druck, aber auch Schlafstörungen und Müdigkeit können ebenfalls auftreten.

Die schnurlosen DECT-Telefone strahlen 24 Stunden am Tag gepulste Wellen in einer Umgebung von 10 bis 15 Metern (auch durch die Wände) ab. Dabei ist es unerheblich, ob tatsächlich telefoniert wird oder nicht. Das hat die gleiche Wirkung wie ein kleiner Sendeturm in der eigenen Wohnung – also dauerhafte Elektrosmog-Einwirkung täglich für Stunden. Auch die Handystrahlung wirkt sich inzwischen nachweislich erheblich schädigend aus. Man konnte inzwischen mit Hilfe der Dunkelfeldmikroskopie nachweisen, dass nach einem nur dreiminütigen Gespräch mit einem Handy am Ohr die roten Blutkörperchen zusammenkleben und eine Geldrollenform annehmen, also hintereinander in Reihe zusammengeklebt sind, anstatt im Blut verteilt zu sein. Schlaganfälle, Thrombosen, Embolien können die Folge sein. [31] Inzwischen warnen selbst die offiziellen Stellen vor der Gefahr von Handys und schnurlosen Telefonen. Zeitschriften veröffentlichen vielfach genaue Strahlungswerte der gängigsten Geräte in Tabellen. In meinem eigenen Bekanntenkreis erlebe ich sehr gehäuft auftretende Kopfschmerzen während solcher Telefonate und danach. Hier schützt der Irrglaube »Wenn es alle tun, dann kann es doch nicht so gefährlich sein« leider vor den Folgen nicht.

Bedenken Sie auch, dass durch das Führen eines einzigen kurzen Handytelefonates die Blut-Hirn-Schranke für Stunden geöffnet ist. Dadurch können auch andere giftige Stoffe ins Gehirn eindringen, unter anderem auch aus Schwermetallbelastungen des Körpers, die sonst ferngehalten werden.

Das Ganze hat ungeahnte Ausmaße. Inzwischen weiß ich von Fällen, in denen Kleinkinder epileptische Anfälle erlitten, weil die Eltern sie ständig beim Telefonieren mit Handys auf dem Arm trugen oder das Handy ständig in der Nähe des Kindes im Einkaufsnetz des Kinderwagens getragen wurde. Die Auswirkungen, wenn man sein Handy ständig in der linken Brusttasche am Herzen vor sich trägt, sollte man sich gut überlegen. Eine amerikanische Statistik konnte belegen, dass Handytelefonierer viermal so häufig Gehirntumore bekommen als Personen, die keine Handys benutzen.

Nach einem Urteil des Bundesgerichtshofes aus 1993 [50] ist hier übrigens die sogenannte Wissenschaftsklausel unwirksam und verstößt gegen § 9 AGBG. Das heißt, dass *die von der Hochfrequenztechnik ausgehende Gefahr nicht erst durch umfassende Forschung bewiesen werden muss.*

Erst im Oktober 2007 wurde der Öffentlichkeit ein Studienergebnis mitgeteilt, das großes Aufsehen erregte. Hiernach konnte festgestellt werden, dass die UMTS-Strahlung sogar noch zehnmal gen-schädigender ist als die GSM-Handystrahlung. Es treten bereits Strangbrüche in der DNA bei einem Vierzigstel des Grenzwertes auf. Der Nachweis konnte zweifelsfrei erbracht werden: Die Mobilfunkstrahlung schädigt das genetische Material und erhöht damit das Krebsrisiko. Ein sofortiges Umdenken wird als dringend notwendig erachtet. Der Mobilfunk wird als »unkontrollierter und ungeplanter Feldversuch« an den Menschen bezeichnet. [72]

Die Schadenersatzansprüche

Wie sieht es mit Schadenersatzansprüchen aus?

Bislang bekommen Patienten den Austausch ihrer Füllungen »bei einem Verdacht auf schwerwiegende gesundheitliche Störungen, ausgelöst von Amalgamfüllungen« finanziert. Man hat dann einen »Anspruch auf Füllungen aus anderem Material«. [32]

Dann gibt es noch ein Grundsatzurteil des Bundesverfassungsgerichtes vom 6. Dezember 2005. Als Begründung galt dabei die sogenannte »Hoffnungstherapie«: »Es ist mit den Grundrechten aus Art. 2 Abs. 1 GG in Verbindung mit dem Sozialstaatsprinzip und aus Art. 2 Abs. 2 Satz 1 GG nicht vereinbar, einen gesetzlich Krankenversicherten, für dessen lebensbedrohliche oder regelmäßig tödliche Erkrankung eine allgemein anerkannte, medizinischem Standard entsprechende Behandlung nicht zur Verfügung steht, von der Leistung einer von ihm gewählten, ärztlich angewandten Behandlungsmethode auszuschließen, wenn eine nicht ganz entfernt liegende Aussicht auf Heilung oder auf eine spürbare positive Einwirkung auf den Krankheitsverlauf besteht.« [68]

Ansonsten sieht die Praxis oftmals so aus: Wenn man keine Allergie auf Amalgam nachweisen kann, und das ist nur in den seltensten Fällen auf diese Art nachzuweisen, gibt es von der Krankenkasse häufig abschlägige Bescheide. Wer sich über einschlägige Gerichtsurteile informieren möchte, kann sich diese auf der Internetseite amalgam.homepage.t-online.de unter »Gerichtsurteile« ansehen.

Wenn Sie beabsichtigen, gegen den Zahnarzt oder die Krankenkasse zu klagen, müssen Sie unbedingt alle notwendigen schulmedizinischen Nachweise haben, die einen Erfolg überhaupt möglich machen könnten. Führen Sie ein Tagebuch und tragen Sie dort jeden Schritt Ihrer Erkrankung, der Diagnostik und der Therapie bis ins kleinste Detail ein. Je mehr wissenschaftlich belegbare Daten Sie haben, desto eher werden Sie überhaupt ernst genommen. Andernfalls sind die Chancen äußerst gering bis gar nicht vorhanden. Leider ist es bislang so, dass selbst die aktivsten Umweltmediziner noch keinem Amalgam-Geschädigten zu seinem Recht verhelfen konnten.

Bislang gehen im Allgemeinen Urteile eher zu Gunsten der Amalgambefürworter aus. Deutsche Gerichte und Gutachter entscheiden nach dem »derzeitigen medizinischen Kenntnisstand«. Der lautet unverständlicherweise immer noch so, dass kein hinreichender Nachweis für die Toxizität von Amalgam erbracht worden sei. So lange gilt es als nicht toxisch. Dabei existiert ja gar keine Institution, die festlegt, was eigentlich dem medizinischen Kenntnisstand entspricht. Einen Versuch ist es jedoch immer wert, wenn man die nötigen Nerven, finanziellen Rücklagen oder eine willige Rechtsschutzversicherung im Rücken hat.

Hier noch ein Tipp zu Gutachtern allgemein (das gilt auch für Rentenanträge etc.): Sofern sich der Gutachter weigert, die Vorbefunde von Ihnen anzunehmen, schicken Sie ihm alle Befunde mit Einschreiben und Rückschein und *zusätzlich* noch einen Begleitbrief an die Ärztekammer, die Krankenkasse (und bei Berentungsantrag an die Rentenkasse) mit dem Hinweis, dass der Gutachter eine Einsicht in die Befunde ablehnte, mit der Bitte um Kontrolle, ob alles bewertet wurde. Der Tipp kommt von Dr. Daunderer und ist im toxcenter nachzulesen.

Zitat von Rechtsanwalt Wilhelm Krahn-Zembol:

»Rechtlich reicht bei dem Umstand, dass viele Menschen potentiell gefährdet werden und das eventuelle Schadensausmaß sehr hoch sein kann, schon die bloße Wahrscheinlichkeit oder auch nur die Möglichkeit eines Schadenseintritts aus für die Begründung der Gefahrenlage und damit für ein Verkehrsverbot eines Arzneimittels/Medizinprodukts wie Amalgam. Gesundheitsschädigungen müssen nach der Rechtsprechung des Bundesverfassungsgerichts zu Artikel 2 (2) des Grundgesetzes 'mit hinreichender Sicherheit' ausgeschlossen sein. Dies ist bei Amalgam nachweislich nicht der Fall.« [65]

Weshalb lässt sich die Giftigkeit von Amalgam in der Öffentlichkeit so schwer vermitteln?

Das hat mehrere Ursachen. Zunächst können sich die Betroffenen schlecht wehren, weil sie durch ihre Erkrankung eben deutlich in ihrer Leistungsfähigkeit gemindert sind und zudem oftmals psychische Probleme *als Reaktion auf das Quecksilber und auf ihre Erkrankung* auftreten. Meistens wirken sich bei schwer Geschädigten diese Dinge derart schwerwiegend aus, dass sie eben nicht erfolgreich im Beruf stehen und sie daher nur geringe finanzielle Mittel zur Verfügung haben, was sie zusätzlich daran hindert, für ihr Recht zu kämpfen.

Es könnte auch sein, dass den meisten Zahnärzten und ihren Verbänden die Zusammenhänge schon klar sind, sie jedoch öffentlich nicht als »die Vergifter« dargestellt werden wollen. Zumal dann die auch nicht zu verachtenden zusätzlichen Einnahmequellen aus Amalgamsanierungen entfallen würden, wenn der Gemeinsame Bundesausschuss Kompositfüllungen als Regelversorgung erklären würde.

Auch wird unter den Amalgambefürwortern immer noch davon ausgegangen, dass sich Amalgam wieder vollständig aus dem Körper ausscheiden lasse. Begründet wird das mit den Blut- und Urindaten, die regelmäßig keinen Nachweis erbringen. Wie auch, denn es ist ein Speichergift. Das hatten wir ja schon.

Wie groß ist überhaupt das Ausmaß aller Erkrankungen im Zusammenhang mit Amalgam zu sehen?

Ca. 80 – 90 % aller Bundesbürger besitzen oder besaßen Amalgamfüllungen. Dadurch werden allein in Deutschland pro Jahr 20 Tonnen Quecksilber verbraucht, für schätzungsweise 53 Millionen Füllungen.

Studien der nordischen Länder in den neunziger Jahren ergaben, dass ein Drittel der Gesamtkosten des Gesundheitssystems vermeidbar wären, wenn Amalgam nicht mehr verwendet würde, da diese Kosten durch Folgeschäden von Amalgam entstehen. Man kann davon ausgehen, dass die Werte mit den deutschen Werten in etwa vergleichbar sind. [57] und [63]

Manche Forscher schätzen, dass bis zu 25 % aller Amalgamträger durch Amalgam gesundheitlich beeinträchtigt sind. Das betrifft alle Beschwerdearten einschließlich der Autoimmunerkrankungen. [33]

Durch falsche Diagnostik und Therapie der chronischen Quecksilberbelastung werden weltweit direkte Kosten von mehreren Billionen Dollar (!) verursacht. Dabei sollen die indirekten Kosten durch Arbeits- und Produktionsausfälle diese Summe sogar verzehnfachen. [56]

Experten sprechen von rund *zwei Millionen* Menschen allein in Deutschland, die *schwer* von Amalgamschäden betroffen sind. Dabei ist die Dunkelziffer der leichteren bis mittelschweren Erkrankungen hoch, da weder die Bevölkerung noch die Ärzte über das Krankheitsbild sowie die Diagnose- und Therapiemöglichkeiten aufgeklärt werden.

Amalgam und die Umwelt

Gibt es einen Zusammenhang zwischen Amalgam und Umwelterkrankungen?

In den letzten Jahrzehnten haben die schädlichen Umwelteinflüsse gravierend zugenommen.

Auf dem gesamten europäischen Markt sind derzeit schätzungsweise 100.000 (!) synthetische Chemikalien bekannt. Davon werden um die 30.000 in den Produkten des täglichen Alltags eingesetzt. [76] Solche Chemikalien kennt unser Körper allerdings nicht. Die überwiegende Mehrheit der Bundesbürger ist zusätzlich noch Pestiziden z. B. aus Pflanzenschutzmitteln ausgesetzt. Es existieren annähernd 100 Pestizide, die allein das Nervensystem und die Gehirnentwicklung von Kindern nachweislich schädigen. [77] Selbst in der Schule sind unsere Kinder bereits mit Giften konfrontiert. Jede dritte Schule ist offenbar mit PCP belastet. Die Auswirkungen hatte ich bereits beschrieben. Bereits 50 % der in Deutschland eingeschulten Kinder haben ein gestörtes Immunsystem. 30 – 40 % leiden unter Allergien, 10 % unter Asthma.

Mit zunehmendem Alter treten Umwelterkrankungen immer häufiger und schwerwiegender auf. Frauen scheinen häufiger betroffen zu sein.

Bei den Umwelterkrankungen handelt es sich überwiegend um chronische Vergiftungen, also um eine Langzeiteinwirkung von Giften im niedrig dosierten Bereich. Es kommt hinzu, dass fast alle (industriellen) Alltagsgifte – so wie Quecksilber auch – sogenannte Speichergifte sind. Sie sind fettlöslich und gelangen dadurch sehr leicht durch die Lipidmembramen in die Zellen.

Wenn man sich in Erinnerung ruft, dass immerhin 80 % aller Bundesbürger Amalgamträger sind und Quecksilber ebenfalls ein Speichergift ist und sich die Wechselwirkungen aufpotentieren (um das bis zu 2500fache), dann wird offensichtlich, was Quecksilber aus Zahnfüllungen mit Umwelterkrankungen zu tun hat. (Seite 175, Wechselwirkungen mit anderen Giften.) Dr. Klinghardt bezeichnet das Quecksilber sogar als »Gatekeeper«, also als Toröffner für die anderen Gifte. Und damit im Grunde als den Verursacher all dieser Probleme mit den anderen Stoffen. [51]

Ungefähr 80 % aller Umwelterkrankten erholen sich nachweislich nach einer Zahnsanierung und einer daran anschließenden Entgiftung. Viele erfahren eine deutliche oder sogar vollständige Besserung ihrer Beschwerden.

Was die viel zitierten »anderen Faktoren« von Umwelterkrankungen, die von offizieller Stelle als Ursache angegeben werden, angeht, so werden wir über diese Faktoren bis heute leider im Dunkeln gelassen.

Übrigens können mit Umweltgiften belastete Frauen, unter ihnen auch viele Zahnarzthelferinnen, zumeist nicht schwanger werden. [80] Wenn eine Befruchtung erfolgt, dann kommt es weitaus häufiger als normal zu Todgeburten, Fehlgeburten oder missgebildeten Kindern. [7]

In einer Resolution vom Juni 2002 forderten unabhängige umweltmedizinische Ärzteorganisationen gegenüber den Gesundheitsbehörden ein sofortiges Amalgamverbot. Als Begründung gaben sie dabei an: »Sowohl Grundlagenforschung als auch klinische Resultate belegen unzweifelhaft das besondere und häufige gesundheitliche Risiko durch die Inhaltsstoffe des Amalgams bei seiner Verwendung als dentaler Werkstoff. (…) Die Häufigkeit gesundheitlicher Störungen wird durch den angeführten Vorteil der Preiswürdigkeit und der leichten Verarbeitung in keiner Weise aufgewogen.« [54]

Wie sieht es mit Umweltärzten aus?

Es gibt bundesweit nur sehr wenige Umweltmediziner, die zudem überwiegend privatärztlich tätig sind. Das liegt daran, dass die gesetzlichen Krankenkassen keine Kosten für den überwiegenden Teil der notwendigen umweltmedizinischen Maßnahmen übernehmen. Nach meinen Informationen gibt es lediglich um die 50 Ärzte, die bundesweit als Internist/Allgemeinmediziner oder Toxikologe mit *zusätzlicher* umweltmedizinischer Qualifikation tätig sind. Auch in der Ausbildung wird gespart. Im Jahre 2003 wurde die Weiterbildung zum Umweltmediziner abgeschafft. Dafür wurde 2006 eine »umweltmedizinische Fortbildung« eingeführt, die allerdings nur noch die Hälfte der vorherigen Ausbildung umfasst.

Welche Auswirkungen auf die Umwelt hat Amalgam im Einzelnen?

Der Anstieg von Quecksilber in der Umwelt ist alarmierend. Der Quecksilbergehalt in der Umwelt ist in den letzten 25 Jahren auf das 3- bis 5-Fache gestiegen (UN-Umweltprogramm UNEP 2002). Laut WHO wird die Hauptbelastung den Amalgamträgern zugeordnet. [34] Zahnärzte sind der zweitgrößte Verbraucher von Quecksilber in der EU. Pro Jahr werden 70 Tonnen Quecksilber für Amalgamfüllungen in der EU verwendet. (Zur Erinnerung: 20 Tonnen davon allein in Deutschland. [59])

Wenn es heute regnet, kommt mit dem Niederschlag dreimal so viel Quecksilber vom Himmel als noch vor Beginn der industriellen Revolution. Die Industriestaaten haben sich bemüht, diese Form der Umweltverschmutzung zu verringern. Dafür haben sich in den Entwicklungsländern die Emissionen in den letzten dreißig Jahren erhöht, was die Gesamtbelastung daher nicht vermindert hat.

Auch die Meere sind durch Einlagerung von Quecksilber verschmutzt, was für den Menschen besonders gefährlich ist. Quecksilber wandelt sich im Meer mit der Zeit durch Bakterien (Mikroorganismen, vor allem sulfatreduzierte) in hochgiftiges Methylquecksilber oder Dimethylquecksilber um. Das betrifft dann auch die Quecksilber-Anreicherung in den Fischen. Dabei haben die Quecksilberwerte bei Lebewesen am Ende der Nahrungskette (z. B. die Raubfische) um ein Vielfaches zugenommen. Je höher in der Nahrungskette, desto giftiger sind sie. Das kann dramatische Ausmaße annehmen.

Ein schlimmes Beispiel für die Schädlichkeit von Quecksilber auf den Organismus war von 1956 an der Fall der Bewohner der japanischen Insel Kyushu in der Minamata-Bucht. Durch quecksilber verseuchte Abwässer die industriell ins Meer eingeleitet wurden, sind damals mehr als 17.000 Menschen zumeist *durch den Verzehr von mit Methylquecksilber belastetem Fisch,* die Hauptnahrungsquelle der Inselbewohner, schwer geschädigt wurden. Zunächst begannen vielfach die Symptome nur mit Müdigkeit, Kopf- und Gliederschmerzen, Schäden des Abwehrsystems, später kamen Seh-, Gehör- und Koordinationsstörungen, Lähmungen und schwere Nervenschäden hinzu. In etlichen schwersten Fällen kam es zu Koma und Tod. Offiziell anerkannt und entschädigt wurden aber lediglich knapp 3000 der schwerst vergifteten Opfer. Über 2000 von ihnen starben.

Der Anteil des Amalgams an den Umweltschäden:

In der Zahnarztpraxis sind in Deutschland sogenannte Amalgamabscheider zur Entsorgung gesetzlich vorgeschrieben. Diese Maßnahmen schließen allerdings nicht die benutzten Watteröllchen, die gezogenen Zähne und die Anmischbehälter mit ein, sondern gelten lediglich für das ausgebohrte Amalgam. Während der Ausbohrung landet ein beträchtlicher Anteil des Amalgams im Abwasser. Die USA schreiben leider nicht einmal den Einsatz von Amalgamabscheidern vor. Die Zahnarztpraxen sind dort bislang noch eine Hauptquelle der Quecksilberbelastung in der Umwelt. [66] und [67]

Was kaum jemand bedenkt: Sämtliche Amalgamträger in aller Welt scheiden Teile davon – das meiste wird im Körper eingelagert – jeden Tag über den Urin, den Stuhlgang und den Schweiß aus. Nach schwedischen Studien scheiden alleine die Schweden 100 kg Quecksilber pro Jahr in die Umwelt aus (bei 9 Millionen Einwohnern). Für die weitaus größeren USA und auch für Deutschland kann man sich bei den prozentual stärker vertretenen Amalgamträgern die Menge kaum ausrechnen.

Nicht die Industrie setzt das meiste Quecksilber frei, wie viele uns glauben machen wollen, sondern die Amalgamträger sind es. Das Ausmaß dieser Belastung und die Auswirkungen sind noch gar nicht abzusehen.

Laut einer neueren Analyse stellt Amalgam bezüglich der Quecksilberumweltbelastung sogar eine der Hauptquellen in der Europäischen Union dar. Jährlich werden allein in der EU noch 70 Tonnen Quecksilber in die Zähne gefüllt, und es sind etwa 2000 Tonnen (!) Quecksilber in den Zähnen von EU-Bürgern. [69]

In der Nähe von Krematorien darf bereits heute kein Trinkwasser mehr verwendet werden. Vorbei sind die Zeiten, in denen man sich gerne die gute alte Friedhofserde zur Aufbesserung der eigenen Gartenerde mit nach Hause genommen hat. Erdbestattungen sind demnach keine Lösung in dieser Zeit, denn sie belasten die Umwelt. In der Nähe von Krematorien mehreren sich die Beschwerden der Anwohner, der Boden dort sei zu quecksilberhaltig (Bodenanalyseproben) und könne nicht mehr gut bepflanzt werden. Allerdings gehen in der EU bei jeder Feuerbestattung durchschnittlich 0,0036 bis 2,140g Quecksilber in die Luft. Also auch nicht gerade wenig.

All diese Schwermetalle gehen dabei auch ins Grundwasser! Das Problem ist den Wasserwerken an den entsprechenden Stellen bereits seit Jahren bekannt. Das Herausfiltern dieser Stoffe verursacht ebenfalls wieder Folgekosten und ist nicht vollständig möglich, zum Teil sogar völlig wirkungslos, weshalb die Giftstoffe wieder in unseren Ernährungskreislauf gelangen, sei es als Trinkwasser oder über die pflanzliche und tierische Nahrung. Also geht es uns alle an, Amalgamträger oder nicht.

Und das Problem wird noch zunehmen: Schon heute können wir absehen, dass die veränderten Essgewohnheiten der Schwellen- und Dritteweltländer mit industriell hergestellten Nahrungsmitteln zu einer größeren Karieshäufigkeit und damit zu einer drastischen Erhöhung von Amalgamfüllungen führen werden. Zum Teil weil in einigen dieser Länder teure Alternativen für einen Großteil der Bevölkerung gar nicht bezahlbar sind. Das gilt auch für China mit seiner hohen Bevölkerungsdichte, wo Amalgam immer noch Verwendung findet und wo die westlichen Essgewohnheiten Einzug halten.

Der Schaden für die gesamte Umwelt ist gar nicht absehbar. In einigen dieser Entwicklungsländern, fehlen gänzlich Umweltschutzbestimmungen zum Gebrauch von Quecksilber, das deshalb zum größten Teil in eben diese Umwelt gelangen wird. Über die Nahrungskette wird es dann am Ende wieder vom Menschen aufgenommen, auch hier bei uns. Weshalb sollten nun gerade diese Länder auf den Einsatz von Amalgam verzichten, wenn es doch in Deutschland als unschädlich weiterhin verwendet wird?

Der Einsatz von Amalgam müsste daher weltweit verboten werden!

Die Besorgnis der EU-Umweltminister über die weltweite Belastung unserer Umwelt mit Quecksilber aus den unterschiedlichsten Quellen führt zu gemeinsam verabschiedeten Aktionsplänen der UNEP (UN-Umweltprogramm) zur schnellstmöglichen Reduzierung aller Quecksilber-Emissionsquellen. Dabei werden allerdings als Hauptverursacher Kohlekraftwerke, Verbrennungsanlagen, Krematorien, Goldminen und Goldwäschen etc. genannt. Häufig wird behauptet, dass Fisch die Hauptursache der Quecksilber-Belastung des Menschen sei. Das ist definitiv nicht korrekt. Die WHO belegt eindeutig das Gegenteil. Zahnamalgam hat sogar weitaus mehr Quecksilberbelastungen im Körper zur Folge als alle anderen Faktoren zusammengenommen (Fischverzehr, Luft, Trinkwasser). Laut WHO ist also die größte tägliche Aufnahmequelle und damit die Hauptbelastung des Durchschnittsmenschen das Quecksilber im Mund. [34]

Quecksilber kann in der Umwelt nicht abgebaut werden, sondern reichert sich kontinuierlich an!

Interessantes zum Amalgam in Kürze / Fakten

- Quecksilber gehört zu den Gefahrstoffen. Die Gefahrstoffverordnung bezeichnet alle Quecksilberverbindungen als »sehr giftig«. Die Flasche hat ein Totenschädelsymbol! Das steht bereits in unseren Schulbüchern nachzulesen: Quecksilber ist ein Zellgift. Wenn es wieder entfernt wird, muss es zwingend vom Zahnarzt als Sondermüll entsorgt werden, der aus diesem Grund sogar gesetzlich verpflichtet ist, einen Amalgamabscheider einzusetzen. Außerhalb des Menschen wird es also als giftiger Sondermüll eingestuft. Nur in der Zwischenzeit, wenn es sich in unserem Mund, zudem in unmittelbarer Nähe des Gehirns befindet, ist es ungiftig? Die Einschätzung von Befürwortern des Amalgams bedeutet also nichts anderes als: Amalgam im Mund ist der einzig sichere Aufbewahrungs- und Lagerungsort für dieses Material.

- Das Bundesinstitut für Arzneimittel und Medizinprodukte (BfArM) ordnete im Zusammenhang mit der extremen Erhöhung der Quecksilberaufnahme beim Legen und Entfernen von Amalgamfüllungen an, den in der Fachinformation enthaltenen Satz »hiermit ist kein Risiko verbunden« zu streichen. [94]
- Der Hersteller eines solchen Medizinproduktes muss »grundlegende Anforderungen« erfüllen und außerdem eine Risikoanalyse sowie eine klinische Bewertung des Materials durchführen. Eine solche Analyse kann gar nicht die geforderten Kriterien erfüllt haben, denn es wirkt nachweislich toxisch.
- In einer besonders umfassenden Studie wurde festgestellt, dass der Quecksilbergehalt im Speichel bei 44 Prozent der Probanden die von der WHO festgesetzten Grenzwerte übersteigt. Dabei korrelierten die Werte jeweils zu den vorhandenen Amalgamfüllungen. Der zweite Teil derselben Studie brachte zusätzlich sogar noch zutage, dass die Aufnahme von Quecksilber aus Amalgam entscheidend für die Schwere der gesundheitlichen Beschwerden ist. Das konnte bei 17.500 Probanden nachgewiesen werden. [35]
- Nach den vom Bundesgesundheitsamt 1987 definierten Bewertungskriterien für Quecksilber können Gesundheitsgefährdungen ab einer Quecksilberkonzentration von 10 µg pro Liter Blut bzw. 20 µg pro Liter Urin nicht ausgeschlossen werden. [79]

Die verschiedenen Positionen der Länder

Von der schwedischen Regierung wurde eine Risikoanalyse in Auftrag gegeben, die zu der Schlussfolgerung kam, dass Amalgam so schnell wie möglich aus medizinischen, arbeitsmedizinischen und ökologischen Gründen verboten werden sollte. [37]

Amalgamfüllungen wurden in Schweden bereits seit 1999 aus dem Leistungskatalog der Krankenkassen gestrichen bzw. 1995 schon für Kinder (die Kosten werden also von der Kasse nicht mehr bezahlt), weshalb der Verbrauch von Quecksilber für Amalgamfüllungen innerhalb von zehn Jahren bereits von 1600 kg auf 100 kg pro Jahr (bei 9 Millionen Einwohnern) gesunken ist. Schweden wäre dabei – genauso wie Norwegen – schon längst gänzlich aus der Verwendung von Amalgam ausgestiegen, wenn es nicht der EU beigetreten wäre. Von Belgien und Schweden wurde ein EU-weites Amalgamverbot beantragt. [52]

Norwegen empfiehlt, »Amalgam sollte im Normfall nicht das Füllungsmaterial der ersten Wahl sein: die Amalgamanwendung sollte aus Umweltschutzgründen und *wegen möglicher Nebenwirkungen* so weit wie möglich begrenzt werden.«

Finnland empfiehlt, »Amalgam sollte nur verwendet werden, wenn andere Füllungsmaterialien nicht verwendet werden können.«

Österreich hat eine »Einschränkung mit Bezug auf medizinische Bedingungen«: Beeinträchtigung der renalen Funktion (bezieht sich auf die Ausscheidungsfähigkeit der Nieren), progressive degenerative Nervenerkrankungen.

In Frankreich wird offiziell geraten, bei Amalgamfüllungen nicht zu viel Kaugummi zu kauen.

Eine neuere Studie mit relativ jung Verstorbenen aus Italien fand im Gehirn von Personen, die mehr als 12 Amalgamfüllungen aufwiesen, eine über 10-fach erhöhte Konzentration an Quecksilber im Gehirn im Vergleich mit denjenigen, die weniger Füllungen hatten. [38]

Japanische Zahnärzte verwenden bereits seit 1982 kein Zahnamalgam mehr, weil dort alternative Füllmaterialien günstiger sind. Japan ist aus der Amalgamverwendung ausgestiegen, zwar »nur« zur Umweltschonung, aber der Effekt ist der gleiche.

Dagegen wurde Amalgam bereits 1975 in der Sowjetunion verboten.

Die Position von Deutschland: Keine Anwendung bei nachgewiesener Allergie, relative Kontraindikation bei Patienten mit schweren Nierenfunktionsstörungen, möglichst keine Neuanfertigung oder Entfernung von Amalgamfüllungen bei Schwangeren, möglichst keine umfangreiche Füllungstherapie in der Schwangerschaft, sorgfältige Prüfung der Notwendigkeit einer Amalgamanwendung bei Kindern u. a. m.

Quecksilber hat sich in Experimenten als etwa zehnmal giftiger als Blei erwiesen. [39] Sichere Grenzwerte für Quecksilber existieren gar nicht, genauso wenig für das deutlich weniger giftige Blei. [36]

Ein Beispiel für die Verwertbarkeit von Blutwerten: Nach einer Schussverletzung durch Bleikugeln ist es zu einer chronischen Aufnahme des Bleis aus den Kugeln in den Körper gekommen. Dabei wurde im Blut niemals ein kritischer Bleiwert gefunden. Allerdings fanden sich in Gewebeproben, die weit von der Einschussstelle entfernt waren, Bleiwerte, die die höchsten bisher in der Literatur dokumentierten waren.

Bei einem Versuch mit Ratten, denen eine gerade noch tolerierbare Menge Quecksilber gegeben wurde, starben 1 %. Fügte man noch eine normalerweise nicht giftige Menge Blei hinzu, so starben alle Ratten. Quecksilber vervielfältigt also auch die toxische Wirkung anderer Giftstoffe um ein Vielfaches. [40]

Quecksilber findet sich auch in Kosmetika, Impfstoffen (Thiomersal), Augentropfen, Haarfärbemitteln, Zahnungspulvern (!), alten Thermometern, Deorollern, Neonröhren, Elektronik, Batterien(!), Seefischen, Krustentieren, Meerestieren, in der Pilzbekämfung bei Pflanzen und Obst.

Thiomersal wird in Großbritannien in Impfstoffen für Kinder seit August 2004 nicht mehr verwendet.

1995 wurde im Auftrag der Staatsanwaltschaft im Prozess gegen einen der größten Amalgamhersteller das sogenannte *Kieler Amalgamgutachten* in Auftrag gegeben. Auf der Grundlage dieses Gutachtens erging folgendes Urteil des Landgerichtes Frankfurt/Main [41] : »Grundlage des Verfahrens sind die Strafanzeigen von ca. 1500 Privatpersonen, die geltend gemacht haben, durch Zahnfüllstoffe, insbesondere Amalgam, wie sie auch von der Firma ... hergestellt werden, in ihrer Gesundheit geschädigt worden zu sein. Nach den durchgeführten Ermittlungen steht fest, dass *Zahnamalgam* auch bei bestimmungsgemäßem Gebrauch generell *geeignet ist*, in einer relevanten Anzahl von Fällen *die Gesundheit von Amalgamträgern zu schädigen* (sogenannte generelle Kausalität). Zunächst ist davon auszugehen, dass die Amalgambestandteile nicht in den Plomben fixiert sind, sondern als einzelne Schwermetalle, insbesondere Quecksilber, in den Körper gelangen (...) Diese grundsätzlichen Fakten sind heute im wesentlichen unstreitig und zum Teil seit den 30er Jahren bekannt.« (...) »Es gab viele Belege für seine (Amalgam) Schädlichkeit. Das ist in der allgemeinen Amalgam-Diskussion regelmäßig unerwähnt geblieben.« (...) »Sollte sich aber beispielsweise nach Beendigung der entsprechenden Untersuchungen durch das 'Münchener Modell' diese Gefahr in der Tendenz, wie von der Tübinger Studie vorgezeichnet, darstellen, kommt ein strafrechtliches Totalverbot für Amalgam in Frage.«

»Darüber hinaus steht die strafrechtliche Haftung auch der Kassen zur Diskussion, soweit diese beim gegenwärtigen Wissensstand zum Thema Amalgam eine amalgamfreie Versorgung der Patienten verhindern.«

Das Verfahren wurde gegen hohe Bußgeldzahlungen der beteiligten Mitarbeiter eingestellt. Weiterhin verpflichtete sich die Firma zu einer freiwilligen Zahlung von 1,2 Millionen DM für die Amalgamforschung. Damit wurde ein gerichtliches Strafverfahren abgewendet. Die Forschungen, die mit diesem Geld getätigt wurden, erbrachten jedoch lediglich die Erkenntnis, dass nach einer Ausbohrung von Amalgamfüllungen unter Dreifachschutz keine wesentliche Gesundheitsverbesserung der Träger erfolgt ist.

Das Niedersächsische Landessozialgericht entschied unter dreimaliger Berufung auf das Kieler Amalgamgutachten, dass die beklagte gesetzliche Krankenkasse den Austausch intakter Zahnfüllungen gegen Zement für einen Patienten mit möglichen amalgambedingten Beschwerden zahlen musste. [42]

Ich will Ihnen allerdings an dieser Stelle nicht verschweigen, dass deutsche Gerichte immer wieder regelmäßig Amalgam als ungefährlich einstufen, da seine Toxizität angeblich nicht hinreichend erwiesen ist. Die Verfasser des Kieler Amalgamgutachtens waren später regelrecht öffentlichen Anfeindungen der Amalgambefürworter ausgesetzt (nachweislich zu Unrecht), weshalb sich einige Gerichte noch während eines laufenden Prozesses umentschieden und Klagen im Zusammenhang mit der Toxizität von Amalgam abgewiesen haben.

Zahlreiche amalgamkritische und zum Teil beunruhigende Forschungsergebnisse aus den vergangenen Jahren, kritische Studien und Gutachten von Universitäten, z. B. das Kieler Amalgam-Gutachten, um eines der bekanntesten zu nennen, haben die Toxizität von Amalgam hinreichend bewiesen. Ebenso Regierungsberichte aus Schweden und Kanada.

Eine von Amalgamschädigungen besonders betroffene Berufsgruppe sind die Zahnärzte selbst, die bis zum Zehnfachen stärker mit Quecksilber belastet sind als die Durchschnittsbevölkerung inkl. Amalgamträger. Da diese bereits ebenfalls erhöhte Werte aufweisen, geht man davon aus, dass bei den Zahnärzten die Werte in der Hypophyse um bis zu 40fach erhöht sind.

Die Einstellung eines Ministeriums: »Nach dem derzeitigen Kenntnisstand ist nicht sicher, ob die Betroffenen bei einer Substitution des Amalgams beschwerdefrei wären. Darüber hinaus können auch Kunststofffüllungen und Metallimplantate Beschwerden hervorrufen. (…)« Dies ist nach einer aktuellen Studie definitiv nicht so. [43]

Die Erkrankung »Amalgam-Intoxikation« wird inzwischen in dem kassenärztlichen Diagnosekatalog ICD-10 (Internationale Klassifikation zur Angabe von Diagnosen) mit der Kennziffer T 88.7 geführt. Dieser Katalog wird im Auftrag des Bundesgesundheitsministeriums erstellt. Eine Kennziffer für eine Erkrankung, die es nicht gibt? Da würde doch der Hinweis auf eine psychische Störung reichen …

Unter Einbeziehung aller Kosten für die Umwelt ist Amalgam eines der teuersten Zahnmaterialien überhaupt. [44]

Dass etliche Studien regelmäßig die Harmlosigkeit des Amalgams feststellen, entspricht weder wissenschaftlichen noch ethischen Prinzipien. Die wesentlichen Merkmale dieser Machwerke sind: grobe methodische Mängel und Missachtung toxikologischer Grundsätze. [61] und [62]

Durch falsche Diagnostik und Therapie der chronischen Quecksilberbelastung werden weltweit direkte Kosten von mehreren Billionen Dollar (!) verursacht. Dabei sollen die indirekten Kosten durch Arbeits- und Produktionsausfälle diese Summe sogar verzehnfachen. [56]

Jeder Zahnarzt versorgt ca. 400 Ärzte mit Folgekrankheiten durch Amalgam und Palladium-Basis-Legierungen. [58]

Die Human-Biomonotoring-Kommission des Umweltbundesamtes (HBM) stellte fest, dass ca. 1 – 4 % der Bevölkerung auch unterhalb der festgelegten HBM-Werte empfindlich gegenüber Quecksilber reagieren. [53]

Risiko und Nutzen von Zahnamalgam stehen in keinem vertretbaren Verhältnis zueinander: Einerseits der Erhalt eines von Karies bedrohten Zahns und andererseits eine schwere Schädigung von Mensch, Umwelt sowie unserer Sozialsysteme und unserer Volkswirtschaft. [60]

Kein Mensch kann bis zum heutigen Tage sagen, wie viele Menschen durch Zahnamalgam bereits gesundheitlich geschädigt worden sind. Leider wird in erschreckender Weise unter vielen Zahnärzten und Ärzten allgemein immer noch nach dem Motto »Was ich nicht kenne, das gibt es auch nicht« gehandelt.

Amalgambefürworter liefern mit ihrem Verhalten den besten Beweis für die Toxizität des Materials, denn wenn es nichts zu verbergen gäbe, wären die Vielzahl von mangelhaften und vorsätzlich irregeleiteten Studien, die öffentliche Denunziation von Amalgamgegnern und das Anfeinden von seriösen Gutachten in ganzer Buchform doch völlig überflüssig. Hier geht es doch eigentlich um einen Sachverhalt von unser aller Interesse.

Der Streit ums Amalgam – Zusammenfassung

Weltweit gibt es bislang keine einzige Studie, in der die toxikologische Unbedenklichkeit von Amalgam definitiv nachgewiesen werden konnte und die in einer anerkannten Fachzeitschrift veröffentlicht worden wäre. Aufmerksamen Beobachtern bleibt nicht verborgen, dass Studien, die wiederholt eine Unbedenklichkeit behaupten, niemals echte amalgamfreie Menschen als Vergleichsgruppe untersucht haben und zudem gerne die Behauptungen aus anderen Studien wiederholen. Allerdings wird hierbei der aktuelle Wissensstand nicht ausreichend dargestellt. Es findet keine Risikobewertung bezüglich der Vorbeugung von Folgeerkrankungen statt. Was man statt dessen hört, ist Folgendes: »Das Material wird bereits seit Jahrzehnten verwendet, ohne nachgewiesene Probleme.« Als Beweis für die Unbedenklichkeit ist eine solche These in meinen Augen keinesfalls geeignet. Unzählige Studien und Forschungsprojekte belegen klar und sachlich begründet eine definitiv gegebene Toxizität von Amalgam. Sie veröffentlichen ihre Ergebnisse unter Angabe aller Quellen regelmäßig in renommierten medizinischen Fachzeitschriften. Weshalb wird also Amalgam weiterhin als unbedenklich eingestuft? Hier kann man zum Teil haarsträubende Diskussionen verfolgen. Die Vehemenz, mit der Amalgambefürworter versuchen, wissenschaftlich fundierte Arbeiten zu verreißen, ist geradezu verräterisch.

In der wissenschaftlichen Literatur ist die Gesundheitsschädlichkeit von Amalgam in Tausenden Publikationen dokumentiert. Das sind weit mehr Veröffentlichungen als zu jeder anderen Erkrankung. [64]

Dr. Mutter schreibt in seiner Risikobewertung zum Amalgam: »Es ist erstaunlich zu beobachten, wie Dutzende von Patienten durch adäquaten Expositionsstop und sinnvolle Hg-Ausleitung über erstaunliche Verbesserungen oder Heilungen, auch von sog. ‘unheilbaren Krankheiten’ berichten.« [71]

In vielen Studien wird die individuelle Leistungsfähigkeit des Immunsystems gar nicht berücksichtigt. Jeder Organismus hat eine mehr oder weniger gute Entgiftungsfähigkeit. Die bereits vorgeburtlichen Schädigungen von einigen von uns, die Qualität und Anzahl der Füllungen, die dauerhafte Aussetzung durch den toxischen Stoff u. a. m. werden dabei überhaupt nicht berücksichtigt. Dafür wird viel zu oft der Rückschluss »psychische Ursachen« gezogen.

Die Befürworter von Amalgam vertreten die Meinung, dass die Beschwerden eventuell genetische oder psychische Ursachen haben müssen. Also wieder einmal die große Panikmache vonseiten der unwissenden Bevölkerung und alles bloß psychisch? Leider erfolgen dann keine Nachweise und Angaben darüber, was das für »andere« Ursachen sein sollen.

Amalgam gilt unter den Gegnern nicht als toxisches Material, weil seine *grundsätzliche* Schädigung angeblich bislang nicht bewiesen werden konnte. Die Wirksamkeit von Studien, die die Unbedenklichkeit belegen, habe ich bereits geschildert. Es werden allerdings sehr hohe Anforderungen an einen Nachweis gestellt, dass Amalgam gefährlich sein soll. Für den Betroffenen kann das jedoch nicht von Bedeutung sein, denn er hat ja Beschwerden und will seine Gesundheit entweder erhalten oder wiedererlangen. Also genügen dem »Normalsterblichen« begründete Warnungen vor einer Gesundheitsgefahr, auch ohne einen *vollständigen* Nachweis. Das entspricht allerdings gar nicht den Tatsachen. Denn es existieren mittlerweile weltweit mehr als 17.000 Studien, die die Schädlichkeit von Amalgam eindeutig und zweifelsfrei belegen. [45]

Dem Bundesgesundheitsamt lag bereits vor Jahren eine entsprechende Literaturliste vor. [46]

Der wissenschaftliche Nachweis einer Unbedenklichkeit sollte allerdings *vor* einem derart massenhaften Einsatz eines Materials gefordert werden. Denn bislang existieren von Beginn der »Amalgamkriege« an kaum Veröffentlichungen, welche die Toxizität nachweislich und definitiv widerlegen. In den Augen der Amalgamgegner können jedoch werkstoffliche und technische Vorteile eines Materials nicht höher eingeschätzt werden als die möglichen Gesundheitsrisiken seiner unaufgeklärten Träger.

Die Kosten:
Also ist alles nur eine Kostenfrage? Sicher kommen wir damit der Wahrheit ziemlich nahe. Allerdings bedenkt niemand die unvorstellbar enormen Folgekosten. Die gibt es offiziell ja auch nicht. Eine aktuelle Analyse kommt sogar zu dem Schluss, dass die Verringerung der menschlichen Quecksilberbelastung sich sehr kosteneffektiv auswirken würde. [47]

Das Versäumnis einer Aufklärung der Bevölkerung führt nicht zuletzt zu immensen Folgeschäden und damit auch Kosten, die letztlich auch die Krankenkassen und damit wir alle als Beitragszahler tragen müssen. Im Übrigen gehen Experten davon aus, dass keinesfalls jeder sofort zum Zahnarzt rennen und die Mühsal einer Amalgam-Sanierung auf sich nehmen wird. Das werden nur Personen mit schwerwiegender Symptomatik tun. Viele haben ohnehin Angst vor jeglicher Zahnarztbehandlung und würden bereits aus diesem Grund den Gang dorthin scheuen. Deshalb halte ich es für einen großen Vorteil, wenn die Krankenkassen unbürokratisch die Amalgam-Sanierung finanzieren würden. Das Argument der Kassen, kein Geld für die Amalgamentfernung zu haben, bezieht nicht die immensen Kosten für die Behandlung der Folgeerkrankungen mit ein.

Auch darf man nicht vergessen, dass auch die hohen Entsorgungskosten, die auf 75 – 100 Millionen Euro pro Jahr geschätzt werden (und die letztlich wir Steuerzahler aufbringen müssen), wegfallen würden. Viele Erkrankungen verursachen viele Frührentner, die volkswirtschaftlich auch nicht gerade effizient sind.

Die nachfolgende Generation:
Was tun wir der nachfolgenden Generation an? Unsere Kinder werden bereits im Mutterleib vielfach vergiftet und wachsen mit Immunschäden, Vielfachallergien und verminderter Aufmerksamkeitsfähigkeit sowie vielfach nachgewiesener verminderter Intelligenz auf. Wie sollen diese Kinder als Erwachsene Lösungen für die ernsthaften Probleme dieser Welt finden? Wie sollen sie ihre Arbeitskraft zum Wohle unserer eigenen späteren Rente erhalten? Wie wird es dann wohl erst ihren eigenen Kindern ergehen, die noch schwerwiegenderen Grundbelastungen ausgesetzt sein werden, wenn man den Umgang mit Giftstoffen und Strahlenbelastungen weiterhin derartig sorglos fortsetzt und wenn nicht langsam eine Umkehr in der Denkweise »maximaler Profit« stattfindet? Vielfach haben öffentliche Stellen, die die Risiken für die Bevölkerung verharmlosen, überhaupt keine fachspezifische Ausbildung, um eine wirklich fundierte Beurteilung überhaupt vornehmen zu können. Eigentlich dürften sie daher ein Statement wie dieses gar nicht abgeben: »Wir wissen nicht, was es ist, aber es ist definitiv nicht gefährlich …« Dass diese Vorgehensweise ein großer Irrtum

und Fehler ist, hat sich in den vergangenen Jahrzehnten immer wieder gezeigt (Stichwörter *Asbest, Benzol, Röntgenstrahlung, PCB, MTBE als Bleiersatz in Ottokraftstoffen, Rinderwahnsinn …*). [73]

Übrigens wurden einige der das Amalgam befürwortenden »Sachverständigen« bereits im Jahr 2000 öffentlich der Wissenschaftsfälschung zum Amalgam überführt. [48]

Bereits Anfang der 80er Jahre fanden in verschiedenen deutschen Zahnärztekammern regelmäßig Fortbildungsseminare statt, bei denen die Themen »Diagnostik der Amalgam-Intoxikation« sowie »Therapie der Amalgam-Intoxikation« behandelt wurden. [49]

Gemäß dem Verfassungsauftrag sind die Gesundheitsbehörden verpflichtet, Maßnahmen zu ergreifen, um die Risiken für chronische Krankheiten zu senken und damit die Versorgungsqualität der daran Erkrankten zu verbessern. Ob dieser Auftrag erfüllt wird, indem man offensichtliche Tatsachen und zahlreiche Studienergebnisse nicht zur Kenntnis nimmt? Die Antwort überlasse ich jedem selbst.

Es bleibt zu bedenken, dass Millionen von Geschädigten hier nicht auf der Anklagebank sitzen sollten und zusätzlich zu aller Schädigung auch noch eben dies beweisen müssen, dass sie tatsächlich geschädigt und nicht einfach nur verrückt geworden sind. Allein die Vielzahl der gleichartigen Symptome macht eine Dementierung der Existenz einer Schädigung durch das Amalgam geradezu lächerlich. Millionen Menschen können sich zum einen nicht derartig perfekt über gesundheitliche Beschwerden »absprechen« und sich dann auch noch nach einer erfolgreichen Entgiftungsmaßnahme bezüglich der Heilungswirkung dieser Maßnahmen einig sein. Die Behauptung, alles sei nur ein erfundenes Problem von psychisch instabilen Personen, muss schon allein insofern widerlegt werden, als die Entgiftungsmaßnahmen ja zu wirken scheinen.

Ein eindeutiges Indiz für eine chronische Amalgamschädigung stellt die Verstärkung bereits bevorstehender Krankheitssymptome nach dem Legen oder Entfernen der Amalgamfüllungen dar durch die vermehrte Freisetzung der bereits zuvor gesundheitsschädlich wirkenden Inhaltsstoffe. Jeder Laie kann das nachvollziehen. Weshalb dann nicht die Befürworter des Materials, die zumeist sogar ausgebildete Toxikologen sind?

Die Zukunft – amalgamfrei?

Am 26.5.2007 wurde in einer Besprechung der europäischen Umweltverbände die gesamte EU-Quecksilberstrategie behandelt. Dabei waren sich alle anwesenden Interessengruppen grundsätzlich darin einig, dringend die quecksilberhaltigen Produkte auf quecksilberfreie umzustellen. Während der anschließenden Amalgam-Diskussion stellten sich dann erst die völlig unterschiedlichen

Sichtweisen der verschiedenen Interessengruppen heraus: Während die Umweltverbände in Größenordnungen von *Tonnen* Quecksilber pro Jahr denken, ist für den »Normalbürger« bezüglich seiner Amalgamfüllungen die tägliche Aufnahmemenge des Menschen, gemessen in Mikrogramm, entscheidend. Die Quecksilberaufnahme aus Amalgamfüllungen ist dabei mit Abstand höher als die von allen anderen Quellen zusammengenommen. Von den Umweltverbänden wird diese nachprüfbare Tatsache, da die WHO sogar entsprechende Tabellen veröffentlicht, noch nicht verstanden. Daher sind sie bislang auch nicht bereit, einem Amalgamverbot den notwendigen Vorrang zu geben.

Wie bei diesem Treffen festgestellt werden konnte, ist das ganze Thema Amalgam (und Quecksilber insbesondere) offenbar ein Problem von drei völlig unterschiedlichen Interessengruppen:

Da sind zunächst wir Patienten. Wir tragen Amalgamfüllungen in unseren Zähnen und bekommen dadurch Symptome einer chronischen Schwermetallbelastung. Einige lassen sich diese Annahme durch spezielle Tests bestätigen und sind dann sicher, dass die Beschwerden auch wirklich von einer Vergiftung herrühren. Dann lässt man sich die Amalgamfüllungen entfernen und beginnt danach mit einer Entgiftungstherapie. Je nach Entgiftungsfähigkeit funktioniert das bei einigen schnell, doch manche sind erst nach einer langen Entgiftungszeit wirklich beschwerdefrei. Allerdings nur dann, wenn das Gift in ihrem Körper noch keine ernsteren gesundheitlichen Schäden angerichtet hat.

Dann gibt es noch die Schulmedizin, die von einer Anwendungszeit des Amalgams seit bereits über 150 Jahren und von extrem niedrigen nachteiligen Folgen spricht. Insbesondere Dermatologen und Neurologen sehen chronische Vergiftungen lediglich als vereinzelt, wenn nicht sogar extrem unwahrscheinlich an. Das Gift, so glauben sie zu wissen, würde sich nach ihrem Kenntnisstand, sofern es sich im Körper befindet, im Blut oder im Urin testen lassen. Es kann also kein Quecksilber enthalten sein, wenn das Labor nichts findet, was zugleich auch alle Therapien unnötig macht. Auch die höchsten deutschen Gerichte erklären, dass die Verbesserung der Gesundheit nach einer Amalgamentfernung oder sogar Entgiftung nicht verallgemeinert werden kann. Es muss sich da eher um eine Anekdote handeln …

Als letzte Partei gibt es noch die UN und die EU. Sie wissen, dass Quecksilber toxische Wirkungen auf das zentrale Nervensystem hat, und kämpfen aus diesem Grund einen schweren Kampf gegen die Nutzung von Quecksilber in der Industrie und gegen die allgemeine Verunreinigung der Umwelt durch das Quecksilber. Leider haben sie lange Zeit die Gefahren ignoriert, die das Quecksilber an einem anderen Ort darstellt: im menschlichen Körper, ein paar Zentimeter vom Gehirn entfernt, dem sensibelsten Teil unseres Körpers.

Diese Interessengruppen gilt es nun zur Einigkeit zu bringen, zum Wohl der Umwelt und aller bereits Erkrankten und zur Vermeidung künftiger weiterer Erkrankungen durch das Zahnamalgam.

Was sagt das Europäische Parlament?

Das Europäische Parlament hat sich bereits im Jahre 2006 für eine Beschränkung des Gebrauchs von Amalgam ausgesprochen. Ausdrücklich wurde dabei durch das EU-Parlament in seiner Entschließung hervorgehoben, dass die größte Quecksilber-Exposition in den Industrieländern durch das dentale Amalgam erfolgt, dass die Quecksilber-Belastung gesundheitliche Auswirkungen hat, dass die Bevölkerung über quecksilberinduzierte Risiken aufzuklären ist und dass unabhängige Sachverständige zum Thema einzusetzen sind. [55] Das wäre wünschenswert.

Noch im Jahr 2007 werden die Umwelt- und Gesundheitsgefahren durch Quecksilber bei dessen Verwendung in der Industrie und der Zahnmedizin geprüft. Es wird dabei u. a. darüber entschieden werden, ob der Zahnfüllstoff Amalgam verboten wird oder ob er auch weiterhin verwendet werden darf. Leider ist davon auszugehen, dass die EU-Kommission entscheidend beeinflusst wird. So wird derzeit die Eignungsprüfung der Sachverständigen, die eine derart schwerwiegende Entscheidung zu treffen haben, von einigen Wissenschaftlern mit guter Berechtigung angezweifelt.

Man darf über den Ausgang der EU-Strategie zum Quecksilber, insbesondere zum Zahnamalgam, gespannt sein.

Die Zahnärztevereinigung kann sich eine allmähliche Anwendungsreduzierung (»phase down«) vorstellen. Das ist allerdings bei Weitem nicht genug. Es bleibt für alle Betroffenen die Hoffnung, dass diesmal die richtige Entscheidung getroffen wird.

Was fordern die Interessengruppen der Amalgam- und Umweltgeschädigten?

Wenn die EU den Einsatz von Amalgam für die Zukunft verbietet, ist das ein sehr wichtiger, jedoch nur der erste Schritt. Um weitere Folgeschäden zu vermeiden, müsste ein komplettes, sofortiges Verbot von Amalgam erfolgen. Die Bevölkerung müsste uneingeschränkt über die Amalgamrisiken aufgeklärt werden. Amalgamvergiftungen müssten offziziell anerkannt werden. Die Problematik zum Thema Amalgam muss weiterhin öffentlich gemacht werden. Dazu muss die Forschung zu alternativen Füllmaterialien dringend vorangetrieben und weitere klinische Forschungen zur gesundheitlichen Belastung von Amalgam und anderen schädlichen Zahnmaterialien durchgeführt werden. Zur Verbesserung einer künftigen Patientenversorgung müssen Diagnostik und entsprechende Therapiemöglichkeiten von chronischen Quecksilbervergiftungen an

Universitäten und medizinischen Schulen unterrichtet werden – und das sollte auch im ICD (International Classification of Deseases) eingetragen werden.

Was wird also wahrscheinlich passieren?
Nach Durchsicht aller Unterlagen zum Amalgam komme ich ganz persönlich zu dem Schluss, dass das Problem wahrscheinlich nur durch die »Hintertür« gelöst werden wird. Die Toxizität von Amalgamfüllungen zuzugeben könnte einigen Organisationen große finanzielle Probleme schaffen. Deshalb wird wahrscheinlich die Umwelt vorgeschoben und »nebenbei« noch der Einsatz der Füllungen aus dem Leistungskatalog gestrichen und gegen billige Ersatzmaterialien getauscht. Dies wird allerdings nur für neu zu legende Füllungen gelten. Ich bin persönlich sehr gespannt darauf, wie sich der »Amalgamkrieg« in den nächsten Jahren entwickeln wird. Fest steht, er entwickelt sich immer mehr zugunsten der Gegner von Amalgam.

Amalgamfüllungen sind nichts anderes als Gift in unseren Mündern! Diese Tatsache muss dringend und weiterhin der breiten Öffentlichkeit zugänglich gemacht werden. Viele Amalgamkritiker kämpfen bereits seit Jahren einen erbitterten Kampf und belegen mit Studien, Forschungsergebnissen und sachlichen Argumenten ihr Anliegen. Ihr Engagement ist großartig! Seit Jahren entbrennt zum dritten Mal in der Geschichte ein regelrechter »Amalgamkrieg«. Die Folgen von 180 Jahren Amalgameinsatz, zum Teil völlig unbeeindruckt von den überdeutlich mahnenden Stimmen seit Beginn seiner Verwendung, werden uns noch Jahrzehnte lang beschäftigen. Ob die Folgen jemals in den nächsten Generationen rückgängig zu machen sind, wage ich persönlich zu bezweifeln. Geschädigte Erbsubstanz ist da nur ein Stichwort. Für uns Amalgamträger als selbst Betroffene gibt es nurnoch eine Schadensbegrenzung und den Rückblick auf die tausendfach völlig unnötig verlorene Lebenszeit mit schwerwiegenden Krankheitssymptomen. »Warum habt ihr uns nicht aufgeklärt und uns dann mit unseren Erkrankungen wissentlich im Stich gelassen?« Die Stimme der Bevölkerung, wenn die Verantwortlichen grobe Mängel bei der Einschätzung dieses Materials zugeben müssten, wird sicherlich gefürchtet. Und manch einer fürchtet vielleicht auch, dass seine zusätzliche Einnahmequelle urplötzlich versiegen wird. Doch eine bessere Zukunft ist möglich.

Die möglichen gesundheitlichen Folgen der eigenen Unwissenheit über dieses Material können enorm sein, wie meine eigene Geschichte sicherlich zeigt. Die Aufklärung flackert an einigen Enden durch einzelne Sendungen immer wieder einmal auf, doch der richtige, echte Durchbruch ist bis heute nicht erreicht worden. So viele schreckliche Schicksale und gesundheitliche Beeinträchtigungen für Jahre – wenn man sich der Ursachen nicht bewusst ist, nicht selten für Jahrzehnte – könnten vermieden werden. Dazu möchte ich meinen bescheidenen Beitrag mit diesem Buch leisten. Wie viel Lebensqualität geht der Weltbevölkerung durch den Einsatz dieses Giftes auf Krankenschein verloren? Bedenken Sie, die Situation für die Betroffenen: *Keine Diagnose bedeutet keine Therapie!* Dem muss ein Ende gesetzt werden – schnell!

In diesem Sinne wünsche ich Ihnen gute Genesung, eine erfolgreiche Entgiftung oder weiterhin gute Gesundheit.

Fazit: »Lebe lieber amalgamfrei!«

Anhang

Alternativen zum Amalgam, nachzulesen in der Zeitschrift:
Praxis & Wissenschaft der GZM; veröffentlicht vierteljährlich in jeder Ausgabe neue Informationen über alternative Zahnmaterialien und Verarbeitungstechniken. Tel. 0621-48179730 (ca. von 9.00 Uhr bis 11.00 Uhr)
Kosten für ein Abonnement: jährlich ca. 60 Euro

Bezugsquelle für das Clean-Up-System in Deutschland:
Medservo GmbH, Schiede 17, 65549 Limburg/Lahn,
Tel 06431-932794,
Fax 06431-932796
Erhältlich im Einführungsset für fünf Behandlungen

Kosten für die	gerade Ausführung:	6,50 Euro
	gebogene Ausführung:	11,35 Euro

Buchempfehlungen zum Thema Amalgam:

Dr. med. Joachim Mutter:
Amalgam – Risiko für die Menschheit
Naturaviva Verlag, Weil der Stadt, ISBN 3-89881-522-6

Heilen durch Entgiften
Naturaviva Verlag, Weil der Stadt, ISBN 3-89881-526-9

Dr. med. Max Daunderer:
Amalgam
Verlag Ecomed, Landsberg 2000, ISBN 978-3-60963496-8

Jutta Altmann-Brewe:
Zeitbombe Amalgam
Fischer Verlag, ISBN 978-3-83042123-8

Andree Benedde:
Amalgam – Vorsicht Gift!
Zenit Verlag München, ISBN 978-3-92831622-4

DVD-Empfehlungen zum Thema Amalgam:

Dr. Dietrich Klinghardt: Schwermetalle und ihre Wirkung auf die Gesundheit vom 3. Juni 2006; 225 min., Steinhardt Film + Verlag (www.ink.ag)

Dr. Joachim Mutter: Amalgam – Die Therapie, Vortrag am 6.10.2006; 160 min.

Dr. Joachim Mutter: Amalgam – Neue Fakten: Vortrag an der Universität Kiel, Abt. Toxikologie, Audimax 3.3.2005 (www.ink.ag)

Weitere Buchempfehlungen:

Ganzheitsmedizin:

Dr. med. Karl-Heinz Braun-von Gladiß:
Salutogenese, herausgegeben im Eigenverlag

Ganzheitliche Medizin, herausgegeben im Eigenverlag, ISBN 978-392178672-7
zu beziehen über seine Internetadresse: www.gladiss.de

Dr. med. Max O. Bruker:
Ärztlicher Rat aus ganzheitlicher Sicht, 2 Bände
Emu-Verlag, ISBN 978-3-891-89002-8

Ernährung:

Dr. med. Max. O. Bruker:
Unsere Nahrung, unser Schicksal
Emu-Verlag, ISBN 3-89189-003-6

Hans-Krüger Grimm:
Die Ernährungslüge
Knaur-Verlag, ISBN 978-3-426-77807-4

Konrad Thome:
Nährstoffe zum Über*leben*
Optimal-Verlag ISBN 3-921271-44-4

Gesundheit:

Henning Müller-Burzler:
Das Handbuch für Allergiker
Windpferd Verlag, ISBN 978-3-89385-335-9

Henning Müller-Burzler:
Auf den Spuren der Methusalem-Ernährung, Gesund und allergiefrei
Windpferd-Verlag, ISBN 978-3-89385-437-0

Peter Jentschura, Josef Lohkämper:
Gesundheit durch Entschlackung
Verlag P. Jentschura, ISBN 3-933874-33-5

Marion Grillparzer:
Körperwissen
GU-Verlag, ISBN 978-3-8338-0221-8

Ruth von Braunschweig:
Pflanzenöle
Stadelmann Verlag, ISBN 978-3-9803760-8-2

Handystrahlung:

Heike-Solweig Bleuel (Hrsg.):
Generation Handy. Grenzenlos im Netz verführt
Röhrig Universitätsverlag, ISBN 978-3-86110-432-2
zu beziehen über die Internetseite von Dr. Braun-von Gladiß, www.gladiss.de

Unter folgenden Internetadressen können Sie sich selbst weiterinformieren:

www.symptome.ch
Eine hochinteressante Seite mit vielen Adressen und Informationen.
Unter der Rubrik *Autorenecke* können Sie mich persönlich anschreiben.

www.amalgam.homepage.t-online.de
Die Seite von Herrn Reinhard Lauer: Hier findet man sehr umfangreiches Material über Symptome, Diagnose und Therapiemöglichkeiten, die gesundheitspolitische Situation, Adressen von Selbsthilfegruppen, Gerichtsurteile und umfangreiche Literaturhinweise und Dokumente direkt zum Anklicken, sowie

einen Film: »So zerstört Quecksilber das Nervensystem«, mit Bericht dazu. Unter der Rubrik *Links* finden Sie Adressen von Ärzten und Heilpraktikern.

www.amalgam-info.ch
Eine Reihe hochinteressanter, von namhaften Ärzten verfasster Artikel zur unabhängigen und neutralen Risikobewertung des Amalgams und zu Amalgamvergiftungen allgemein; viele Skripte kann man sich sogar ausdrucken.

www.toxcenter.de
Die Seite von Dr. med. habil. Max Daunderer. Beinhaltet eine Fülle von Informationen zu Amalgam und Giften allgemein.

Weitere wichtige Internetadressen:

www.gladiss.de
Seite von Dr. med. Braun-von Gladiß; es lohnt sich sehr, sich seine fundierten *Newsletter* anzusehen, auch abrufbar zum Ausdrucken!

www.zahn46.de
mit einem Film über die Wirkung des Quecksilbers und guten Links zu Selbsthilfegruppen.

www.akut.lu

www.europaem.org

www.gesund-im-net.de/zaehne

www.biomedicus.de/krankheit/amalgam
Eine sehr informative Seite, sachlich präsentiert.

www.bbfu.de
Bundesverband der Beratungsstellen für Umweltgifte e. V. Euskirchen

www.umweltmedizin.de

www.mitglied.lycos.de/ahasite/amalgam/?
Selbsttests und Hilfe bei der Zahnarztsuche – viele gute Links zur Weiterhilfe und weiterführenden Literatur, die man sich direkt im Netz ansehen kann.

Adressen von Selbsthilfegruppen unter

www.de.zz-l.de/patienten/metalle-im-mund/amalgam/amalgam-selbsthilfe-deutschland-selbsthilfegruppen.html

Natürlich stößt man auch unter den Stichworten *Amalgam* in Verbindung mit *Mutter* oder *Klinghardt* oder *Daunderer* ebenfalls auf sehr viele fundierte Beiträge. Oder geben Sie einmal das Stichwort *Amalgam-Sanierung* ein.

Dies ist leider nur eine sehr begrenzte Auswahl. Viele sehr gute Internetseiten von Selbsthilfegruppen oder Einzelpersonen konnte ich nicht aufführen; zu groß ist ihre Zahl. Das schwächt aber ihre oftmals sehr couragierte und fantastische Arbeit nicht ab.

Infos zu Handystrahlungen (und anderen Irrtümern in der Einschätzung von Gefahrenquellen):

www.bioinitiative.org
www.der-mast-muss-weg.de
Besonders interessant finde ich die Rubrik *Weiterführende Literatur*, u. a. den Artikel »Späte Lehren aus frühen Warnungen 1896 – 2000«, herausgegeben von der Europäischen Umweltagentur.
www.aerzte-warnen-vor-Mobilfunk.de

Quellenangaben

[1] S. 22, Abel et al.: Quecksilberexposition und ihre Folgen- Mögliche immunologische Folgen. Deutsches Ärzteblatt 1990; 87:C 2134-2135
[2] S. 144, Lindh U, Hudecek R, Danersund A, Eriksson S, Lindvall A: Removal of dental amalgam and other metal alloys supported by antioxidant therapy alleviates symptoms and improves qualitiy of life in patients with amalgam-associated ill health. Neuroendocrinol Lett 2002; 23:459-482.
[3] S. 144, Hanson M.: Effects of Amalgam Removal on Health. 25 studies comprising 5821 patients. Tandvardsskadeförbundet, Tf; Swedish Association of Dental Mercury Patients, 2004:1-20 sowie Zinnecker S. Praxisproblem Amalgam. 5-Jahres-Beobachtung bei über 1800 Patienten mit dem Bild einer chronischen Schwermetallvergiftung. Der Allgemeinarzt 1995, 11:1215-1221.
[4] S. 155, Wassermann O et al.: Kieler Amalgamgutachten, Kiel, 1997, S. 115 f. m.w. Nw. sowie Gundlach, P.: Neurologische Aspekte der Quecksilbervergiftung, Diss. München 1979; Hörath, Helmut: Giftige Stoffe – Gefahrstoffverordnung, Stuttgart, 1991, S. 2
[5] S. 157, Prof. Dr. Stock, Zeitschrift für angewandte Chemie, Medizin. Klinik Nr. 32/33; 22 (1926)
[6] S. 159, 167, Dr. med. Dietrich Klinghardt, Vortrag »Schwermetalle, Vergiftung und Entgiftung« vom 20. November 1996, Schloss Elmau
[7] S. 160, Dr. Daunderer, toxcenter.de, Buch: Amalgam, Verlag Ecomed
[8] S. 163, Wassermann O et al.: Kieler Amalgamgutachten, Kiel 1997, S. 115 f. m. w. Nw. sowie Gundlach, P.: Neurologische Aspekte der Quecksilbervergiftung, Diss. München 1979; Hörath, Helmut: Giftige Stoffe – Gefahrenverordnung, 1991, S. 2
[9] S. 168, Hahn LJ, Kloiber R, Vimy MJ, Takahashi Y, Lorscheider FL (1989): Dental »silver« tooth fillings: a source of mercury exposure revealed by whole body image scan and tissue analysis. FASEB J; 3:2641-6
[10] S. 168, Hahn LJ, Kloiber R, Leininger RW, Vimy MJ, Lorscheider FL (1990): Whole-body imaging of the distribution of mercury released from dental fillings into monkey tissues, FASEB J; 4:3256-60
[11] S. 168, Vimy MJ, Takahashi Y, Lorscheider FL (1990): Maternal-fetal distribution of mercury 203-Hg released from dental amalgam fillings. Am J Physiol; 258, R939-45
[12] S. 168, Borinski P, Die Herkunft des Quecksilbers in den menschlichen Ausscheidungen. Zahnärztl. Rundschau 40, 223-230; 1931
[13] S. 168, Malström C et al.: Amalgam derived mercury in feces, Trace Elements in Health and Disease, ISTERH 3rd Int. Conf., Stockholm, Sweden 25-29 May, 1992
[14] S. 173, John T. A. Ely: A Unity of Science Especially Among Physicists, is urgently needed to end medicine´s lethal misdirection. Kapitel 2: Physical characteristics and effects reported for some higher-cooper dental mercury amalgams and the biochemical relationship with micromercurialism, retention toxicity and extrem psychoses (serial killers with no-remorse)
[15] S. 179, Nylander M et al.:Mercury in pituitary glands of dentists. Lancet feb.22 (1986) 442
[16] S. 179, Dr. med. Joachim Mutter et al.: »Amalgam studies: Disregarding basic principles of mercury toxicity«, Int. Journal of Hygiene and Environmental Health 207 (2004) S. 391-397
[17] S. 180, Martinson BC, Anderson MS, de Vries R.: Scientists behaving badly. Nature 2005; 435: 737-738) sowie eine Veröffentlichung im Deutschen Ärzteblatt: Zylka-Menhorn: Jeder Dritte ist unredlich. Ausgabe 2005; 102: B1567-1568.
[18] S. 180, Taylor R, Giles J.: Cash interestant drug advice. Nature 2005; 437:1070-1071
[19] S. 185, Quelle: EG-Sicherheitsdatenblatt gemäß 91/155/EWG
[20] S. 187, Koch W-H, Weitz M: Amalgam – Wissenschaft und Wirklichkeit, Öko-Institut e. V. Werkstattreihe Nr. 70, Freiburg 1991, S. 46-51 sowie Wassermann O, u. a. Kieler Amalgamgutachten 1997, Institut für Toxikologie an der Universität Kiel, 197 S. 112-115
[21] S. 187, Abel et al.: Quecksilberexposition und ihre Folgen- Mögliche immunologische Folgen. Deutsches Ärzteblatt 1990; 87:C 2134-2135
[22] S. 189, Dr. Daunderer; Handbuch der Amalgamentgiftung, Ecomed Verlag, München
[23] S. 189, Störtebecker P: Mercury Poisoning from dental amalgam – a hazard to human brain. Störtebekker Found of Research, Stockholm 1985 sowie Störtebecker P.: Zahnamalgambedingte Quecksilbervergiftung durch direkten Nase-Hirn-Transport. The Lancet – Deutsche Ausgabe – 3. Jahrgang, Nr. 9 (1989) 546
[24] S. 192, Zeitschrift Gralswelt, Verlag der Stiftung Gralsbotschaft, Stuttgart

[25] S. 192, Amy S. Holmes et al.: »Reduced Levels of Mercury in First Baby Haircuts of Autistic Children«, International Journal of Toxicology 2003; 22:277-285, 2003
[26] S. 202, Richards JM, Warren PJ.: Mercury vapour released during the removal of old amalgam fillings. Br Dent J 1985; 159:231-2.
[27] S. 202, Nimmo A, Werley MS, Martin JS, Tansy MF. Particulate inhalation during the removal of amalgam restorations. J Prosthet Dent. 1990 Feb; 63(2):228-33
[28] S. 202, WHO:Recommended Health-Based-Limits in occupational Exposure to Heavy Metals, WHO Technical report Series No 647, Genf 1980
[29] S. 202, (Berglund A, Molin M. Mercury levels in plasma and urine after removal of all amalgam restorations: the effect of using rubber dams. Dent Mater. 1997 Sep; 13(5):297-304)
[30] S. 218, Vortrag Dr. Dietrich Klinghardt, Auszüge aus der Vorlesung an der ETH Zürich; Vortrag über Schwermetalle Nov. 1998
[31] S. 222, Bundesinstitut für Arzneimittel und Medizinalprodukte (BbfAM)(2001); in Bundesgesundheitsblatt; 44:498-503
[32] S. 223, Amtsgericht Frankfurt am Main, AZ: 30 38/99-47 vom 17.11.2000
[33] S. 225, Richardson GM. Assesment of Mercury Exposure and Risks from dental amalgam. Final Report. Medical Devices Bureau, Health Canada. Ottawa 1995
[34] S. 228, WHO Environmental Health Criteria 118: Inorganic mercury Geneva (1991)
[35] S. 231, Krauss, P. Feldversuch zur Amalgamproblematik, Pressebericht, Tübingen 1995 sowie Roller, E. et al.: Die Tübinger Amalgamstudie (Teil II), Arbeitskreis Umweltanalytik, Universität Tübingen 1997
[36] S. 232, Menke et al.: Blood lead below 0.48 micromol/L (10 microg/dL) and mortality among US adults. Circulation. 2006 Sept 26; 114(13):1388-94
[37] S. 231, Berlin M. Mercury in dental-filling-materials – an updated risk analysis in environmental medical terms. The dental Material Commision – Care and Consideration. 2003. Einsehbar im Internet unter http://www.dentalmaterial.gov.se/mercury.pdf (cited 2003 September 22)
[38] S. 232, Guzzi G, Grandi M, Cattaneo C et al.: Dental amalgam an mercury levels in autopsy tissues: food for thought. Am J Forensic Med Pathol 2006; 27:42-5
[39] S. 232, Stoiber T, Bonacker D, Bohm KJ, Bolt HM, Thier R, Degen GH, Unger E. Disturbed microtubule function and induction of micronuclei by chelate complexes of mercury (II). Mutat Res 2004; 10; 563:97-106
[40] S. 232, Schubert J, Riley EJ, Tyler SA: Combined effects in toxicology – a rapid systematic testing procedure: cadmium, mercury and lead. J. Toxicol Environ Health 1978; 4:763-776
[41] S. 233, Landgericht Frankfurt/Main vom 31.5.1996 (AZ.:65 Js 17084.4/91)
[42] S. 233, Az: L4 kr 156/95
[43] S. 234, Cell death effects of resin-based dental material compounds and mercurials in human gingival fibroplasts.Arch Toxicol. 2006 Jun; 80(6):370-7- Epub 2005 Nov 17. Cytotoxicity of dental composite (co)monomers and the amalgam component HG(2+) in human gigival fribroplasts. Arch Toxicol. 2006 Aug; 80(8):465-72.
[44] S. 234, Hylander et al.: 2005, 2006
[45] S. 236, Literaturliste zusammengestellt von und zu beziehen bei: Prof. Dr. Mats Hanson, Nils Pals väg28, S-24014 Veberöd (Schweden)
[46] S. 236, Harnack, H: Die Amalgam-Blamage des BGA, Raum & Zeit 61/1993, S. 18
[47] S. 237, Trasande et al.: Ann N Y Acad Sci 2006; 1076:911-23
[48] S. 238, Wassermann O et al.: Replik der Autoren des »Kieler Amalgam-Gutachtens 1997«, Schriftenreihe des Instituts für Toxikologie, Universitätsklinikum Kiel , Heft 44, 2000
[49] S. 239, Wassermann O et al.: Kieler Amalgamgutachten 1997, Institut für Toxikologie, Universität Kiel 1997, S. 46
[50] S. 223, Bundesgerichtshofurteil vom 23.6.1993 Az ZR 135/92
[51] S. 227, Dr. med. Dietrich Klinghardt, Vortrag »Schwermetalle, Vergiftung und Entgiftung« vom 20. November 1996, Schloss Elmau
[52] S. 174 und 231, Mutter J, Naumann J, Walach H, Risikobewertung Amalgam: Antwort auf ... Kommentar, auf Seite 11 seiner Arbeit
[53] S. 235, Kommission »Human-Biomonitoring« des Umweltbundesamtes: Stoffmonographie Quecksilber – Referenz- und Human-Biomonitoring-Werte (HBM); Bundesgesundheitsblatt-Gesundheitsforschung-Gesundheitsschutz 42 (1999) S. 522-532

[54] S. 227, Ökologischer Ärztebund, Deutscher Berufsverband der Umweltmediziner e.V., Interdisziplinäre Gesellschaft für Umweltmedizin e.V., Deutsche Gesellschaft für Umwelt- und Humantoxikologie e.V.: Resolution: Amalgamverbot Gefordert!, Würzburg 09.06.2002, www.dbu-online.de à »Aktuelles«
[55] S. 240, EU-Parlament: Gemeinschaftsstrategie für Quecksilber – Entschließung des Europäischen Parlaments zu der Gemeinschaftsstrategie für Quecksilber (2005/2050(INI)), Az.: P6 TA-PROV (2006)0078 A6-0044/2006
[56] S. 226 + S. 235, Kuklinski B, van Lunteren I: Neue Chancen, Bielefeld 1998, S. 84
[57] S. 225, Health Insurance Bureau: Amalgam Removal / A Road to Better Health?
Stockholm County 1991
[illegible] S. 234, Daunderer M: aus dem Buch: Autoimmungifte, Psychogifte, Giftherde,
[illegible]g Hütig Jehle Rehm 1997
[illegible] S. 228, Zahnärztliche Mitteilungen 14/91, S. 1373
[60] S. 235, Stuttgarter Nachrichten vom 29.01.1999, Interview von Redakteur Wolfgang Molitor mit dem stellvertretenden Vorsitzenden der Kassenzahnärztlichen Bundesvereinigung, Peter Kuttruff
[61] S. 234, Wassermann O et al.: Kieler Amalgam-Gutachten 1997, Institut für
Toxikologie, Universität Kiel 1997, S. 76-82 mit weiteren Nachweisen
[62] S. 234, Mutter: J. et al.: Disregarding basic principles of mercury toxicity, International Journal of Hygiene and Environmental Health 207 (2004); 391-397
[63] S. 225, Lichtenberg H.: http://www.lichtenberg.dk
[64] S. 236, Hanson M: Literaturliste zur Amalgamvergiftung, Patientenverband für Amalgam- und Umweltgeschädigte e. V., Steinstr. 23, 76133 Karlsruhe
[65] S. 225, von Rechtsanwalt Wilhelm Krahn-Zembol aus der Zeitschrift für Umweltmedizin von 1999 (6/1999 S. 336)
[66] S. 229, Bender MT: Dentists the menace? The uncontrolled release of dental mercury. Mercury policy project (2002), Available from URL:
http://www.mercurypolicy.org/new/documents/DentistTheMenace.pdf (cited2003 September 22)
[67] S. 229, Department of Ecology Publication. Draft for public comment. Washington State mercury chemical action plan (2002), Available from URL: http://www.ecy.wa.gov/pubs/0203042.pdf (cited 2003 December 16)
[68] S. 224, Grundsatzurteil des Bundesverfassunsgerichtes vom 6. Dezember 2005 (1 BvR 347/98)
[69] S. 229, Environmental costs of mercury pollution. Sci Total Environ. 2006 Sep 1; 368(1):352-70.
[70] S. 176 (Ionescu et al.: Increased levels of transition metals in breast cancer tissue. Neuro Endocrinol Lett.2006Aug5; 27 (Suppl1)).
[71] S. 236, Mutter J, Naumann J, Walach H, Daschner F, Risikobewertung Amalgam: Antwort auf Prof. …Kommentar. Gesundheitswesen 2006: accepted 2005 auf Seite 13
[72] S. 223, Prof. Franz Adlkofer in seiner Vorlesung am 1.10.2007 im Rahmen der Offenen Universität, eines Wissenschaftsforums kritischer Wissenschaftler in Gelsenkirchen. Forschungsergebnisse über die Auswirkungen der UMTS-Strahlung auf menschliche Zellen.
Öffentlich einsehbar unter www.der-mast-muss-weg.de
[73] S. 238, »Späte Lehren aus frühen Warnungen 1896 – 2000« von der Europäischen Umweltagentur, öffentlich einsehbar unter www.der-mast-muss-weg.de, Rubrik: Weiterführende Literatur
[74] S.174, Vortrag vom 3.3.2005 Dr. J. Mutter an der Universität Kiel (erhältlich als DVD)
[75] S. 163; S. 190 www.toxcenter.de
[76] S. 226, Bund für Umwelt und Naturschutz, Deutschland (BUND):
Endstation Mensch – Gesundheitsschäden durch eine verfehlte Chemikalienpolitik, Kinder besser schützen, 2006, S. 13
[77] S. 226 UN-Konvention für Menschen mit Behinderungen;
http:// www.env-health.org/a/2468, www.hiltrud-breyer.de
[78] S. 179 raum & zeit 63/93, S. 45 – 49
[79] S. 231 Bescheid des BfArM im Rahmen der Zulassung von gamma-2-freien
Amalgamen v. 21.7.1995
[80] S. 227 Rowland AS, Baird DD, Weinberg CR, Shore DL, Shy CM, Wilcox AJ.
The effect of occupational exposure to mercury vapour on the fertility of female dental assistants. Occup Environ Med 1994; 51:28-34.
[81] S. 188 http://toxcenter.de/artikel/Amalgamluege-Hg-Sn-kein-Amalgamnachweis.php

[82] S. 193 Geier & Geier 2006 A prospective assessment of porphyrins in autistic disorders: a potential marker for heavy metal exposure
[83] S. 193 Burton 2005
[84] S. 149 Bernard S, Enayati A, Roger H, et al.: The role of mercury in the pathogenesis of autism. Mol Psychiatry 2002; 7 (Suppl2): S42-S43
[85] S. 149 Geier DA, Geier MR, A comparative evaluation of the effects of MMR immunization and mercury doses from thiomersal-containing childhood vaccines on the population prevalence of autism. Med Sci Monit 2004; 10:PI33-39
[86] S. 149 Geier DA, Geier MR: An assessment of the impact of thiomersal on childhood neurodevelopmental disorders. Pediatr Rehabil 2003; 6:97-102.
[87] S. 149 Geier MR, Geier DA. Neurodevelopmental disorders after thiomersal-containing vaccines: a brief communication. Exp Biol Med 2003; 228:660-664.
[88] S. 149 Geier MR, Geier DA, Thiomersal in childhood vaccines, neurodevelopment disorders, and heart disease in the United States. J Am Phys Surg 2003; 8:6-11.
[89] S. 152 Ahlqwist M, Bengtsson C, Furunes B, Hollender L, Lapidus L: Number of amalgam tooth fillings in relation to subjectively experienced symptoms in a study of Swedish women. Community Dent Oral Epidemiol 1988; 16:227-231.
[90] S. 152 Ahlqwist M, Bengtsson C, Lapidus L, Gergdahl IA, Schutz A: Serum mercury concentration in relation to survival, symptoms, and diseases: results from the prospective population study of women in Gothenburg, Sweden. Acta Odontol Scand 1999; 57:168-174.
[91] S. 152 Ahlqwist M, Bengtsson C, Lapidus L: Number of amalgam fillings in relation to cardiovascular disease, diabetes, cancer and early death in Swedish women. Community Dent Oral Epidemiol 1993; 21:40-44.
[92] S. 179, Spiegel-Online schreibt am 16.5.2006 unter der Überschrift »Bestechliche Medizin – Korruptionsbekämpfer prangern gefälschte Medizin-Studien an«:
»Die TI-Experten der Arbeitsgruppe Gesundheit prangern überdies an, dass insbesondere Pharma-Unternehmen direkten Einfluss auf wissenschaftliche Studien und Experten nehmen. Vierzig Prozent der medizinischen Studien aus dem vergangenen Jahr seien nachweislich gefälscht oder durch Sponsoring manipuliert, sagte Peter Schönhöfer, Arbeitsgruppenmitglied und Pharmakologe.«
TI = Transparency International
[93] S. 197, Dr. med. Kurt E. Müller: Stellungnahme zum Entwurf der Informationsschrift des Bundesinstituts für Arzneimittel und Medizinprodukte (BfArM) auf Seite 7 (öffentlich einsehbar unter www.amalgam.homepage.t-online.de in der Rubrik: Dokumente)
[94] S. 231, Bescheid an die pharmazeutischen Unternehmer vom 31.3.1995, Widerspruchsbescheid an die Stufenplanbeteiligten vom 21.7.1995

Danksagungen

Ich bedanke mich bei den folgenden Personen, ohne die dieses Buch nicht zustande gekommen wäre, weil ich meine Erkrankung ohne ihre Hilfe nicht überlebt hätte:
Meinem Mann: Du warst immer für mich da und hast das Unmögliche möglich gemacht. Mit deinem Einsatz und deiner Selbstlosigkeit, jahrelang dein eigenes Leben für meine Erkrankung völlig zurückzustellen, hast du mir das Leben gerettet. Jeder andere Mann hätte seine Frau verlassen, doch du hast durchgehalten! Ich liebe dich! Du bist ein lieber Mann und toller Papa! Ohne dich hätte ich heute nicht das Beste, was ich je selbst hergestellt habe. Auch beim Schreiben dieses Buches hast du wieder mal ohne zu murren den Geschirrspüler angeschmissen und nachts die Wäsche aus dem Garten gerettet und ganze Schlachtfelder beseitigt. Andere Männer wissen noch nicht einmal, wie der Staubsauger angeht, du kannst ihn sogar benutzen!
Meiner Tochter: Wenn du nicht gewesen wärest, ich hätte mich aufgegeben. Deine Mama zu sein ist das Größte für mich. Du unsagbar wunderbares, liebevolles, über alles geliebtes Kind! Ich liebe dich bis zum Mond und wieder zurück!!!!!!
Stefan: Männer und Frauen können keine Kumpels sein, diese These haben wir wohl widerlegt. Ich würde jeden Tag ein Gänseblümchen für dich pflücken und alle meine Reichtümer mit dir teilen; irgendwie tue ich das auch schon, aber leider handelt es sich dabei bislang nicht um Geld. Dafür haben wir doch aber noch viele Pläne zusammen, wie man so etwas erreichen kann. Auch dir verdanke ich mein Leben! Ich bin mir ganz sicher! Dein ständiger Zuspruch und Einsatz hat mich aufrecht gehalten. Wann immer ich am meisten jemanden brauchte, du warst und bist immer für mich da! Jetzt muss ich dir noch ein Geständnis machen, ich bin verliebt in dein wunderschönes rotes Auto! Wir sind halt vom gleichen Baujahr! Ihr habt euch beide gut gehalten!
Armin: Mein großer Bruder, immer konnte ich in deine Arme flüchten, wenn gar nichts mehr ging. Du hast mich durch ganz Deutschland gefahren und abgeholt, du hast an mich geglaubt und mir Mut gemacht, bist mit mir gelaufen und ich konnte bei dir weinen! Ich mag die Gespräche mit dir, die ich mit keinem anderen führen kann, du weißt schon, was ich meine … Auch für dich gäbe ich mein letztes Hemd! Schreib dein eigenes Buch zu Ende und glaub an dich! Du siehst ja, es geht!
Meiner Schwiegermutter: Danke für all deine Hilfe! Du hast uns geholfen, bis du selbst nicht mehr konntest. Hoffentlich geht es dir bald endlich wieder besser!
Meinem Papa: Papi, ich hab dich lieb. Du hast immer versucht, dein Bestes zu geben. Es ist nicht immer leicht für dich, Gefühle zu zeigen, aber ich weiß, dass du mich liebst. Von wem habe ich wohl meine künstlerischen Talente? Zeichnen, Gedichte schreiben, fotografieren, das kann nicht jeder Vater so toll wie du!
Meiner Mama: Mama, dich hab ich auch lieb.. Es macht mich stolz, dass ich so groß bin wie du. Du hast tapfer gekämpft, auch wenn dir oftmals eingeredet wurde, jetzt läge doch jetzt alles hinter dir und du solltest es jetzt mal vergessen. Welche Mutter läuft nach der Chemotherapie noch zum Einkaufen und putzt die Fenster, das schaffst nur du! Kein Wunder, dass die Nachbarn gedacht haben, du simulierst. Immer achtest du darauf, dich so schick zu machen, wie es geht. Wie sollte man da sehen, wie krank du warst, hä?
Annemarie: Wenn ich dich sehe, vergesse ich immer, dass du nicht in meinem Alter bist. Du kommst mir mehr vor wie eine Freundin und ich mag dich so sehr! Hoffentlich bleibst du uns noch lange erhalten – nicht nur als die beste »Ersatzoma«, sondern auch für mich! Widder können alles!
Meiner Schwester: Ich habe dir meinen größten Schatz anvertraut, den ich jemals hatte, und du hast auf ihn aufgepasst, als wir dich am meisten brauchten. Du bist und bleibst meine absolute Lieblingsschwester (ich habe allerdings auch nur eine, Info für den Leser). Lass uns mal wieder alleine shoppen gehen …
Iris: Vielen, vielen Dank, dass du mir so oft geholfen hast, und für die vielen Adressen! Dass du da warst, war so wichtig für mich! Gott sei Dank hattest *du* mich wenigstens nicht abgeschrieben. Es ist so schade, dass wir uns jetzt so selten sehen! Ich werde mich bessern, ehrlich!
Frank(y): Einmal hab ich ja gedacht, du würdest mich erhören, aber das ist fast zwanzig Jahre her und wohl verjährt ; -) Da bin ich dann eben (nur um dich zu sehen) bei deinem Kumpel hängen geblieben, ist ja auch was wert. Du heiterst mich immer wieder auf, durch deine einmalige Art, Sprüche zu klopfen, wie nur »Big F«, das einzige Original, es kann.
Doro: Du hast mich zum Arzt gekarrt und sorgst immer dafür, dass Franky jemanden zum Frotzeln hat. Seit Jahr und Tag versuchst du tapfer, dich gegen Franky zu behaupten. Du bist die Einzige, die das bislang geschafft hat. Das alleine verdient einen Orden. Wir sollten uns viel öfter sehen (das gilt auch für Franky)!
Lemmi: Was wäre aus mir geworden, ohne deine Hörspielkassetten? Ja, lach du nur, du konntest ja immer gut sehen, da kannst du mich gar nicht verstehen. Schön, dass es dich gibt, ich mag dich sehr! ('tschuldigung,

Larissa.) Inzwischen hast du mich ja dann auch mal gesund kennen gelernt – das war mal was anderes. Was ist jetzt mit der Vermarktung unserer Diätpläne?

Diak: Du kennst mich seit 26 Jahren, fast so lange wie ich mich selbst. Ich hoffe, wir beide treffen uns noch, wenn wir schon alt und grau sind. Wer kann schon von sich behaupten, dass er noch regelmäßig seine erste große Liebe trifft? (Denn das warst und bleibst du!) Wahrscheinlich nur ich. Danke an meinen Mann, dass er mir das erlaubt. Diak, ich glaube an dich! Kann ich endlich mal ein Autogramm von dir haben oder muss ich erst warten, bis du bald ein hoch dotierter Schauspieler bist?

Heike: Vielen, vielen Dank, dass du mich nie aufgegeben hast, und wenn ich mich noch so lange nicht gemeldet habe. Ich verspreche dir, wenn das mit dem Buch hier was wird, komme ich zu euch und sehe mir endlich euer Haus an. Ehrenwort – also, Leute, Buch kaufen, damit ich endlich zu Heike kann …

Oliver K: Danke, dass du uns beim Umzug mit geholfen hat, obwohl wir uns vorher nur einmal gesehen haben. Ich dachte immer, ich weiß, wie laut Menschen reden können, aber da kannte ich dich noch nicht. Lass dich nicht unterkriegen und spiel nie wieder mit Teppichlösungsmitteln herum …

Olli K., Michela und Dorina: Schön, dass es euch gibt und Olli endlich selbstständig ist, super!!!

Michael, Julia und Tobi: Auch auf euch freuen wir uns immer, wenn wir uns endlich mal wiedersehen!

Meiner Nachbarin Frau Astrid M.: Super, das Sie und Ihre Tochter bald immer auf meine Tochter aufpassen. Danke, dass Sie immer so interessiert und gespannt auf das Buch waren. Hier ist es nun endlich!

Holger: Danke, dass ich deinen Opel GT fahren durfte, ich liebe diese Autos! Stefans natürlich am meisten …

Martin und Thomas: Ich bin stolz auf Euch und freue mich, dass ihr meine Brüder seid; ich hab` euch lieb!

Herzliche Grüße an Maren W., meine erste Buchbestellerin und an Yvonne H. mit Grüßen an Richard, Danke!

Folgenden Ärzten und Heilpraktikern danke ich von ganzem Herzen:

Dr. Joachim Mutter: Ohne Sie hätte ich es auf keinen Fall geschafft! Wenn Sie mich jemals brauchen, ich werde kommen, egal wohin! Dass ich noch am Leben bin, ist zum größten Teil Ihr Verdienst! Als einziger Arzt haben Sie mir über weite Zeiträume Mut gemacht und ohne diesen Zuspruch wäre ich wirklich verzweifelt. Danke, danke und immer wieder danke!! Ich hoffe, dieses Buch hilft anderen in Ihrem Sinne weiter.

Dr. Karl-Heinz Braun-von Gladiß: Ich kenne keinen besseren Ganzheitsmediziner als Sie! Sie haben mir klar gemacht, dass das Arzt-Patienten-Verhältnis mehr sein kann, als nur Tabletten auszuteilen. Die Eigenautonomie des Patienten, selbst mitzuentscheiden, ist ein nicht zu unterschätzender Schritt in die richtige Richtung. Es gibt nichts, was es nicht gibt bei Ihrer Behandlung, und daran glaube auch ich, spätestens seit Frau J. Vielen Dank!

Dr. Bernd Sch.: Wie kann ein Hausarzt einem Patienten glauben, den er erst schwer krank erstmalig kennen lernt und von dem er dann noch solch eine Geschichte hört? *Sie* haben mir geglaubt und geholfen, wo Sie nur konnten. Das tun Sie heute noch. Es war nicht immer einfach, die Rezepte auszustellen, ich weiß! Ich bin froh, dass Sie unser aller Hausarzt sind und dass es Sie gibt! Schade, dass es nicht nur solche Ärzte gibt wie Sie!

Ruth M.: Was hätte ich bloß ohne Sie getan? Meine Dankbarkeit, dass Sie jahrelang für mich da waren und sich für mich weiter informiert haben, ist grenzenlos! Niemals werde ich das vergessen! Tut mir leid, dass ich jetzt immer so fit bin, dadurch sehen wir uns nicht mehr.

Dr. Barbara. D.: Sie waren die Erste, die mir die Augen geöffnet dafür hat, dass es bei der Amalgamausleitung noch mehr gibt als DMPS. Dass der Mensch einen eigenen Weg hat und nichts von ungefähr kommt. Es gibt keine Fehler, es gibt nur Leben! Diesen Spruch verdanke ich Ihnen!

Dr. Wolfgang U.: Sie waren der erste Arzt, der mich endlich richtig behandelt hat. Das war so wichtig für mich! Ich mag Sie sehr und es ist eine tolle Praxiszusammenarbeit mit der Zahnarztpraxis von Dr. K. Schade, dass meine Eltern nicht mehr dort wohnen, sonst würde ich mich noch einmal persönlich bei Ihnen bedanken. Ich tue es jetzt auf diesem Wege!

Dr. Stefanie K.: Sie haben eine tolle Arbeit geleistet, so kann Amalgamsanierung also auch funktionieren; schade, dass ich das im April 2003 noch nicht wusste, es hätte mir vieles erspart, weiter so!

Marita J.: Ihre Therapie war die einzige während meiner ganzen Behandlung, die jedes Mal *sofort* angeschlagen hat. So unglaublich das alles ist. Es gibt viel mehr, als die meisten von uns glauben. Sie haben eine ungewöhnliche Gabe!

Nico D.: Die Arbeit mit Ihnen zusammen macht mir jedes Mal Spaß und hat mir oftmals große Fortschritte eingebracht. Ich mag Ihre Sätze wie »Nicht dauernd denken, einfach leben«. Falls ich mal wieder ein Pferd kaufen will, denke ich als Erstes an Sie!

Inge und Sylvia R.: Danke für eure tolle Hilfe und fürs Reiki!

Annelie A.: Danke für Ihre Übungen und Ihren Glauben an unsere Tochter. Tolle Arbeit!

Marion H.: Last but not least: Sie haben meiner Tochter, und damit uns, den Glauben an die Medizin wiedergegeben. Für ein Kind, das bereits völlig austherapiert war und nicht mehr mitmachen wollte, haben Sie ein Wunder vollbracht. Sie vertraute wieder jemandem. Wenn jetzt etwas ist, brauche ich nur zu sagen, Frau H. macht das schon. Meine Tochter mag außer Ihnen und unserem Hausarzt keine Ärzte mehr sehen … Schön, dass es Sie gibt!

Außerdem bedanke ich mich bei Horst R. für seine zusätzliche Hilfe bei der Suche nach einem geeigneten Therapeuten im Januar 2004 und für sein Fax, das mich über MCS (Multiple chemische Sensibilität) informiert hat, bei der Logopädischen Praxis Annette E., Frau W. für ihre tolle Atemtherapie.

Ich bedanke mich ausdrücklich nicht bei allen Ärzten, die mir mit ihrem mangelnden Glauben an mich und an die Existenz einer solchen Erkrankung das Leben zusätzlich schwer gemacht haben. Damit haben sie die Schwere und die Dauer meiner Erkrankung mitzuverantworten. Darf ein Arzt überhaupt Hilfe verweigern? Kann er so vermessen sein, nur nach dem »neuesten medizinischen Kenntnisstand« zu handeln, obwohl seit Jahrzehnten die Gefährlichkeit des Amalgams zumindest immer wieder kontrovers diskutiert wird? Es sollte hier doch gelten, *im Zweifel für die Patientin und sich über die Erkrankung informieren* … Dass man nicht alles selbst wissen kann, verstehe ich durchaus. Selbst mit Hilfe einer geeigneten Therapie handelt es sich bei einer akuten Amalgamvergiftung immer noch um eine äußerst schwerwiegende Erkrankung; ohne ärztliche Hilfestellung geht man dabei, *völlig allein gelassen*, durch die reinste Hölle! Dies möge man bedenken, wenn hier irgendjemand angesichts meiner Verzweiflung und der Tränen mal wieder die Diagnose »Depression« hervorkehren will. Unwissenheit schützt hier vor Ausreden nicht! Die fatale und leider auch allgemein weit verbreitete falsche Handlungsweise einiger Ärzte hätte mich beinahe mein Leben gekostet.

Auch bedanke ich mich nicht bei all denjenigen, die wider besseres Wissen und trotz zahlreicher, tausendfacher sachlich belegbarer Studien und Forschungsarbeiten, die das Gegenteil ohne jeden Zweifel belegen, noch immer vehement an der These festhalten, Amalgam sei nicht toxisch und habe keine gesundheitlichen Auswirkungen. Woher diese Behauptungen herrühren, ist jedem klar, der sich eingehend mit dem Thema Amalgam beschäftigt. Durch Ihre »Mithilfe« bleibt ein Großteil der Bevölkerung weiterhin vergiftet. Dadurch wird völlig unnötig ein unglaubliches Leid verursacht. Dazu fällt mir der Titel eines bekannten amerikanischen Spielfilmes und gleichzeitig ein Zitat aus der Bibel ein: »Denn sie wissen nicht, was sie tun!«